临床心电图难点分析

主　　编　葛德元　赵贵锋

副 主 编　曹建喜　杨军珂　胡莉华　张永斌

主　　审　胡桃红　刘胜林

编写人员（以姓氏笔画为序）

　　　　　丁力平　文　童　王　东　王承竹

　　　　　卢　鑫　卢炳蔚　杨军珂　李海香

　　　　　陈永旭　邱新成　张永斌　张丽娟

　　　　　张丽娜　周　婧　赵贵锋　曹建喜

　　　　　崔琳琳　葛德元

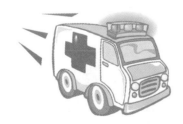

中国医药科技出版社

内 容 提 要

心电图是诊断心血管疾病最基本的常规检查项目之一，用心电图描记仪可将生物电流所引起的电位变化以连续曲线记录下来，对于临床中诊断的正确性至关重要。本书选取了 114 个临床中罕见、复杂的心律失常的心电图案例进行整理，分门别类，以一图一议、图文并茂的形式展现出来，对其发生机制、心电图特征、鉴别诊断及临床表现进行了翔实的分析阐释，以期为心血管病的临床诊断提供理论与实践相结合的范例。

本书内容丰富，涵盖面广，资料翔实，力求准确反映心电图诊断的新观点、新水平，可作为专业技术人员、院校师生及临床工作者的工具书和专业研究人员的参考资料。

图书在版编目（CIP）数据

临床心电图难点分析/葛德元，赵贵锋主编 . —北京：中国医药科技出版社，2018.5

ISBN 978 - 7 - 5214 - 0078 - 6

Ⅰ. ①临…　Ⅱ. ①葛…　②赵…　Ⅲ. ①心电图 - 分析　Ⅳ. ①R540.4

中国版本图书馆 CIP 数据核字（2018）第 058655 号

美术编辑　陈君杞

出版　中国医药科技出版社

地址　北京市海淀区文慧园北路甲 22 号

邮编　100082

电话　发行：010 - 62227427　邮购：010 - 62236938

网址　www.cmstp.com

规格　889×1194mm　1/16

印张　14¼

字数　347 千字

版次　2018 年 5 月第 1 版

印次　2018 年 5 月第 1 次印刷

印刷　三河市国英印务有限公司

经销　全国各地新华书店

书号　ISBN 978 - 7 - 5214 - 0078 - 6

定价　39.00 元

前言

　　心电图是诊断心血管疾病最基本的常规检查项目。心脏在活动的过程中产生生物电，用心电图描记仪，从身体的特定部位，可将生物电流所引起的电位变化以连续曲线记录下来。这些形象化的图形称为心电图。对于了解心脏电活动状况诊断疾病十分重要，特别是对心律失常、急性心肌梗死的诊断具有可靠、准确的临床价值。

　　但是，心电图亦因人、因病的差异而呈现出许多不同的变化。因此，提升分析鉴别曲线变化的特殊性，对于正确的诊断是至关重要的。为此，我们在临床工作中，把罕见、复杂的心律失常的心电图案例资料进行搜集整理，分门别类，密切结合临床，以一图一议，图文并茂的方法，对发生机制、心电图特征、鉴别诊断及临床表现，进行了翔实的分析阐释，以期开阔视野，引导思路，作出正确的判断，直接为临床服务。

　　在本书编写过程中，我们参阅了国内外大量的医学文献和资料，汇集了百余位心血管病专家、作者的宝贵经验及辛勤耕耘的成果，力求反映心电图诊断的新观点、新水平。

　　本书信息量大，涵盖面广，图文对照，言简意赅。希望通过心电图难点的分析，为心血管病的临床诊断提供实践与理论相结合的一些范例。可作为专业技术人员、院校师生及临床工作者的工具书和专业研究人员的参考资料。为查询比对、分析鉴别提供便利。

　　在本书编写的过程中，所有编者均得到所在单位领导和同志们的大力帮助，谨致诚挚的谢意。请专家、学者及广大读者对本书提出宝贵意见，不吝赐教。

编　者
2018 年 1 月

目录

第六部分　其他

第一部分　窦性心律失常

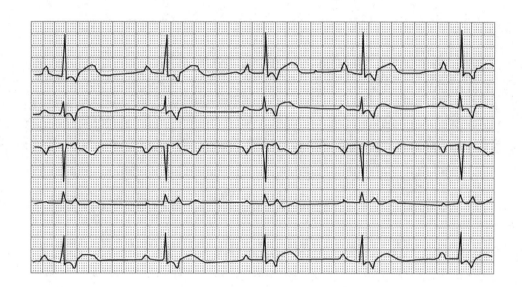

1. 窦－室传导

【临床提要】 患者，女性，25 岁。因头晕、纳差、水肿 3 个月余，阵发性手足抽搐、失语六小时住院。

【临床诊断】 慢性肾小球肾炎，尿毒症；高钾血症。

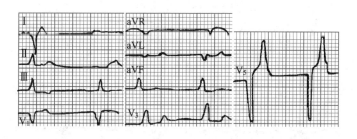

图 1－1

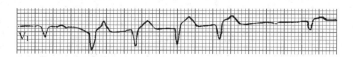

图 1－2

【心电图诊断】 窦－室传导；高钾血症。

【心电图分析】 当日常规心电图检查为窦性心律，心电轴右偏 55 度。心电图（图 1－1）提示 P 波消失，QRS 波群宽达 0.12 秒，Ⅰ、aVR、V_1 导联 QRS 波群切迹，$V_1 \sim V_3$ 导联呈 QS 波型，V_5 导联呈 R 波型，Ⅰ、V_3 导联 T 波高尖，基本对称，R－R 间期不等，不支持室性逸搏心律，结合血钾增高考虑由高血钾引起窦－室传导。因心房肌受抑制时，心室肌也有不同程度的受抑制，患者左束支受抑制明显，故表现左束支传导阻滞。随病情逐渐加重，心电图（图 1－2）V_1 导联从第 2 个 QRS 波群开始连续 4 个 QRS 波群，心率 70 次/分，R－R 间期相等，前无 P 波，呈 rS 型，S－T 段稍抬高，T 波直立，第 4 个之后有较长的代偿间歇，考虑"加速室性逸搏心律"。这和窦－室传导有关，QRS 波群呈 QS 型，QRS 波群起始部有切迹，T 波正负双相，完全不同。

高血钾可引起心电图多种表现，而窦－室传导则少见。窦－室传导是由于高血钾先抑制普通心房肌传导性，后抑制特殊纤维的传导性，高血钾时窦房结激动虽不能激动心房肌但能通过结间束、房室结等传导系统，最后引起心室肌激动。有报告血钾高达 8mmol/L 以上，P 波消失和束支传导阻滞，但心电图的高血钾表现与血清钾增高不成正比，而与细胞内钾升高成正比。高血钾引起左束支传导阻滞时，由原先向右前起始向量转变成向左前、中部运行明显缓慢，因此心电图 V_1 导联无 r 波，V_5 导联无 q 波，波峰钝挫。由于合并窦－室传导，看不到窦性 P 波。

由于高血钾未控制，导致窦性心率进一步下降，心室浦氏纤维发出较快激动超过窦性心率而控制心室，两者有窦－室竞争现象。Logie 等从实验性心肌梗死中观察这种心律失常，无血流动力学的恶化改变，并进一步强调这种心律失常不曾诱发心室颤动，所以，患者一直无心室颤动的临床征象。

2. 窦-室传导的文氏现象

【临床提要】 患者，男性，47岁。因胸闷、面部水肿8个月，加重伴憋气半天住院。

【临床诊断】 陈旧性心肌梗死；急性左心衰竭；慢性肾小球肾炎，慢性肾功能不全。

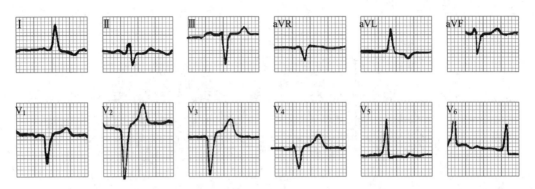

图2-1 为住院两周后心电图提示高血钾所致房内和室内传导阻滞（不完全性左束支传导阻滞）

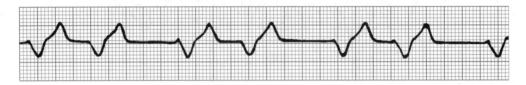

图2-2 患者第17日后心电图 II 导联描记提示窦-室传导的文氏现象

【心电图诊断】 窦-室传导的文氏现象。

【心电图分析】 住院后经抗感染、强心、利尿和扩血管治疗，左心衰竭和肺炎基本控制。但患者出现心包炎、心包积液，尿少至无尿，血钾升高（不接受透析），两周后血钾升至 7.09 mmol/L。心电图提示窦性心律（100次/分），较住院时有明显动态变化（图2-1），P波振幅降低，QRS波群时限由 0.06 秒增至 0.10 秒。I、V_5 和 V_6 导联中 R 波变粗钝，II 导联由 R 型变成 RS 型，III 导联由 rSr′型变成 rS 型，QRS波群心电轴由右偏15°变为左偏30°。提示高血钾引起心房内和心室内传导阻滞（不完全性左束支传导阻滞）。住院第17日后血钾 7.84 mmol/L。心电图提示 P 波消失，QRS波群增宽至 0.18 秒，波形与当日基本相同，心室率 94次/分，显示窦-室传导，心室内阻滞（左束支传导阻滞）。第20日后心律变不规整，心电图（图2-2）提示 QRS波群形态与前基本相同，但QRS波群间期进一步增宽达 0.22 秒；R-R间期长短交替出现，符合 3:2 文氏周期，为窦-室传导的文氏现象。随后心室率进行性减慢直至心室停搏。文氏现象是心律失常中常见的电生理现象，可发生在激动传导径路的任何部位，如窦房、房内、房室、束支、分支，亦可发生在异位灶的外出及折返环路中。但在窦-室传导中的文氏现象较为罕见。

高血钾引起上述心电图改变，系血钾升高导致跨膜钾离子梯度减小、静息膜电位降低、0相除极速度和幅度减小、传导减慢，直至失去传导能力。高血钾的负性传导作用对心房肌传导的影响，可表现为 P 波降低至 P 波消失；对心室内传导的影响表现为 QRS波群增宽，对左、右束支影响程度的不同可产生束支传导阻滞型改变，对左前分支和左后分支影响程度的不同可产生心电轴的突然左偏或右偏。但不同心肌细胞对高血钾的敏感性不同，其中以心房肌最为敏感，窦房结细胞最不敏感。因此当血钾升高引起弥漫性完全性心房肌传导阻滞时，窦性激动仍可通过结间束下传心室，形成窦-室传导。在窦-室传导中如 QRS波群继续进行性增宽，并出现窦－室传导的文氏现象，预示病情在进行性加重，是心室停搏的前奏。

因此对窦－室传导的文氏现象应引起临床高度重视。

3. 窦房合并房室同步传导阻滞双文氏现象

【临床提要】 患儿，男性，11 岁。因胸闷、胸痛 20 余天住院。

【临床诊断】 心律失常，二度窦房合并房室传导阻滞双文氏型。

【心电图诊断】 窦房合并房室同步传导阻滞双文氏现象。

【心电图分析】 患儿日间动态心电图为正常范围，夜晚入睡后可见 P－R 间期逐渐延长，最长达

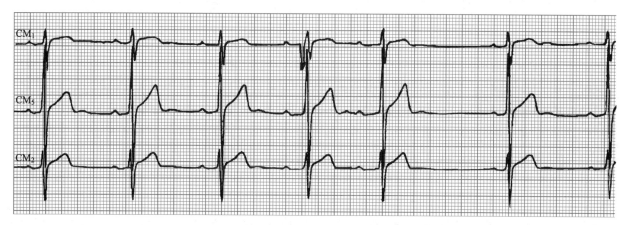

图 3－1 患儿凌晨描记的动态心电图，提示典型的文氏周期表现

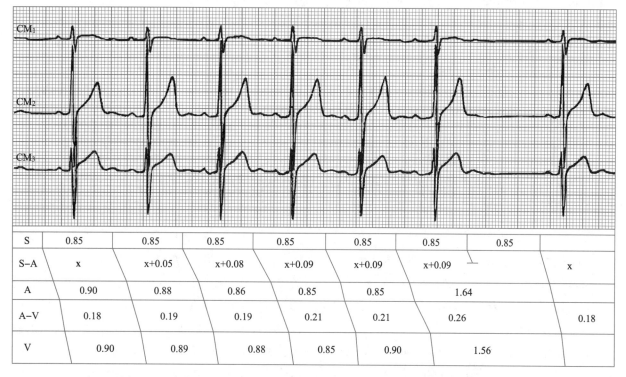

S	0.85		0.85		0.85		0.85		0.85		0.85		0.85		
S－A	x		x+0.05		x+0.08		x+0.09		x+0.09		x+0.09				x
A	0.90		0.88		0.86		0.85		0.85		1.64				
A－V	0.18		0.19		0.19		0.21		0.21		0.26				0.18
V	0.90		0.89		0.88		0.85		0.90		1.56				

图 3－2 患儿凌晨描记的动态心电图及梯形图，提示不典型的文氏周期表现

S：窦房结，S－A：窦房传导，A：心房，A－V：房室传导，V：心室；X：假定的窦房传导时间，+：延长时间，梯形图时间单位为秒

0.30秒，P－P和R－R间期逐渐缩短，脱落一组P－QRS－T波群形成一长间歇，长间歇后的第一个P－R间期恢复正常范围，最长P－P间期小于其前最短P－P间期的两倍，表现为典型的文氏周期，上述现象反复出现，以凌晨4:00～6:00时明显（图3－1）。

心电图（图3－1）提示，从表面看很似一般的房室传导文氏现象，但普通的莫氏Ⅰ型房室传导阻滞中，P－P间期应匀齐地出现，且在脱落的QRS－T波群前有相应的窦性P波。而这患儿的心电图伴随着P－R间期的延长，P－P间期却逐次缩短，直到脱落一组P－QRS－T波群，出现小于最短P－P间期两倍的长P－P间期，以后P－P间期相对延长，再逐渐缩短，周而复始，符合二度Ⅰ型窦房传导阻滞的诊断标准。在窦房结发出激动到达心房的途径中，窦房传导时间逐渐延长，至发生传导中断时，窦性激动便不能传入心房，使P波脱落，随后的房室传导也由此窦房传导阻滞得到了充分休息，P－R间期便由明显的延长恢复到正常范围。由于窦房传导阻滞的P波脱落掩盖了房室传导阻滞的QRS波群脱落，使二度房室传导阻滞中断，未能完整表现出来，结束了一次窦房传导和房室传导的文氏周期，可见房室传导阻滞依赖于窦房传导阻滞。窦房传导阻滞的R－R间期变化相当于房室传导阻滞的R－R间期变化规律。有时R－R间期略显不规则，表现为不典型的文氏周期（图3－2），P－P间期逐渐缩短，长间歇前的最后一个R－R间期却突然延长，这是由于P－R间期延长和P－P间期缩短的程度不同，两者共同作用的结果。这种窦房及房室间传导阻滞并存的现象少见，如不加以注意，很容易造成二度窦房传导阻滞的漏诊。P－R间期逐渐延长，但未见QRS波群漏搏，貌似一度房室传导阻滞，实质是二度房室传导阻滞。未出现QRS波群脱落的原因有：①与窦房传导阻滞并存；②P－R间期逐渐延长之后出现文氏型心房回波；③被房性早搏所终止；④被室性早搏所掩盖；⑤伴有显著的窦性心律不齐。患儿24小时内无房性早搏和室性早搏发生；仔细观察QRS波群后的ST－T平整光滑，无畸形变化；窦性心律不齐时，P－P间期逐渐延长或缩短，无典型文氏现象，无等同传导间期，可与之鉴别。心电图（见图3－2）提示长间歇T波后可见一个"P"波，纵观全图，每一心搏T波后0.04秒处均可见此小波，振幅约0.10mV，且在CM₃导联明显，这是U波，易与房性早搏的异位P'波和房室传导阻滞的P波前移混淆。

儿童及青少年房室传导阻滞的主要病因为急性心肌炎多见，是炎症所致的纤维性损伤，少数属先天性。另有调查分析，正常学龄儿童Holter监测有11%记录到二度Ⅰ型房室传导阻滞。心率减慢或卧位发生的文氏型房室传导阻滞与房室传导系统不应期延长和迷走神经张力增高有关。当传导功能因器质性变处于临界状态时，迷走神经功能、血供和氧供等可能影响心肌不应期或应激性因素的细微改变，从而进一步影响传导，形成间断发作性传导阻滞。患者的窦房传导阻滞及房室传导阻滞发生在迷走神经高峰期，其原因可能为迷走神经张力增高所致。

4. 窦房传导阻滞兼有房室传导阻滞文氏现象

【临床提要】　患者，男性，95岁。因间断性胸闷，心悸20余年，活动后气喘1个月住院。

【临床诊断】　冠状动脉粥样硬化性心脏病；心律失常；心功能Ⅱ级。

【心电图诊断】　窦性心律；一度窦房传导阻滞；二度文氏型窦房传导阻滞兼有二度文氏型房室传导阻滞；一度窦房传导阻滞；室性早搏。

【心电图分析】　患者住院时的心电图（图4）为Ⅰ、Ⅱ导联连续记录。从心电图上可见P－P间期不规则，渐渐缩短，脱落一组P－QRS－T波群，出现一次心房漏搏，形成一长间隙，之后又渐渐缩短，重复出现心房漏搏。共出现4次文氏周期，窦房传导比为4:3～17:16。第8～20个P－P间期，是一段规整的P－P间期，P－P间期维持在0.84

秒，后又出现一段长间隙，重现一次心房漏搏。最长的P-P间期小于其前短P-P间期的两倍，各心房脱漏后第一个P-P间期之间的距离几乎相等。同时，心电图上可见P-R间期渐渐延长，然后P波下传脱落一次，后又重复规则出现，房室传导比为2:1~4:3。最短的P-R间期为0.44秒。这时，心电图上还可见一宽大畸形的QRS-T波群。

在心电图（图4）符合典型的二度文氏型窦房传导阻滞的诊断，成组的激动，渐渐缩短的P-P间期，窦性静止周长小于最短的P-P间期

周长的两倍；也符合二度文氏型房室传导阻滞的诊断，P-R间期逐渐延长，然后脱落一次，每组的P-R间期延长量是相等的，P-R间期和R-P间期呈反比关系。在同一份心电图上窦房和房室传导同时阻滞是非常少见的。另外，由梯形图上可见第5个窦性激动被阻滞后，第6、7、8个窦性激动下传心房的时间逐渐延长，第9~20个窦性激动下传心房的时间是固定的，第21个窦性激动即被阻滞，分析认为同时存在一度窦房传导阻滞。

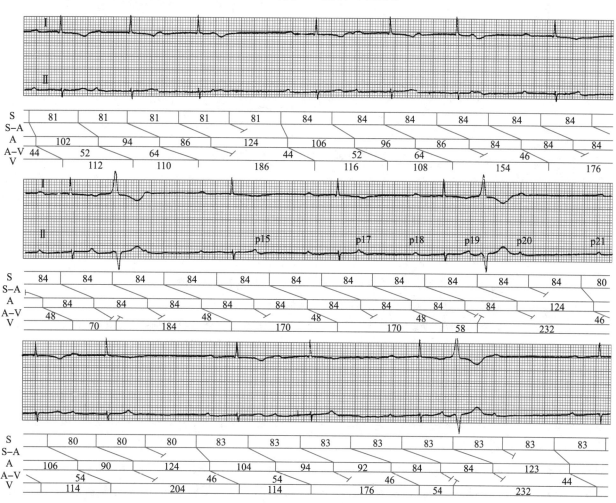

图4　患者住院时心电图及梯形图

但在临床分析心电图时需要注意以下几个方面，窦性冲动的发放在体表心电图上是隐匿的，单纯的一度窦房传导阻滞仅仅是窦房传导时间的延长，其传导是均匀的，P-P间期也是匀齐的，不能和正常的窦性节律相区别；若存在二度窦房传导阻滞就可以同时做出一度窦房传导阻滞的诊断。最终明确诊断要依据窦房结电图检查。

房室传导与心房频率有关，当P-P间期在

0.84秒时，房室传导比为2:1，而当P-P间期≥0.86秒时，房室传导比率3:2~4:3，说明房室传导阻滞与心房频率相关，为三相性房传导阻滞。其机制可以是心肌纤维动作电位第2、3相延长造成，对组织来说是有效式相对不应期延长的结果，这是病理性的阻滞现象。这位患者P-P间期不规整，需要与窦性心律不齐相鉴别。窦性心律不齐时，P-P间期可以逐渐延长或缩短，但无典型文氏现象，无

等同传导间距，可以排除。

　　窦房传导阻滞引起的长间歇，需与未下传房性早搏引起的代偿间歇相区别，除了仔细寻找，必要时加做食道导联。患者已做过食道导联检查，长间

歇中未见异位 P 波，可以鉴别。

　　这位患者同时出现窦房及房室传导阻滞，则提示心脏传导系统病变广泛，应积极治疗，考虑安装心脏起搏器。

5. 窦房结折返心动及折返性心动过速

　　【临床提要】　患者，男性、70 岁。因阵发性心悸 2 个月住院。

　　【临床诊断】　冠状动脉粥样硬化性心脏病；心律失常，房性心动过速；高血压 3 级（极高危）。

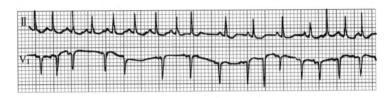

图 5 - 1　窦房结折返心动及折返性心动过速心电图

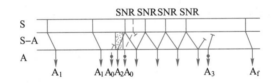

图 5 - 2　窦房结内折返心动及心动过速形成示意图

S 为窦房结区，S - A 为窦房交界区，A 为心房区。S - A 中有黑点的小方块代表回声带

A₁ 为正常窦性 P，A₂ 为引起窦房结折返的房性早搏，图中有连续 4 次折返心动。SNR 为房性早搏折返引起的窦性心动，A₀ 代表发生在回声带之前或之后的房性早搏，均不能引起窦房结折返，A₃ 为另一房性早搏终止了折返性心动过速

　　【心电图诊断】　窦房结折返心动及折返性心动过速。

　　【心电图分析】　发生在窦房结内或窦房结周围组织（Perinodal area）的折返现象称窦房结折返心动或窦房折返 [Sinus node reentrant beat（简写为 SNR）或 Sino - atrial reciprocation]，连续三次以上的窦房结折返就形成窦房结折返性心动过速（Sinus node reentrant tachycardia）。早在 1943 年 Barker 等就提出窦房结折返心动可能是人类房性心动过速形成的机制之一。但一直到 1973 年后才有系统的文章。而这些资料大部分是由人工心房程序起搏诱发的结果，对认识和了解房性早搏后代偿期时限提出了充分实验证据。但在自然状态下或自发性产生的窦房结折返心动或折返性心动过速的报道尚属罕见。心电图（图 5 - 1）II、V₁ 导联的基本节律为窦性心

律，间期在 0.62 ~ 0.65 秒。P 波在 II 导联直立，下降支有切迹，在 V₁ 导联为先正后负呈双相型。在 II 导联的开始和 II、V₁ 导联的末端可见短阵心动过速，其 P 波在 II、V₁ 导联与基本窦性 P 波的形态完全相同。心律不绝对规则，P - P 间期在 0.36 ~ 0.48 秒之间，根据 P 波形态提示短阵心动过速发生于窦房结。慢的基本窦性周期不是快速窦性周期的倍数，可以排除二度窦房传导阻滞。在两个导联记录中可见到频繁的房性早搏（II 导联中第 9，V₁ 导联中第 2、5、10 个心动）及房室交界区早搏（II 导联中第 14 心动）。快速和缓慢窦性心动周期的交替与这些早搏有密切关系。II 导联前部的快速窦性心律被一次房性早搏所终止；II 导联后部由一次具有逆行 P 波的交界区早搏（P - R′间期 = 0.08 秒）所触发，又一次产生了快速窦性心律；V₁ 导联前面

一次房性早搏第 2 心动触发了一次提早出现的窦性 P 波，同一导联的后面又见到一次房性早搏（第 10 心动）触发出的快速窦性心律。所以，这些快速出现的窦性心律为窦房结折返性心动过速，由异位早搏所诱发，也由异位早搏所终止。V_1 导联中第 5 个心动是一次房性早搏，这一早搏发生得较迟，随后似有完全代偿期。

心电图提示窦性心律呈快 – 慢交替，需要和房性自律性加速或游走性自律点的诊断作出鉴别。根据以下五个特点可以肯定为窦房结折返性心动过速：①窦性心律和加速的心律之 P 波形态完全一样，均发自窦房结；②心电图正常时窦性心律的频率相当恒定，在 0.62 ~ 0.65 秒，而快速窦性心律的频率变化却较大，其周期在 0.36 ~ 0.48 秒；③快 – 慢两种窦性心律之间有明显的频率分界，呈跳跃式相互转换；④相互转换与异位早搏的发生有密切关系；⑤同样的早搏，有时会使窦性心律加速，有时会使之减慢。这些情况都不会发生在房性自律性加速或游走性节律中。

（1）窦房结折返心动及折返性心动过速产生的机制：折返现象引起的心动或心动过速最多见于房室交界区，冲动可起源于心房、心室或交界区本身，这是比较常见的一种心律失常。折返现象发生于窦房结内或窦房的交界区的报道极少，因为大多数房性早搏发生晚些，窦房结冲动已经开始；或者房性早搏提前除极，使窦房结的冲动重新调整，所以往往有较长的代偿期；又有的房性早搏因为被阻滞而不能传入窦房结，所以形成了插入性房性早搏。故在自然条件下出现窦房折返是罕见的。窦房结内的 P 细胞彼此间直接贴拢，没有间盘或空隙等特殊的细胞联接结构，因此 P 细胞之间的冲动传导比其他心脏组织为慢（房室结除外）。在一定条件下，从房性早搏传来的激动可以从窦房结的一端缓慢地传导至窦房结的另一端，然后由此进入心房。如果这时心房肌已经脱离房性早搏产生的反拗期，就可以再次被激动，形成窦房结折返心动。如果该冲动能不断连续地进入窦房结而且又遇到同样能释放入心房使之激动的机会，就可以引起折返性心动过速。假如心脏已有病变，窦房结和心房的缺血，伸展与纤维化，细胞之间反拗期的长短差别增大，冲动在这些细胞间的传导将更为减慢，而在心动周

期的早期这一现象又最突出，所以某些发生早的室上性早搏就更有机会引起窦房结折返。

（2）窦房结折返回声带（图 5 - 2）：用心房内程序调搏方法刺激右心房，当心房刺激出现在一个特定的早期相内（图 5 - 2A$_2$），可触发出单次或两（双）次提前的 P 波或心动过速。其 P 波形态，心电轴和心房除极顺序完全和基本的窦性相同，提示由窦房结折返现象所引起。这些 P 波称窦性回声。当心房刺激离开这一时相，出现稍早或稍晚，便不会引起这一现象（图 5 - 2A$_3$）。能够引起窦房折返现象的心房刺激，其联律间期在某一动物中是相对固定的，称为窦房结折返回声带（Reentry Zone），联律间期的变动范围称为回声宽度。人类样本中窦房结折返回声带在 230 ~ 535 毫秒。回声带宽度为 10 ~ 170 毫秒，而这份心电图的回声带为 320 ~ 410 毫秒。当联律间期增加到 550 毫秒（第 2 行第 5 心动）不能触发折返回声，说明这一早搏已不在回声带，回声带一定小于 550 毫秒。但对患者未曾用程序心房起搏，不能随意调节早搏联律间期，所以如果以 550 毫秒作为回声带的范围，可能估计得太大些。

在图 5 - 1 中的 II 导联记录中可以看到，不但适时房性早搏可以诱发窦房结折返，有逆行 P 波的交界区性早搏也可以诱发。这种情况还未见诸报道。说明在一定时相内出现的交界区早搏，也可以到达窦房结引起窦房结内的折返。从心电图中同时可看到一些更为特殊的现象，即房性和交界区早搏冲动逆行到窦房结的时间不同，冲动在窦房结内传导的速度也可以不等，所以心电图中的窦房结折返回声及其效应也不一致。当联律间期为 320 毫秒的房性早搏可以诱发折返性心动过速；联律间期为 390 毫秒的房性早搏只能诱发出折返性心动；而联律间期更大的结性早搏（410 毫秒），同样能诱发折返性心动过速。图中房性早搏联律间距在 320 ~ 390 毫秒均能产生回声，所以回声带的宽度不小于 390 – 320 = 70 毫秒。

（3）窦房结折返性心动过速的终止：窦房结折返性心动速往往会被适时的人工心房起搏刺激或房性早搏所终止。这些心房冲动可以穿入折返环路而在折返通道中产生反拗期，与折返冲动之间产生干扰现象而使折返中断。这一特性也是判别窦房结折

返性心动过速的一个重要指标。在Ⅱ导联中部一次房性早搏（第9个心动）后显示了这一特性，窦房结折返性心动过速也可以自行终止，有时可表现为P–P间期逐步延长而最后告终，提示折返途径中出现递减传导现象。

（4）窦房结折返性心动过速与自律性增高的房性心动过速和心房局限性或心房内折返性心动过速的表现很相似，如果能见到发作的开始与终止，鉴别常无困难。窦房结折返的P波形态与窦性的相同，而自律性增高的房性心动过速的P波是异位性的，并且是自行发作自行终止，随窦性心律的频率增快或减慢而消失或出现，常有房性融合波。心房局限性折返性心动过速往往由另一异位P波诱发和终止，发作时P波也是异位的，所以，P波形态与窦性相同是临床诊断窦房结折返的重要依据之一。窦房结折返性心动过速的心率一般在120～200次/分，以140次/分为多见，要比阵发性室上性心动过速慢些，故很少并发心室内差异性传导。心律可以整齐，也可不整齐，短程发作时常不规则。患者心率在125～146次/分，稍不规则。因此，总结窦房结折返性心动过速的心电图特点：①适时的房性或交界区性早搏的P波，后有连续三次以上的快速窦性心动；②窦性回声之P波形态与基本窦性P波相同，假如从窦房结折返所传出的途径和原有的窦性者不同或者有差异性传导存在，回声波的形态可以有稍许的不同；③该窦性心动过速可以自行终止，也往往会由一个适时发生的心房刺激而终上；④心动过速的频率常较慢，在100～140次/分，迷走神经刺激可使心动过速突然终止；⑤心动过速的发生与心室内和房室传导阻滞无关，折返途径在窦房结内。

（5）临床报道的窦房结折返性心动过速大部分是由人工起搏程序调搏诱发，自然发生的极少见，大多数均有器质性心脏病，发生的平均年龄较高，也提示多数患者有后天的病变基础。这位患者年龄已70岁，有冠状动脉粥样硬化性心脏病、心绞痛病史，心动过速的产生可能与窦房结组织长期供血不足造成的病理性改变有关。

6. 窦性心律与非阵发性房性心动过速形成等频钩拢现象并心电交替

【临床提要】　患者，女性，65岁。因间断性气短、胸闷10年，加重伴心悸1周住院。

【临床诊断】　慢性肺源性心脏病；冠状动脉粥样硬化性心脏病。

【心电图诊断】　窦性心律；非阵发性房性心动过速；窦性心律与非阵发性房性心动过速形成等频现象、钩拢现象及一系列房性融合波；偶发房性早搏致窦–房等频钩拢现象暂时中断，不完全性干扰性心房分离，心室内差异性传导；心电交替。

【心电图分析】　非阵发性房性心动过速临床中较少见，其与窦性心律形成等频钩拢现象合并心电交替更属罕见。心电图（图6）为aVF导联为连续记录，上帧$P_{6,7}$波直立为窦性P波，$P_6–P_7$间期0.73秒，心率82次/分，P–R间期0.14秒；P_9波对称倒置，$P_9–R_9$间期0.14秒，为发自心房下部的激动；P_8波倒置较P_9波浅，为窦性与房性激动形成的融合波，$P_8–P_9$间期0.73秒，与窦性心律相等，为非阵发性房性心动过速。附图aVF导联上帧P_{1-4}波及下帧与Ⅱ、V_1导联全部P波均为窦性与房性激动形成的一系列不同程度的房性融合波。aVF导联上帧的P_5重叠于R_4波的T波降支上，呈逆行P波，为起源于心房下部另一节律点的早搏；$P_5–R_5$间期0.16秒，R_5波终末错折，为心室内差异性传导。由梯形图可见，P_5波侵入并暂时抑制了非阵发性房性心动过速节律点的自律性，再逆传入窦房结使其节律顺延，从而使窦性激动得以连续两次夺获心房及心室，当非阵发性房性心动过速频率逐渐加快至与窦性频率相等时，两者再次形成一系列房性融合波。除R_5波外，QRS波群间期恒为0.08秒，QRS–T波群图形及振幅呈周期性渐变交替，令患者屏气

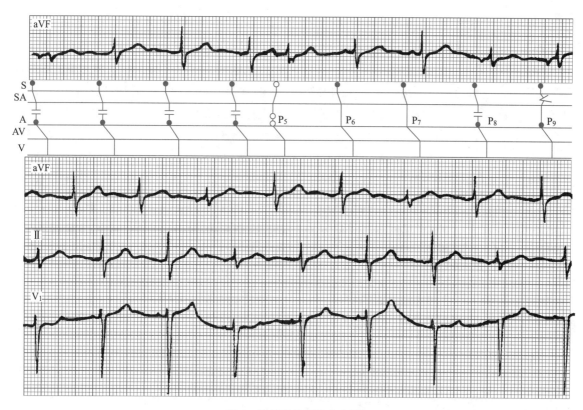

图6 单导联描记的心电图

梯形图 A 行内·表示 NPAT 节律点，。表示房性早搏节律点

（V_1导联）不影响 QRS – T 波群心电交替改变。aVF 导联下帧的 P 波亦有近似心电交替现象，但仔细观察这行 P 波形态多变，有正负双向、浅倒置、W 或 M 形等，并无周期性变化规律，不符合 P 波心电交替，显然与窦性及房性激动发出的先后约有参差、激动心房肌的比例各不相同有关，故形成房性融合波的形态多变且无周期性变化。

窦性和房性节律点发放冲动的频率近乎或完全相等并同步出现时，可形成一系列房性融合波，称为等频现象和钩拢现象。窦性与房性频率完全相等，并完全同步，理应形成完全等频钩拢现象，只是因为偶发的房性早搏侵入并重整了窦性及房性节律点的节律，才使得完全性等频钩拢现象暂时中断。由于窦性和房性节律点均缺乏保护性传入阻滞，P 波形态改变不伴 P–P 及 P–R 间期的相应改变，窦性夺获时无一度房室传导阻滞表现，故可分别除外窦性及房性并行心律、窦–房–结游走心律及非阵发性交界区性心动过速伴前向性一度房室传导阻滞。

心电交替是指来自同一节律点的心搏，其心电图上波形和（或）振幅呈交替性变化，且与心外因素无关。虽为窦性房性双重心律，但窦性夺获心室时，QRS–T 波群形态及振幅的周期性变化规律仍未中断，而窦性和房性心律均经交界区下传心室，故可视为同一功能性房性节律。屏气不影响 QRS–T 波群心电交替改变，可排除呼吸影响，符合心电交替。其产生机制可能与慢性肺源性心脏病合并冠状动脉粥样硬化性心脏病引起的心肌缺血、缺氧，使部分心室肌细胞除极和复极的速度、振幅发生周期性交替改变有关。

7. 窦性早搏诱发 1:2 房室传导

【临床提要】 患者，女性，80 岁。因间断性胸闷 13 年，心悸、气断 1 年住院。

【临床诊断】 冠状动脉粥样硬化性心脏病；窦性心律不齐，窦性早搏诱发1:2房室传导；心室内差异性传导。

【心电图诊断】 窦性心律不齐；窦性早搏诱发1:2房室传导；心室内差异性传导；心肌供血不足。

【心电图分析】 心电图提示其窦性早搏呈1:2房室传导（P-R₁'-R₂'），而主导窦性心律未能1:2房室传导，P-P'间期与P'-R间期呈反比关系较容易累及快径路传导，较少影响慢径路传导的机制。心电图提示（图7A、B两条为同步描记的动态心电图），A、B两条图形相似，前后3个P-QRS波群为窦性心律，P-P间期0.84~1.04秒，心率57~71次/分，P-R间期0.16秒。P₄'波提早出现，形态与同导联（CM，最清楚）窦性P波完全相同，

由梯形图可见，A、B两条早搏前的窦性周期P₂、P₃间期分别为0.87、0.84秒，早搏后的回归周期P₄'、P₅间期分别为0.88、0.85秒，即呈等周代偿，故P₄'波为窦性早搏。其后均继以呈联律型的两个室上性QRS波群（R₄'、R₅'），R₅'波形态稍异为心室内差异性传导，R₄'、R₅'间期之间无任何形式的P波，考虑为P₄'波分别经房室结快径路、慢径路同步下传形成的1:2房室传导。A条早搏的联律间期P₃-P₄'间期（0.48秒）较B条P₃-、P₄'间期（0.41秒）长，经F-P传导的P₄'-R₄'间期（0.20秒）较B条P₄'-R₄'间期（0.23秒）短，符合P-P'与P'-R'间期呈反比的规律。但A条经S-P传导的P₄'-R₅'间期（0.56秒）与B条P₄'-R₅'间期（0.56秒）却相等，与上述规律不符。

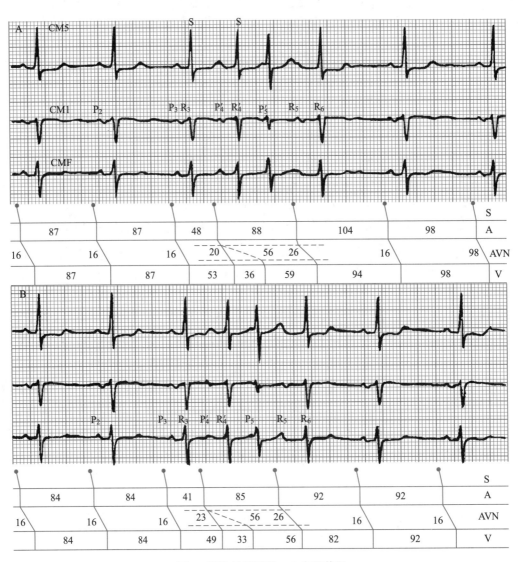

图7 窦性早搏诱发1:2房室传导

AVN行水平虚线示上部共径，下部共径，实斜线示FP传导，虚斜线示SP传导

提早出现的 P′ 波形态与窦性 P 波完全相同，其后继以等周代偿，符合窦性早搏的诊断标准。窦性早搏时，多数联律间期不等的原因可能与以下因素有关：①早搏的前周期不等，B 条 P$_2$、P$_3$ 间期（0.84 秒）较短，A 条 P$_2$、P$_3$ 间期（0.87 秒）较长。较短的前周期后有较短的不应期，激动在折返环内的传导较快，因而早搏的联律间期较短。反之，较长的前周期后的不应期较长，激动在折返环内的传导较慢，则早搏的联律间期较长；②窦房结内存在折返双径路，经快径路折返则联律较短，经慢径路折返则联律较长，且两者联律间期之差应大于 0.06 秒。而心电图提示联律差达 0.07 秒，故以窦房结内折返双径路可能性最大。

1∶2 房室传导（P – R$_1$ – R$_2$）是指 1 次窦性或房性激动同时分别经 F – P、S – P 下传，先后到达心室引起两次心室激动的现象，为房室结双径路的特殊表现形式。其形成需满足：①慢径路不被快径路下传的激动逆行隐匿除极；②慢径路、快径路的传导时差需大于房室结下部共径及心室的有效不应期。有趣的是何以窦性早搏能 1∶2 房室传导，而主导的窦性心律却不能 1∶2 房室传导？可能的解释是主导的窦性心动周期较长，下部共径及心室的有效不应期也较长，与快径路同步下传的慢径路激动抵达下部共径时恰遇其有效不应期下传。或下部共径能下传，激动抵达心室时遇其有效不应期而不能应激。以上两种情况都使慢径路下传的激动不能显

现。窦性早搏时，经快径路下传心室的激动使心动周期（R – R′）缩短，致下部共径及心室的有效不应期亦相应缩短，此时经慢径路下传的激动抵达下部共径及心室时，其有效不应期已过，则能再次应激而形成 1∶2 房室传导。

通常情况下，快径路不应期较长，慢径路不应期较短，快径路、慢径路不应期随心动周期长短而相应延长或缩短，频率加快对快径路传导的抑制较强，对慢径路传导抑制较弱，即只有频率加快至某一临床值才会影响慢径路传导。A 条联律间期（P$_3$ – P′$_4$ = 0.48 秒）较长，相当于 125 次／分，快径路传导的 P′$_4$ – R′$_4$ 间期由正常时 0.16 秒延长至 0.20 秒，慢径路传导的 P′$_4$ – R′$_5$ 间期 0.56 秒。B 条联间期（P$_3$ – P′$_4$ = 0.41 秒）较短，相当于 146 次／分，P′$_4$ – R′$_4$ 间期进一步延长至 0.32 秒，P′$_4$ – R′$_5$ 间期仍为 0.56 秒。以上表现可说明两点：①P – P′ 与 P – R′ 间期呈反比的规律容易累及快径路传导，在上述联律间期范围内，慢径路传导的 P′$_4$ – R′$_5$ 间期不变，除表明该频率尚未达到影响慢径路传导的临床值外，还可据此排除 R′$_5$ 波为交界区性早搏及由 P′$_4$ 波引起的不完全反复搏动；②干扰性 P′$_4$ – R′$_4$ 间期延长的部位在快径路，而不会是房室结上部共径，否则，B 条 P′$_4$ – R′$_5$ 间期将比 a 条 P′$_4$ – R′$_5$ 间期长而不是相等。与此相似，P$_5$ – R$_6$ 间期为 0.26 秒干扰性延长的部位不会是上部共径，可能包括快径路以及连续两次下传后的下部共径及以下的束支。

8. 不完全性窦性反复搏动二联律

【临床提要】 患儿，女性，6 岁。因心悸、胸闷 10 天伴晕厥 1 次住院。

【临床诊断】 心律失常，一度房室传导阻滞，不完全性窦性反复搏动二联律。

【心电图诊断】 窦性心律，一度房室传导阻滞，不完全性窦性反复搏动二联律。

【心电图分析】 患儿住院时心电图（图 8）提示两种 P 波，一种为规律出现的窦性 P 波，在 Ⅱ、Ⅲ、aVF 导联直立，aVR 导联倒置，P – P 间

期相等，心率 52 次／分，P – R 间期 0.22 秒；另一种为提前出现的逆行 P′ 波，在 Ⅱ、Ⅲ、aVF 导联倒置，aVR 导联直立，P′ 波后无 QRS 波群，R – P′ 间期 0.12 秒。心电图呈窦性 P 波 – 室上性 QRS 波群 – P′ 波序列，为不完全性窦性反复搏动二联律。

窦性反复搏动时，激动起源为窦房结，在心房最先除极后，激动经过房室交界区顺传，使激动起源的心房再次激动。心电图表现为窦性 P 波 – 室上

性 QRS 波群 – P'波序列，说明反复搏动时的传导径路相对稳定。这与普通的折返现象不同，是一种特殊形式的折返。由于 P'波后未再次下传心室，故称为不完全性窦性反复搏动。

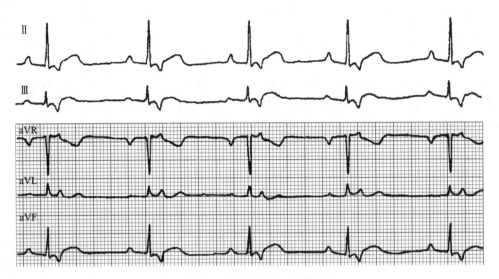

图 8　患儿心悸发作时的心电图描记

第二部分　房性心律失常

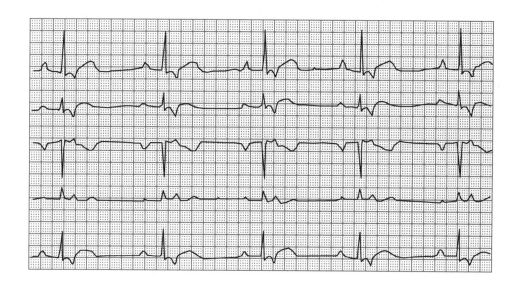

9. 单纯性P波心电交替

【临床提要】 患者，男性，66岁。持续性心前区疼痛伴大汗6小时住院。

【临床诊断】 冠状动脉粥样硬化性心脏病，急性广泛前壁心肌梗死。

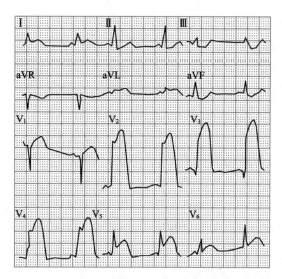

图9-1 患者住院时描记的心电图，提示急性广泛前壁心肌梗死，S-T段Ⅰ、aVL、V₂₋₆均明显提高

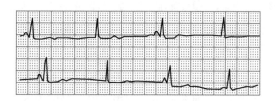

图9-2 患者在心电图监测下连续描记的Ⅱ导联，提示窦性心律，心率50次/分，P-P间期相等，P-R间期0.12秒。P波振幅出现与呼吸无关的交替性改变（当时呼吸频率为20次/分），QRS波群形态无变化，故提示为单纯性P波心电交替

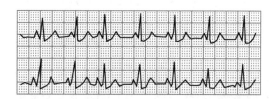

图9-3 连续描记的Ⅱ导联，提示"肺型P波"，P波振幅高达3mV

【心电图诊断】 急性广泛前壁心肌梗死；P波心电交替。

【心电图分析】 凡心电图上趋于同一起搏点的各波段振幅、波形和电时间出现与心外因素无关的交替性改变者称之为心电交替。其主要见于心包积液和填塞患者，是一种较少见的心电图表现。伴或

不伴有QRS波群改变的T波心电交替是其中最常见的类型，而单纯性P波心电交替则极罕见。心脏电交替是一种较少见的心电图（图9-1，图9-2，图9-3）表现。文献报告约在每6000~10,000份心电图中方可发现1份。单纯性P波心电交替则极为罕见。这或许部分与P波形态相对细小，轻微变化

一般不易作出正确评价有关。此外，P 波心电交替持续时间有时极短暂，而且一旦消失可能也就不再出现，如这患者所表现的 P 波心电交替现象。因此，对这类患者如不及时进行心电图监测，恐亦难予发现。

心电交替的发生机制，尚未完全明了。对解释心包积液或填塞所引起的心电交替，有以下两种假说：①整个心脏在心包腔内周期性运动，因而导致心向量的交替性改变；②心脏某部传导组织的不应期显著延长，当冲动传经这些部位时，引起了交替性的不完全激动，致使产生心电图上各种波形和心电轴的交替性变化。一般认为后一假说也可用来说明除心包积液和填塞外，其他原因所引起的心电交替。

近来研究发现心房内具有起搏和传导功能的前、中、后三条心房结间束。James 认为在：①心房结间束成为新的心脏起搏点；②一支或以上心房结间束发生暂时或永久性传导阻滞；③窦房结内起搏点明显移位时均可引起冲动较早地向心房某一方向传导，从而改变了心房正常除极顺序和电方向，P 波形态亦随之发生变化。晚近证实以前所谓的典型"肺型 P 波"和"二尖瓣型 P 波"亦可见于心肌梗死、心绞痛以及无心房增大的其他各种情况。发生于急性心肌梗死病程中的"肺型 P 波"，多数系间歇出现，持续时间一般在两周左右。据此，Grossman 认为这种"肺型 P 波"，除少数确系心房增大所引起外，多数由于心房内特殊传导系统或某些部位发生传导障碍或异位激动所致。综上所述，

患者所表现的 P 波心电交替和"肺型 P 波"，由于两者持续时间均极短暂，而且当时患者并无明显心包积液或压塞的症状和体征。因此，这些 P 波变化可能亦由于冠状动脉病变造成心房肌或心房内传导系统严重缺血所引的传导障碍或异位激动结果。

通过研究发现与动物实验相似的心房单相动作电位的交替现象亦发生于人类。Pop 认为此可能由于快速性病变影响离子经心肌细胞膜的转运速率和程度，致使经膜动作电位发生交替性改变所致。这就从细胞水平动态变化进一步阐明心电交替的发生机制。

从预后来讲，一般将心电交替分为二类：①发生于快速心率时的心电交替。这类心电交替常随心率减慢而消失，而且患者心脏多无严重病变，故其预后多较良好；②发生于心率缓慢时的心电交替。这类患者多数患有严重的心脏病变，因此，一般预后较差。Brnreiter 报道的 1 例，在出现的 P 波心电交替后一周发生猝死。尸体解剖发现患者心肌有广泛和严重的淀粉样变。患者亦在出现短暂的 P 波心电交替后一周死于心脏泵功能衰竭。以上事实充分表明 P 波心电交替除由于药物毒性反应所引起者外，是一种预后严重的征兆。这或许因为心房结间束之间有着广泛的分支联系，一旦发生传导障碍则多提示患者心房病变广泛和严重之故。Bellet 曾指出心电交替的消失不一定提示病情好转，相反，患者心脏病变却在仍然不断进展，这与我们的临床观察相一致。

10. P′波直立的房性反复性心动过速

【临床提要】 患儿，男性，14 岁。出生后第 56 天因发作性心动过速确诊为"先心病，房间隔缺损，预激综合征，室上性心动过速"。近日因劳累后频发心动过速住院。

【临床诊断】 先天性心脏病，房间隔缺损伴二尖瓣关闭不全，预激综合征，室上性心动过速。

【心电图诊断】 预激综合征，室上性心动过速。

【心电图分析】 根据心电图（图 10）特点进行分析：①交替出现 A 型与 B 型预激综合征图形，提示患儿心房与心室两侧都存在 Kent 束，房室交界区有不止一条的旁路短径，这种患儿容易反复发作折返性心动过速；②房性早搏促发的房性心动过速，心动过速的 P－R 间期与 R－R 间期规则，频率均为 150 次/分，每一 R 波之后有一直立的 P′波，R－P′间期固定，这样 P′波形态与房性早搏的 P′波

形态不同。P′－R 间期为 0.32 秒，提示前向传导时间延长，使心房有足够的时间脱离不应期，得以完成折返途径，因此折返性心动过速不易终止；③口服胺碘酮 0.2g，每日 4 次，窦性 P 波消失，出现规则的交界性逸搏节律，频率 51 次/分，Q－T 间期延长达 0.60 秒，在每一 R 波之后仍出现 R－P′间期固定（时限与心动过速时相同）的直立 P′波，P′波的均未下传，估计与胺碘酮引起的不应期延长有关。

临床分析认为：①房性早搏性心动过速，此类心动过速心房律与心室律大都不规则或基本规则，房性早搏的 P′波与房性心动过速的 P′波形态相同，刺激迷走神经疗法无效，多数不伴有预激综合征。

患儿的特点是反复发作房性心动过速，心房律与心室律绝对规则，房性早搏的 P′波与房性心动过速的 P′波形态不同，刺激迷走神经疗法有效，因此认为不是房性早搏性心动过速；②双重性心动过速，即等频性房性心动过速与交界性心动速，从心电图中看这一可能性不能除外，当胺碘酮抑制了窦性节律，Q－T 间期延长至 0.60 秒时，心动过速消失，但直立的 P′波始终紧随 R 波之后出现，且 R－P′间期固定，这就很难以双重性心动过速来解释；③P′波直立的房性反复性心动过速，预激综合征发生反复性心动过速时，折返激动经旁路逆传回到心房的位点，如离房室结较远（即心房上部），且自右上向左下激动，则反复性心动过速的 P′波可以直立。

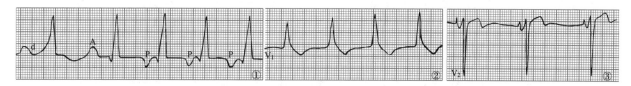

图 10　预激综合征

①预激综合征时房性早搏促发的反复性心动过速 P 波倒置（经典性）

②预激综合征 A 型

③预激综合征 B 型

预激综合征时房性早搏或室性早搏可促发持续性室上性心动过速，其发生率一般为 14% ~ 18%，也可高达 36% ~ 64%。房性早搏促发室上性心动过速的机会是室性早搏的两倍。预激综合征可因一次提早出现的房性早搏而促发，由于心房相对长的有效不应期，阻滞了经旁路的前向传导，因此经正常房室结及房室束系统前向传导，

QRS 波群间期不增宽。由于逆向传导时旁路的不应期已过，即经旁路逆传至离房室结较远的心房上部，再下传则产生一个直立的 P′波。预激综合征最常伴发于先天性心脏病，偶见于冠状动脉粥样硬化性心脏病及风湿性心脏瓣膜病。患儿系经右心导管检查证实诊断为先天性心脏病，房间隔缺损伴二尖瓣关闭不全。

11．特殊形式的心房分离

【临床提要】　患者，男性，91 岁。因反复头晕 6 年，心悸 1 年，加重半天住院。

【临床诊断】　冠状动脉粥样硬化性心脏病；高血压 3 级（极高危）。

【心电图诊断】　阵发性室上性心动过速；不完全性右束支传导阻滞；心房分离。

【心电图分析】　在做心电图长Ⅱ导联检查发现

（图 11－2），在快速、匀齐的窄 QRS 波群心动过速心律中，可见少数直立尖小的 P′波，形态异于窦性 P 波（图 11－1），P′－P′间期多数相等，为 1.32 秒，偶尔相差达 0.18 秒，P′－P′频率 46 次/分。P′波或位于 T 波升支、峰顶或落于 T 波降支，与 QRS 波群无固定关系，未见其他确切心房波。QRS 波群形态与窦性心律时一致。心电图中提示 P′波直立尖

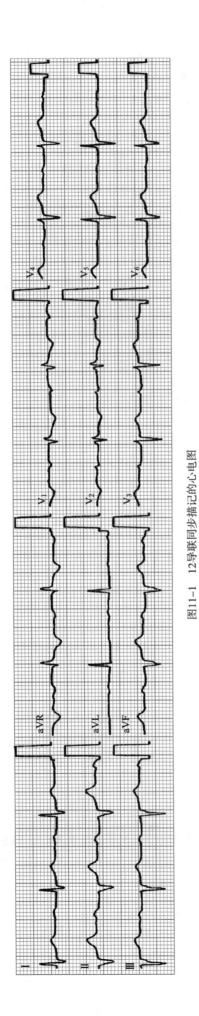

图11-1　12导联同步描记的心电图

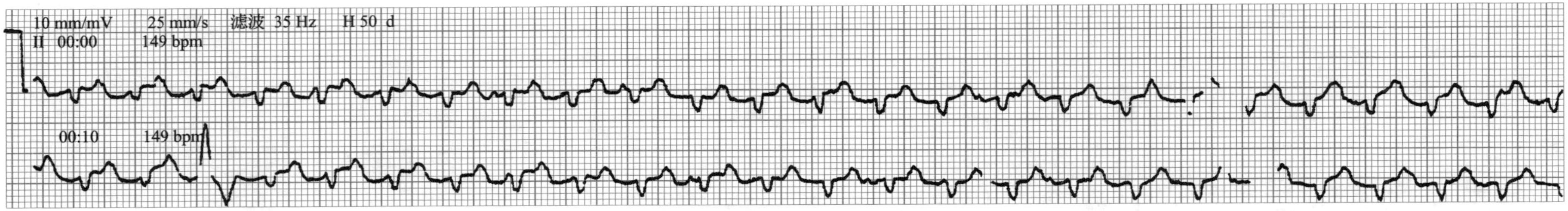

图11-2　长 II 导联描记的心电图

小，与既往心电图对比，异于窦性 P 波，可确定为房性。P'波与 QRS 波群无固定关系，心房律＜心室律，提示有房室分离。房室分离指心房和心室，由各自独立的起搏点激动，房室间互不干扰。这份心电图（图 11-1）提示 QRS 波群前、后均未见确切相关心房波，房室分离的诊断似可成立（心房由异位心房起搏点控制，心室由交界区起搏点控制）。房室分离的可能机制为：主导节律点窦房结的频率减慢，次级起搏点交界区激动加速而抢先控制心室激动，又没有逆向心房夺获；而心房异位起搏点自律性增高，产生了 P'波。但 P'波落入心室应激期内仍未能下传产生 QRS'波群，房室分离不能完全解释，且心电图不能除外 QRS 波群中有被掩盖的心房波存在。如果 QRS 波群中有心房波，则心房、心室的激动并未分离，而是相关的，仅 P'波与 QRS 波群无关，此时 P'波独立存在，形态尖小、规律出现，频率缓慢，节律欠整齐，其后未下传产生相关的 QRS'波群。P'波与呈主导节律的窄 QRS 波群之间没

有相关性，未影响 QRS 波群的频率，提示系心房分离。心房分离指左、右两心房间或心房的一部分与其他部分之间传导完全阻滞，分别受一个起搏点控制，其机制目前尚不清楚。可能机制为心房内有一小块心肌组织，其周围存在保护性传入、传出阻滞圈，可激动的心房肌组织面积小，产生小的 P'波，冲动不能传出产生相应的 QRS'波群；大部分心房肌组织激动产生的 P 波也不能影响 P'波的产生，两部分心房肌在电学上互相分离，不能互相影响，得以各自激动一部分心房肌。心房分离一般有三种情况：①窦性心律时，在主导节律 P 波之外，另有一独立而有规律的小 P'波。心室受窦性 P 波控制，小 P'波既不能对窦性 P 波产生影响，也不能下传心室；②窦性 P 波和心房扑动或心房颤动波共存；③心房一部分为心房扑动，一部分为心房颤动。心电图中的 P'波和可能隐藏于窄 QRS 波群中与心房波共存，不属于上述三种情况的任何一种，提示心房分离可有多种表现形式。

12. 异位房性心律伴心房分离

【临床提要】 患者，男性，22 岁。3 年前体检发现房性早搏间断服药治疗，近来因心悸、胸闷明显住院。

【临床诊断】 病毒性心肌炎。

【心电图诊断】 窦性心律，房性早搏，阵发性异位房性心律合并心房分离。

【心电图分析】 三年前体检发现房性早搏，心脏超声检查未见异常。曾服用过普罗帕酮、胺碘酮，房性早搏明显减少。停药检查 24 小时动态心电图（图 12），除见房性早搏（图 12 中第 2 个 QRS 波群前的 P 波）外，还可见两种形态 P 波节律，一种 P 波节律 24 小时持续存在，P 波模拟 V₁、V₅ 导联上均直立，P-P 间期 0.46~1.40 秒（心率 43~130 次/分），P-R 间期 0.18~0.20 秒。另一种 P'波节律为阵发性，P'波在模拟 V₅ 导联上直立，模拟 V₁ 导联上倒置，P'-P' 间期 0.52~0.90 秒（心率 67~115 次/分），但在每阵 P'波节律中，P'-P'

间期基本相等（见附图），P'与 P 波及 QRS 波群均无关系，P'波有时重叠与 QRS 波群或 P 波中，有时 P 波跨越 P'波下传心室，但 P'波并不干扰 P 波节律，P 波也不干扰 P'波原有节律。P 波节律为窦性节律，P'波节律为异位房性节律。

心房分离是指心房同时受两个节律点激动而互不干扰。心房分离的发生机制尚不十分清楚，可能是某一局限性心房异位起搏点的周围形成了双向性完全传导阻滞圈，由于其阻滞圈内存在传入阻滞，使窦性激动或其他房内激动不能侵入该圈，圈内的房性起搏点以自身固有频率和节律发出冲动，引起圈内局限性心房肌除极产生异位房性 P'波，同时阻滞圈内也存在传出阻滞，异位房性激动不能传出圈外，因而不能干扰主导心律的频率与节律，也不能与圈外心房肌除极产生房性融合波，更不能下传心室产生 QRS 波群，而窦性激动则能激动圈外心房肌产生规律的窦性 P 波，且能正常下传激动心室产生 QRS-

T波群。此外，心房分离现象尚不能排除左、右心房间存在双向完全性传导阻滞的可能，心房分离的心电图特征如下，主导心律多为窦性，并能下传激动心室产生 QRS 波群，偶尔主导节律为房性和交界区性节律。而另一节律可表现为：①孤立性缓慢房性心律，其频率较窦性心律慢，通常为 30~50 次/分，P′－P′间期可规律或不规律；②孤立性心房颤动；③孤立性心房扑动；④孤立性房性心动过速。这位患者异位房性心律的频率与窦性频率相似，并非文献所报道的缓慢性房性心律失常或房性心动过速，而且房性心律的频率变异较大（67~115 次/分），这可能与异位起搏点受神经体液调节有关。

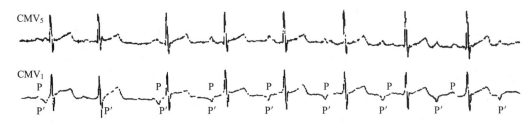

图 12　患者停药后描记的动态心电图

心房分离需与房性并行收缩、干扰性房内脱节及各种伪差相鉴别。房性并行收缩为单相传入阻滞，当心室处于应激期时，并行收缩能传入心室产生 QRS 波群，并可有房性融合波产生，异位节律还可干扰窦性节律，P′－P′间期固定相等或成倍数关系，而干扰性房内脱节则无传导阻滞圈，异位心房冲动可激动心室，亦可有房性融合波，P′波多为逆行，P′－P′间期可有较大差异，无一定倍数关系。

心房分离时，房性异位起搏点仅激动心房的一侧或一部分心房肌，且不能下传心室，故对心室率及心排量均影响不大。常见于器质性心脏病及重症患者如风湿性心脏瓣膜病、心肌病、冠状动脉粥样硬化性心脏病、心肌梗死、尿毒症及洋地黄中毒，也常见于临死前数小时出现，为垂危的征象。这位患者为病毒性心肌炎，平时无自觉症状，经治疗两个月后复查 24 小时动态心电图，房性心律合并心房分离消失。

13.　Ⅱ型心房分离伴交界区性逸搏房性早搏二联律

【临床提要】　患者，男性，20 岁。因胸闷、心悸 2 周住院。

【临床诊断】　病毒性心肌炎。

【心电图诊断】　轻度室相性窦性心律不齐；Ⅱ型心房分离；交界区性逸搏房性早搏二联律；一度房室传导阻滞伴干扰性 P′－R 间期延长，隐匿性交界区性夺获。

【心电图分析】　Ⅱ型心房分离伴交界区性逸搏房性早搏二联律非常罕见。这份心电图（图 13）为Ⅱ导联连续记录，窦性 P 波低小直立且均齐，夹有 QRS 波群的 P－P 间期较不夹 QRS 波群的 P－P 间期稍短，为轻度室相性窦性心律不齐，窦性心率平均约 80 次/分，P 波与 QRS 波群无固定关系。QRS′（R′）波群 0.08 秒，其前无有关 P 波，为交界区性逸搏。每个 R′波后均有一提早发生的房性异位 P（P′）波，P′波下传产生 QRS（R）波群，其形态及时限与 R′波相同，平均心室率 63 次/分，P′－R 间期 0.22 秒，提示一度房室传导阻滞。由于前一心动周期（1.24 秒）较长，房室交界区不应期亦相应较长，P′波遇其相对不应期所致的干扰性 P′－R 间期延长尚不能除外。值得注意的是 P_5 在 P'_2 波刚结束时仍能如期出现，说明 P'_2 波并未使整个心房除极，否则 P_5 波将遇心房有效不应期而不能显现。P'_4 与 P_{10} 波以及 P'_6 与 P_{15} 波均有部分重叠，仍能保持各自的形态特征而未能形成房性融合波。每个 P′波与其前的 R′波的联律间期相等，似应考虑折返性房性早搏，但 R′波前后均无逆行 P 波，分析认为交界区性逸搏未逆传入心房，故以韦金斯基易化作用导致的房性早搏来解释较为合理，且可除外反复心律。P′波下传时，隐匿性夺获了交界区性逸搏点而使其节律顺延，故真正的交界区性逸搏周期为 1.24 秒。

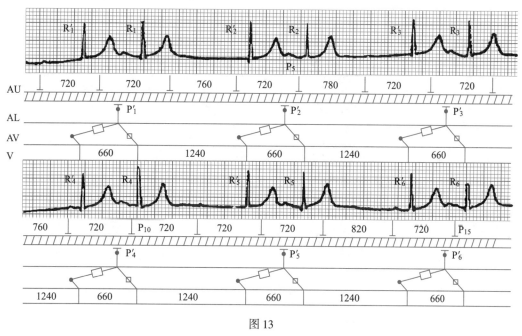

图 13

▨▨▨：双向性三度传导阻滞区，▱：韦金斯基促进作用，AU = 心房上部，AL = 心房下部

从心电图分析提示，窦性 P 波完全不能下传心室，而房性 P'波均能下传心室，即具备三度窦房传导阻滞特点；P 与 P'波在可融合的时相上仅能形成心房重叠波，未能形成房性融合波。两者互不干扰对方的节律和频率，符合Ⅱ型心房分离的诊断标准。由 P'波直立且振幅大于窦性 P 波，包含窦房结在内的双向性三度传导阻滞圈位置较高，房性异位起搏点位于紧靠圈外的结间束上。若阻滞圈以窦房结为中心逐渐缩小至窦房交界区，刚将形成三度窦房传导阻滞；若阻滞圈逐渐扩大向下延伸至三条结间束插入房室结的入口处，将形成结上型三度房室传导阻滞。

在这份心电图中，若无均能下传心室的房性早搏 P'波出现，只能诊断三度房室传导阻滞，交界区性逸搏心律，很难想到有Ⅱ型心房分离。由此可以预见，在结上型三度房室传导阻滞的病例中，很可能包含了一部分Ⅱ型心房分离病者。只是由于阻滞圈外的心房起搏功能因受抑制，既无逸搏心律又无早搏的房性异位 P'波出现，无从显示 P'波与窦性 P 波及 QRS 波群关系。因此，在结上型三度房室传导阻

滞的病例中，如有窦性 P 波电压过低，而无 QRS 波群低电压时，提示有Ⅱ型心房分离的可能。此时可作下部心房调搏，若调搏的房性 P'波可下传心室，P 与 P'波不能形成房性融合波，且互不干扰对方的节律和频率时，则支持Ⅱ型心房分离，提示阻滞平面位于三条结间束插入房室结入口处以上。我们将这种由人工心房调搏所揭示的Ⅱ型心房分离称作"隐匿性Ⅱ型心房分离"，以区别与自然情况下即显示的Ⅱ型心房分离；若调搏的房性 P'波亦不能下传心室，且 P 与 P'波可形成房性融合波，或 P'波可干扰窦性节律，则支持结上型三度房室传导阻滞，提示阻滞平面在三条结间束插入房室结的入口处。

患者为病毒性心肌炎，可能炎症较广泛地损害了心房内的起搏传导系统，使其起搏与传导功能均受到抑制，表现为窦性 P 波不能下传阻滞圈外时，圈外心房无逸搏心律产生，Ⅱ型心房分离表明三条结间束的双向性三度传导阻滞。其 P'－R 间期延长可能部分与阻滞圈外的结间束传导减慢有关，心房内起搏传导功能的影响显然具有病理意义。

14. 房性分离合并房性与房室交界区性双重心动过速

【临床提要】　患者，女性，80 岁。因间断性胸闷，气促 20 年，加重伴水肿 3 天住院。

【临床诊断】　慢性支气管炎，肺源性心脏病；Ⅱ型呼吸衰竭；心功能Ⅳ级。

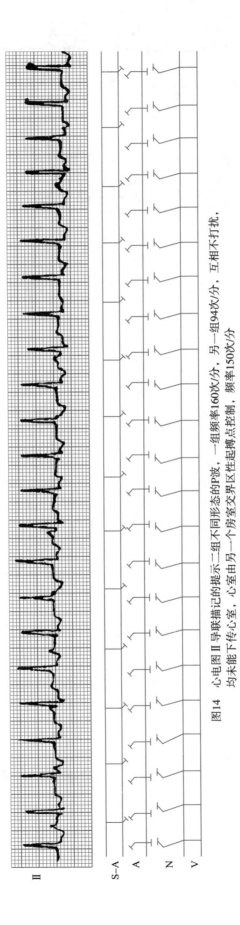

图14 心电图Ⅱ导联描记的提示二组二组不同形态的P波，一组频率160次/分，另一组94次/分，互相不打扰，均未能下传心室，心室由另一个房室交界区性起搏点控制，频率150次/分

【心电图诊断】 房性分离合并房性与房室交界区性双重心动过速。

【心电图分析】 房性分离是指心房同时受到两个起搏点的激动而相互不干扰。当两个异位起搏点均发出异常快速的冲动，各自控制心脏的一部分，即所谓双重心动过速。这两种心律失常都较少见，而两者同时并存更属罕见。根据心电图（图14）不同形态的P波，其一高尖，频率94次/分。另一种P波较小，并有切迹，频率160次/分。前者可能来自窦房结，激动心房的一侧或一部分，但同时存在房室交界区性心动过速，故未能下传激动心室，呈房室分离。频率160次/分的心房起搏点显然是异位的，也未能控制心室。这两组形态和频率不同的心房波互不相关，但偶可见到两者发生重叠。另外，频率150次/分，QRS波群不增宽而与上述两组P波均不发生关系的心室激动波，很可能为房室交界区性心动过速。因此，心电图提示为房性分离合并房性与房室交界区性双重心动过速。因未见到P波与QRS波群的传导相联，所以房室分离也是存在的。

房性分离又称心房内或房间分离（intra or inter-atrial dissociation）。两个不同来源的冲动，各自控制一部分心房；其中之一除激动部分心房外，基本上控制心室；而附加之心房激动不能下传，可能在两个起搏点发出冲动的交界区处存在"外传性"与"防御性"阻滞。而心电图所提示两种不同形态和频率的P波均未下传激动心室，可能系房室交界区性心动过速所致房室分离。两组不同的P波中频率为160次/分者，可能是房性心动过速。

双重性心动过速的两个异位起搏点的所在部位可能是心房与心室，心房与房室交界区，房室交界区与心室等。心电图所提示的双重性心动过速系房性与房室交界区性心动过速，表现为快速异位房性P波与房室交界区性心动过速QRS波群并存，两者之间因分离而无固定关系。至于房性心动过速异位起搏点的频率，较房室交界区性心动过速为快，为何未见心室夺获的原因，可能心电图记录时间过短，但主要系形态较小，有切迹，频率160次/分的P波为附加的心房激动，本身不能下传。

临床上房性分离多见于严重心力衰竭患者以及风湿性心脏瓣膜病、心肌病、尿毒症、高血压、肾小球肾炎、肺炎、洋地黄中毒、心肌梗死、白喉和先天性心脏病。双重性心动过速则多见于高龄、严重冠状动脉粥样硬化性心脏病和风湿热患者，75%与洋地黄毒性反应有关。通过心电图分析认为患者出现房性分离合并双重心动过速，并发生这种严重的心律失常，很可能与高龄、缺氧、洋地黄、低血钾、感染等因素有关。

15. 房性逸搏－夺获心律

【临床提要】 患者，女性，72岁。因间断心悸、胸闷26年，加重6天住院。

【临床诊断】 高血压3级（极高危）。

【心电图诊断】 房性逸搏－夺获心律。

【心电图分析】 逸搏－夺获常见于窦性心律时的房室交界区性逸搏或室性逸搏的窦性夺获，发生在房性逸搏时的窦性夺获则非常少见，因持续的房性逸搏－夺获形成二联形式的心律则更为罕见。这种心律失常容易造成诊断上的困难，故值得引起临床重视。住院时心电图（图15－1）各导联P－P间期不等，长P－P间期与短P－P间期交替出现，呈二联形式，此种心律持续出现，长P－P间期大致相等或完全相等，而短P－P间期不等，在记录中一直未见规则整齐的P－P间期，具有长P－P间期的P波形态与短P－P间期的P波形态不同，且各有其固定的P－P间期（0.16秒及0.18秒）。从各导联的P波形态来看，肢体导联P波形态难以区分哪种P波来自窦性或异位灶，但从V_1导联上具有短P－P间期的P波呈正负双向形态与具有长P－P间期的微小P'波相比，应更具有窦性P波的特征，且与前面P'波的联律间期不等，不像常见的房性期前收缩的特征，应考虑为窦性激动；而具有长P－P间期的P'波其联律间期相等，心率为53次/分，

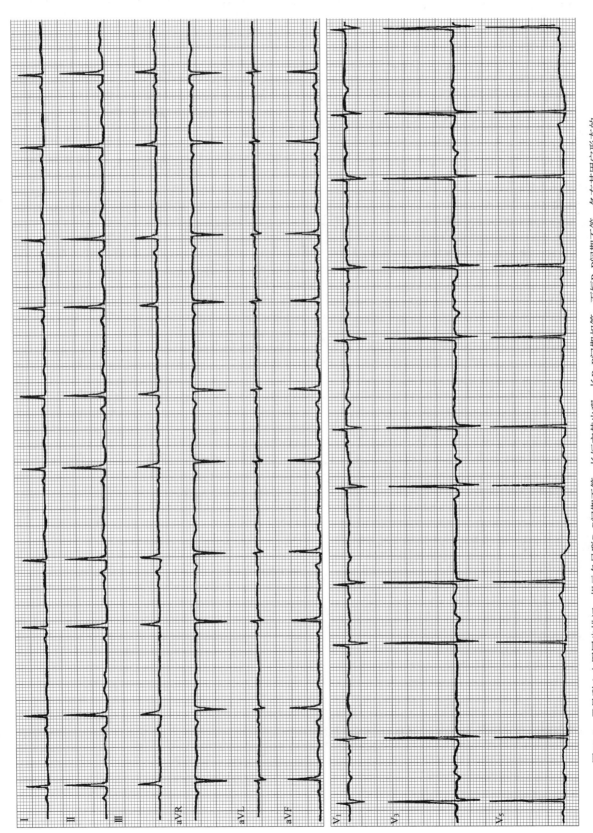

图15-1　Ⅲ导联心电图同步描记。提示各导联P-P间期不等、长短交替出现，长P-P间期不等，而短P-P间期不等、各有其固定形态的P波及P-R间期（0.16秒及0.18秒），为房性逸搏-夺获心律。如不仔细分析易误诊为房性早搏二联律

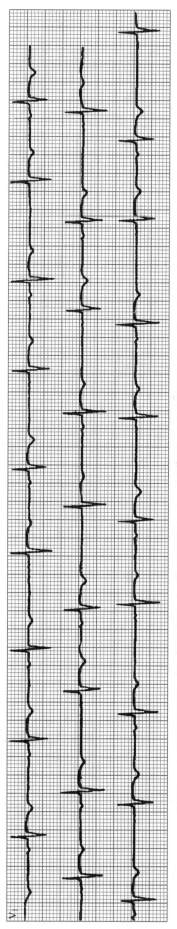

图15-2 心电图描记的V₁导联。提示起始3个P波呈正负双向，P-P间期相等，P-R间期固定为0.18秒，其后P-P间期不等，长短交替出现，其特点与附图1相同，具有短P-P间期的心搏，其心电图特征与起始的3个心搏完全相同，其P-P间期为其倍数关系。提示存在2：1二度窦房传导阻滞

P′–R间期0.16秒，考虑为异位灶，属房性逸搏。

为进一步明确诊断，第二天又做心电图记录时才发现短暂的、连续3个形态相同的、V₁导联上呈正负双向型的P波（图15–2），其P–P间期规整，P–R间期固定为0.18秒，与附图1、2中具有短P–P间期的P波形态一致，但其后又持续出现P–P间期长短交替的两种不同P波形态的心律。在附图2中还可见到夹有微小形态P′波的P–P间期是其前短的规整P–P间期的两倍，从而不仅证实了原有对附图1的心电图诊断，而且还明确了引起房性逸搏的原因是二度窦房传导阻滞，房性逸搏–夺获持续，出现二联形式的心律是由于持续的2:1二度窦房传导阻滞所致。

在窦性心动过缓、窦性暂停或窦房传导阻滞时常会伴有下一级起搏点的温醒而产生逸搏，房室交界区性或室性逸搏时其激动常不进入窦房结打乱窦性节律，所以常有逸搏–夺获现象。在伴房性逸搏时，由于其激动常侵入窦房结，使窦性节律重整，从而不出现房性逸搏–夺获。患者所以能持续出现房性逸搏–夺获，形成二联形式的逸搏–夺获心律，其原因有二：①窦房结区周围存在传入阻滞，阻止了房性逸搏的激动进入打乱其窦性节律，所以在房性逸搏后发生窦性夺获；②患者不仅存在着二度窦房传导阻滞，引出房性逸搏，而且还是持续的2:1窦房传导阻滞，也就是说，在窦房结区周围不仅有完全性传入阻滞，同时又有2:1的传出阻滞，由于这种形式的双向阻滞存在才能使房性逸搏夺获

的连续发生，如同并行心律一样，由于持续时间长，看不到真正的窦性节律规律，所以极易误诊为窦性心律伴房性早搏二联律，因为这是临床上最常见的心律失常。鉴别时重要点首先在于仔细分析判断哪一种P波属于窦性特征，其次应考虑有房性逸搏–夺获心律的可能性，然后再坚持多次复查心电图，只要记录到真正的窦性节律，即可明确诊断。由于两者的临床意义及治疗截然不同，前者属病窦综合征，不能应用抗快速心律失常药物，而后者治疗上相对比较简单，所以对于这种房性逸搏–夺获心律的心电图特征必须认真分析。

鉴别诊断方面，还应与持续的3:1二度Ⅰ型窦房传导阻滞相鉴别。在3:1二度Ⅰ型窦房传导阻滞时，其P–P间期亦呈现短长P–P间期交替，长P–P间期<两倍短P–P间期，但P波形态应相同，均为窦性P波，且P–R间期相等。由于附图中P波形态有两种，P–R间期不等，故可排除。同样，窦性早搏二联律时，亦可呈现二联形式的心律，但其P波形态及P–R间期相等，因此很易排除。在三联律形式的未下传房性早搏时，亦可表现为二联律形式的心电图特征，且由于合并未下传性早搏引发的心房内差异性传导，使紧跟其后的窦性P波发生形态改变，这时可以产生两种形态的P波而酷似这种心电图；鉴别要点是，在各导联中仔细寻找具有长R–R间期心搏前的T波中有无埋藏着未下传的房性早搏的P′波，即可予以区别。

16. 房性逸搏–夺获二联律

【临床提要】　患者，男性，69岁。因胸骨后隐痛3天住院。

【临床诊断】　冠状动脉粥样硬化性心脏病；心律失常，窦性心动过缓。

【心电图诊断】　房性逸搏–夺获二联律。

【心电图分析】　房室交界区性或室性逸搏–夺获二联律是常见的心律失常，但房性逸搏–夺获二联律临床较少见。常规心电图检查很难遇见，这是偶然发现脉搏间歇呈长短交替。在Ⅱ导联心电图

（图16–A）可见两种形态的P波；其中直立P波的形态与同次心电图（图16–B）相一致，表明为窦性P波；而倒置的P′波显然来源于异位起搏点。窦性心动过缓，P₂,₄,₆,₈波规律出现，间期1.16秒，心率52次/分。每个窦性P波后均随以QRS波群，P–R间期0.14秒；房性逸搏后每个窦性间期均被1次房性逸搏所中断（P′₁,₃,₅,₇），逸搏间期固定为0.68秒，其P′–R间期为0.12秒。由于这种P′–R间期仅比窦性P–R间期短0.02秒，估计P′波来源

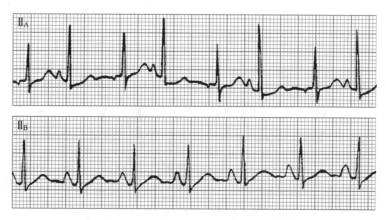

图 16　患者 II 导联描记的心电图

于心房下部。而交界区性逸搏可以被排除，因为它的 P′–R 间期至少应比窦性 P–R 间期短 0.04 秒；窦性夺获的房性逸搏后均出现窦性夺获的搏动，其偶然间期为 0.48 秒；窦性周期无节律重整。房性逸搏的 P′波没有干扰或重整窦性 P 波的节律，窦性搏动仍规律的出现，提示窦房结具有保护性传入阻滞的特性；第 2、4、6、8 个 QRS 波群振幅略高，为时相性心室内差异性传导所致；其 P–R 间期和 S–T 段的压低为心房复极波所致的心电图表现，房性逸搏的 P′–R 间期和 S–T 段均在正常范围。心电监测显示心律失常呈持续很长时间，但未能记录下来，心电图检查时已转为窦性心律，窦性周期 0.64 秒，频率 94 次/分，QRS 波群与逸搏形态相同，P–R 间期和 S–T 段改变不明显。自第二天起患者心率保持窦性心律，采取各种刺激迷走神经阻滞的方法均未能诱发任何心律失常。受条件的限制，未能测定窦房结功能。在临床遇到房性逸搏–夺获二

联律极为罕见。其原因可能由于这种心律失常的出现必须具备窦性心律的周期比房性逸搏周期长的条件。换言之，只有在窦房传导阻滞伴窦性心律相对缓慢或明显窦性心动过缓时，房性逸搏才有可能出现。分析认为这两种可能都存在。

上述心电图的一个特征是房性逸搏不干扰或影响窦性心律，窦性心律始终保持自己的节律。唯一的可能是窦房结周围具有保护性传入阻滞。因为这份心电图一直未记录到心律失常 P′波的变化，根据附图可分析是以异位心房波（P′波）为主导节律，而直立的 P 波为房性早搏，此种心律失常是真正的房性二联律。但是，所谓房性早搏的 P 波形态、电压和 P–R 间期与心律失常终止后记录到的窦性 P 波相同，可否定这种分析。另一方面可认为，异位的 P′波是插入性房性早搏伴长偶联间期。但是插入性房性早搏的 P′波应位于两个窦性 P 波的中间（而不是偏后），且少见，插入性房性早搏持续存在更属罕见。

17.　房性早搏二联律伴交替性左右束支型心室内差异性传导

【临床提要】　患者，男性，64 岁。因阵发性胸闷 3 年住院。

【临床诊断】　冠状动脉粥样硬化性心脏病；房性早搏，阵发性心房颤动。

【心电图诊断】　窦性心律；频发房性早搏二联律伴交替性左、右束支型心室内差异性传导；慢性冠状动脉供血不足。

【心电图分析】　心电图提示窦性心律，心率 60

次/分，P–R 间期 0.20 秒，QRS 波群时限正常，Q–T 间期 0.46 秒，$T_{V_4 \sim V_6}$ 导联低平伴轻度切迹，S–T 段正常。心电图（图 17）检查时有阵发性每隔一次窦性搏动提前出现一次房性异位搏动，形成房性早搏二联律、联律间期不等，代偿间歇不完全。值得注意的是下传心室的 QRS 波群形态呈两种交替出现：一种类型为完全性左束支传导阻滞图型，联律间期为 0.56 秒，P′–R 间期 0.12 秒，QRS 波群宽

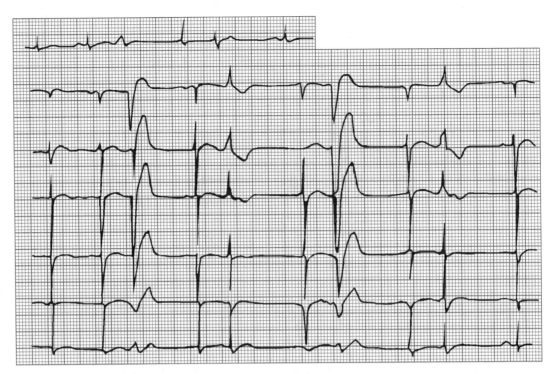

图17　房性早搏二联律

达 0.15 秒，V_1 导联呈 QS 型，V_6 导联呈 Rs 型，I
导联呈宽大切迹的 R 型，T_1 波直立；另一种为完全
性右束支传导阻滞的图型，联律间期为 0.60 秒，
P′- R 间期 0.23 秒，QRS 波群宽达 0.14 秒，终末
向量部分粗纯，V_1 导联呈 rsR′型。

　　房性早搏伴心室内差异性传导从而呈间歇性、
短阵性或持续性右或左束支传导阻滞的图形，尤其
是呈右束支传导阻滞的图形比较常见。附图为房性
早搏形成二联律下传的 QRS 波群呈交替性完全性
左、右束支传导阻滞的图形，这并不多见。隐匿性
传导加上 Ashman 现象可用来解释相等的联律间期
的房性早搏二联律伴交替性左、右束支型心室内差
异性传导，而此例略不同。虽然，其前的 R - R 间
期是相等的，但是呈左束支型的 P - P′间期比呈右
束支传导阻滞型的 P - P′间期短 0.04 秒，下传的
P′- R 间期前者比后者短 0.02 秒，但均大于窦性心
搏的 P - R 间期。过早的房性激动下传心室过程中，

遇到双侧束支的不应期，第一个房性早搏下传心室
时，左束支的不应期比右束支长，故出现左束支型
的心室内差异性传导。第二个房性早搏下传心室
时，右束支的不应期反而比左束支长，因而出现了
右束支型心室内差异性传导，此种现象反复出现，
从而形成了房性早搏二联律伴交替性左、右束支型
心室内差异性传导，从电生理意义讲，双侧束支都
是不正常的。

　　房性早搏二联律伴交替性左、右束支型心室内
差异性传导的图形，应与多源性室性早搏区别开
来。起源于左或右束支内的和左或右心室内的室性
早搏交替出现时，也可产生类似这种心电图的图
形，鉴别要点在于前者提早的宽大畸形的 QRS 波群
之前有相关的 P′波，P′- R ≥ 其本身心律 P - R 的间
期，而后者提早的 QRS 波群之前无相关的 P′波。附
图提早的宽大畸形的波群之前均有提早的相关的 P′
波，据此，可排除多源性室性早搏。

18.　房性早搏二联律伴交替性左前分支裂隙现象

【临床提要】　患者，男性，48 岁。因胸闷、心
悸 1 个月，加重 2 天住院。

【临床诊断】　心律失常，房性早搏二联律，右
束支传导阻滞，室内差异性传导裂隙现象。

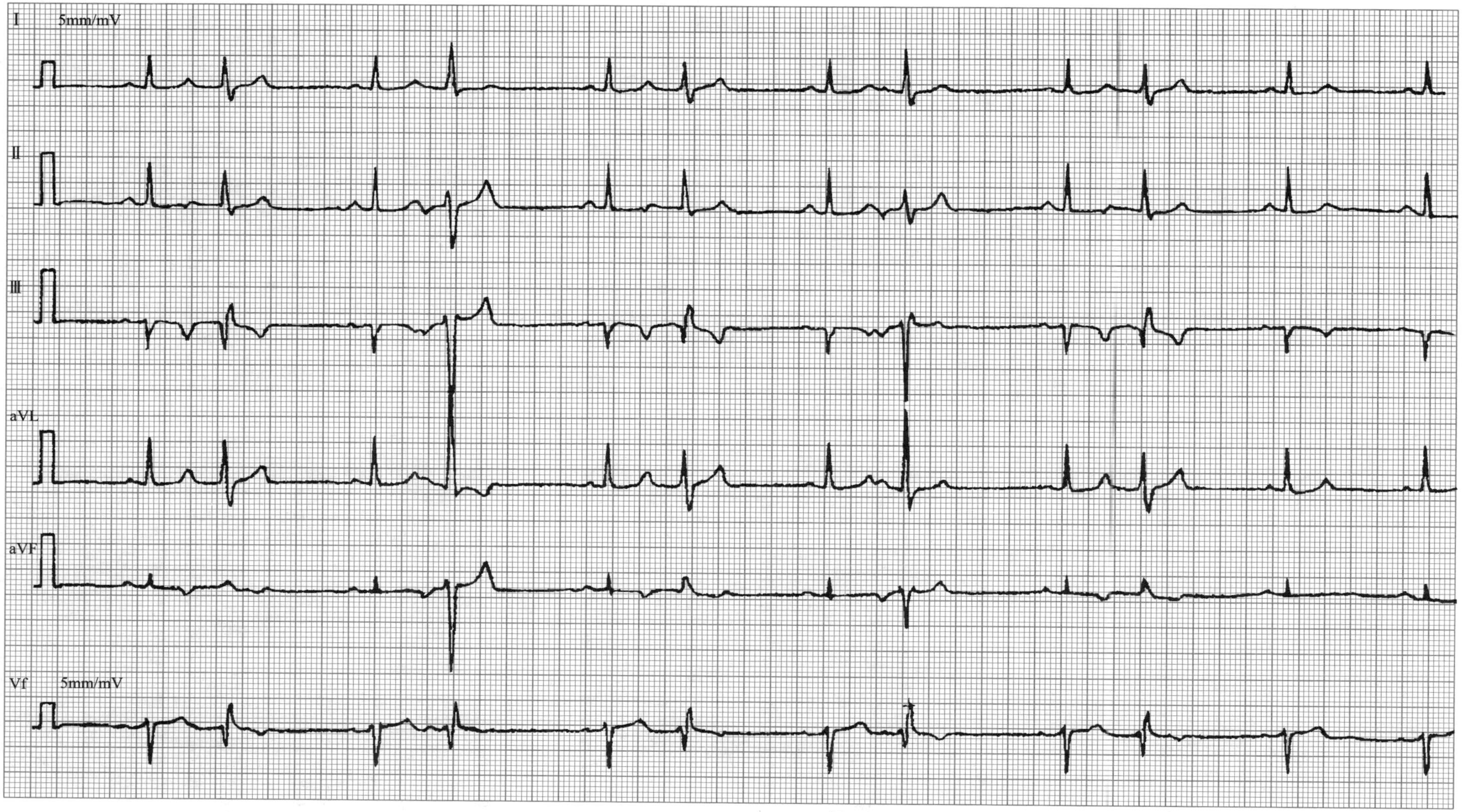

图18 房性早搏二联律

【心电图诊断】 窦性心律；房性早搏二联律伴右束支传导阻滞合并交替性左前分支传导阻滞型室内差异性传导；房性早搏伴交替性左前分支裂隙现象。

【心电图分析】 患者住院时同步描记心电图（图18）提示，房性早搏呈二联律，P′波在Ⅱ、Ⅲ、aVF 导联倒置，P′－R 间期长、短交替出现，但均大于 0.12 秒，提示起源于心房下部，QRS 波群呈三种形态：①窦性心律，其 QRS 波群时限、形态正常，P－R 间期 0.16 秒；②房性早搏呈不完全性右束支传导阻滞型（见第 2、6、10 个 QRS 波群）；③房性早搏呈不完全性右束支传导阻滞合并左前分支传导阻滞型（见第 4、8 个 QRS 波群），其 QRS 波群时限 0.11 秒，R－P′间期 0.38～0.40 秒，P′－R 间期 0.16 秒，其与②交替出现。

房性早搏二联律伴交替性束支传导阻滞型室内差异性传导时，可有多种表现形式。伴差异性传导的 QRS 波群类型、畸形程度受其联律间期（P－P′间期）、其前长 R－R 间期（代偿间期）及 P′－R 间期的长短等因素影响。而是在房性早搏均伴右束支传导阻滞的基础上，呈现交替性左前分支传导阻滞，并且其联律间期和 P′－R 间期也长短交替出现。当联律间期较长（0.54～0.56 秒）时，其 P′－R 间期 0.16 秒，QRS 波群呈不完全性右束支传导阻滞伴左前分支传导阻滞；当联律间期较短（0.44～0.46 秒）时，其 P′－R 间期明显延长至 0.28～0.32 秒，QRS 波群仅呈不完全性右束支传导阻滞。其可能的解释为：①窦性心律时，房室正常传导，当房性早搏出现得比较晚时（如第 4、8 个 QRS 波群），其前 R－R 间期 1.12 秒，其房室传导时间正常，而下传的 QRS 波群因落到前一个长周期中的右束支相对不应期前与左前分支有效不应期内，只能从左后分支下传除极心室，从而形成双束支传导阻滞型室内差异性传导；当房性早搏出现较早时（如第 2、6、10 个 QRS 波群），其前周期 1.20～1.24 秒，其房室传导时间明显延长，下传的 QRS 波群呈不完全性右束支传导阻滞，而左前分支传导阻滞却消失。其机制为较早出现的房性早搏在下传时，因落入房

室结（近侧端）较长的相对不应期早期，激动仍可缓解下传，当其传导到希氏束时，左前分支已脱离了有效不应期，使激动得以从左前分支与左后分支下传而仅表现为不完全性右束支传导阻滞，即左前分支发生了裂隙现象。其实质是一种左前分支的伪超常传导；②当房性早搏联律间期较长时，P′波快径路下传心室，落在右束支相对不应期和左前分支有效不应期内，从而呈不完全性右束支传导阻滞伴左前分支传导阻滞（如第 4、8 个 QRS 波群）；当联律间期较短时，P′波慢径路下传，其 R－R′间期 0.60 秒较前者 0.56 秒延长了 0.04 秒，此时激动落在了右束支相对不应期早期，而左前分支已脱离了有效不应期，因此呈不完全性右束支传导阻滞（如第 2、6、10 个 QRS 波群）；③房性早搏 P′－R 间期长短交替下传心室也与其前代偿间期（R′－R）长短交替有关。当 R′－R 间期长时（1.20～1.24 秒），房室相对不应期相应延长，此时较早出现的房性早搏应落到相对不应期中，P′－R 间期呈干扰性延长，而左前分支已脱离了有效不应期，故左前分支传导阻滞消失或呈一度房室传导阻滞（落入相对不应期中，表现为 P′－R 间期延长；当 R′－R 间期短时（1.10～1.12 秒），其房室相对不应期相应缩短，此时较晚出现的房性早搏脱离了房室相对不应期，P′－R 间期正常，而左前分支还处于有效不应期中，故出现左前分支传导阻滞；④房性早搏 P′波与前 P 波有两种固定的 P－P′间期，而且 P′波在Ⅱ、Ⅲ、aVF 导联倒置，P′－R 间期均大于 0.12 秒，除考虑起源于心房下部外，还可能为窦性激动在房室交界区性经两条不同的慢径路交替逆传心房形成的房性反复心律。另外，还可发现当两种固定的 R－P′与 P′－R 间期呈长、短与短、长交替出现时，R－R′间期均基本固定（0.56～0.60 秒）实属巧合。这份心电图以左前分支发生裂隙现象来解释更为合理，确切诊断有赖于电生理检查。裂隙现象是一种少见但并非罕见的异常心电现象。在房室传导系统的正向与逆向传导中都可能发生。图18 属于 Damato 分类法中的房室传导 I 型裂隙现象。其表现为左前分支呈交替性裂隙现象则实属罕见。

19. 房性早搏诱发慢－慢型房室结内折返伴间歇性逆传－顺传阻滞

【临床提要】 患者，女性，80 岁。因间断性胸闷、心悸、气短 30 年，加重 3 天住院。

【临床诊断】 冠状动脉粥样硬化性心脏病；心律失常；心功能 Ⅱ 级。

【心电图诊断】 窦性心律；房性早搏诱发 1:2 房室传导及慢－慢型房室结内折返伴间歇性逆传－顺传阻滞；心房回波，反复搏动；心室内差异性传导；房室交界区性逸搏；隐匿性房室交界区性夺获。

【心电图分析】 心电图（图 19）每行 6 个 QRS 波群，前两个及最后 1 个为窦性搏动，P－R 间期 0.16 秒。a、c、d 中间 3 个心搏相似，R′$_3$ 波前有相关的 P′$_3$ 波，R′$_3$、R′$_4$ 波之间无 P 波及 P′ 波，R′$_4$ 波后有 P′ 波。由于 R′$_3$－R′$_4$ 间期较短，仅 0.32～0.35 秒，可排除 R′$_4$ 波为 R′$_3$ 波引起的反复搏动，结合 R′$_3$、R′$_4$ 波呈联律型可确定 R′$_3$、R′$_4$ 波为 P′$_3$ 波经顺向快径路、顺向慢径路同步下传形成的 1:2 房室传导，R′$_4$ 波形态异常，为心室内差异性传导。P′$_3$－R′$_3$ 间期 0.22～0.24 秒，P′$_3$－R′$_4$ 间期 0.54～59 秒。由于 P′$_3$－P′$_4$ 间期长于其前的窦性 P－P 间期，因此可排除 P′$_4$ 波为来自心房下部的房性早搏。由梯形图可见，P′$_4$ 波为 R′$_4$ 波经逆向慢径路逆传引起的心房回波。R$_5$ 波为房室交界区性逸搏。R′$_4$ 未见有 P′ 波重叠其中，表明逆向快径路存在逆传阻滞，或者是顺向径路无逆传功能。图 19－A、B 的 R′$_4$－P′$_4$ 间期较长，分别为 0.42～0.44 秒，图 19－C、D 的 R′$_4$－P′$_4$ 间期较短，为 0.35 秒，此可能与前者的前周期 R$_2$～R′$_3$ 间期较长为 0.53 秒，后者的前周期 R$_2$～R′$_3$ 间期较短为 0.50 秒相关，即较长的心动周期后有较长的不应前，其后的激动传导亦较慢；反之亦然。b 的 R′$_5$ 波 P′ 波经顺向快径路有干扰性延迟下传的反复搏动。图 19－C、D 的 R$_5$～R$_6$ 间期 > R′$_4$～R$_5$ 间期，R$_6$ 波为窦性下传，是因为 P$_5$ 波有隐匿性房室交界区性夺获之故。房室

交界区三径路传导较常见的形式是房性早搏引起两个心室回波，形成 P′－R′－P$_1$－P$_2$ 波群序列；或室性早搏引起两个室性回波，形成 R′－P′－R′$_1$－R′$_2$ 波群序列。这种心电图较少见，P′ 波经顺向快径路、顺向慢径路同步下传，产生 2 个 R′ 波（1:2 房室传导），再经逆向慢径路逆传引起房性回波，形成特殊形式的 P′－R′$_1$－R′$_2$－P 波群序列。产生 1:2 房室传导须满足以下 4 个条件：①慢快径路的传时差大于下部共同径路及心室的有效不应期；②慢径路不被快径路下传的激动逆行隐匿除极。心电图显示房室交界区既有顺向双径路，又有逆向双径路，可以多次重复 P′－R′$_1$－R′$_2$－P 或 P′－R′$_1$－R′$_2$－P′－R′$_3$ 的波群序列，却无一次房室结内折返性心动过速发作，似乎难以理解。认真仔细分析后发现可能与以下因素有关：①由于未见 P 波紧随 QRS 波群之后或隐藏其中，推测顺向快径路无逆传功能，故不能形成慢－快径型房室结内折返性心动过速；②逆向慢径路可能无顺传功能，或虽有顺传功能，其与顺向快径路同步下传的时差可能短于下部共同径路或心室的有效不应期而无从显现，考虑到激动不可能沿同向慢径路往返传导，故前者可能性为大，也就是说顺向慢径路与逆向慢径路不是同一径路；③P′ 波能经快径路、顺向慢径路同步 1:2 房室传导，说明后者无逆传功能，因而不能形成快－慢型房室结内折返性心动过速。总之，房室交界区多径路之间有效不应期与传导速度缺乏精巧协调的临界关系，均不能引起房室结内折返性心动过速。

临床上必须与慢旁路引起的长 R－P 间期鉴别，因两者心电图 Ⅱ、Ⅲ、aVF 导联 P 波都呈倒置，R′－P′ 间期 > P－R 间期，鉴别较为困难，常需电生理检查才能鉴别。于希氏束不应期给予心室前期刺激，前者不能激动心房，后者则可激动心房，且心房激动的顺序不变。

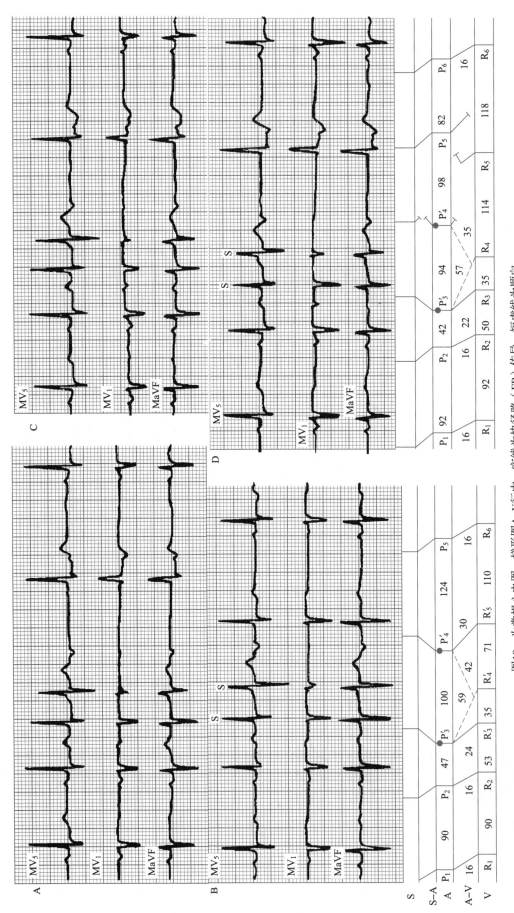

图19　为常规心电图。梯形图A~V行中，实线为快径路（FP）传导，短虚线为逆向顺向
慢径路（SP1），点长虚线为逆向慢径路（SP2）

20. 酷似窦性停搏、房性逸搏的房性并行心律伴传出阻滞

【临床提要】 患者，女性，78岁。因头晕、胸闷、心悸5天住院。

【临床诊断】 冠状动脉粥样硬化性心脏病；心律失常，窦性停搏，房性逸搏，房性并行心律伴传出阻滞。

【心电图诊断】 窦性心律不齐；房性并行心律性心动过速伴传出阻滞。

【心电图分析】 并行心律（PSR）易被漏诊，也易将加速性室性自博心律误诊为室性并行心律（VPSR）。当房性并行心律（APSR）伴传出阻滞时，房性并行心律起搏点可对窦性起搏点发生抑制而酷似窦性停搏。心电图（图20）$II_{a\sim c}$为连续记录，可见3种形态P波：窦性P波（P）：有II_a $P_{4,5,7,8}$，II_b $P_{6,8\sim10}$，$II_c P_{1,4,6,7}$，可测出之短P-P间期（包括房性融合波在内）为0.72~0.96秒（83~62次/分）。$II_a P_{5,8}$，$II_b P_6$，$II_c P_7$后出现大于短P-P间期两倍以上的间歇，但未和短P-P间期成整数倍关系，似为窦性停搏。窦性P波下传P-R间期为0.16秒，QRS波群外形正常，但伴ST-T改变；倒置P波（P'）：有$II_a P'_{1\sim3,6,9}$，II_b $P'_{1\sim5,7}$，$II_c P'_{3,8,9}$，P'-P'之间（含房性融合波）有最大公分母，平均值（0.583±0.027）秒（平均103次/分），其变异系数在±4.6%之间。联律（P-P'）时间为0.92~1.34秒。最短联律时间/最短的最大公分母=0.92/0.56秒（>0.80秒）。P'-R间期0.13秒，下传QRS波群T波同窦性心率者，可判为房性并行心律心动过速伴传出阻滞；房性融合波（P"）：有$II_c P"_{2,5}$，外形介于P波和P'波之间呈"正负"双向。P"-R间期0.14秒，下传QRS波群T波同窦性心率，支持房性并行心律的诊断。

按传统并行心律的诊断标准（1994年），患者心电图可以符合房性并行心律心动过速，按建议标准（1990年），除最短联律时间/最短的最大公分母未能<0.8外，也可符合。从图20可知，患者异位房性并行心律病灶是在心房下部，平均频率103次/分，有规则的发放。通常并行心律多呈干扰性传出中断，当其在传出过程中遇到无保护的基本心律所形成的生理性不应期时，即可发生干扰性传导中断。如遇到基本心律已脱离不应期而有传出延缓或阻断，则属传出阻滞。若并行心律无干扰性或阻滞性传出中断，就显示为单纯的异位心律而无法显现并行心律之特征，除非并行心律发作中止或由窦性向并行心律转变。在传出阻滞为三度时，并行心律则转为隐匿性。患者房性并行心律性心动过速伴有二度传出阻滞，无保护的基本窦性心律有时才得以显示（II_b末、II_c中段）。

并行心律多呈"早搏"形式出现，但也会以"逸搏"特点显示。有人指出一般并行心律中的早搏仅是现象，被保护的逸搏才是本质。而心电图则在长P-P间期后呈现为酷似"房性逸搏"节律（II_b前半部）。此时，同时兼有被保护并行心律伴传出阻滞（实际频率为房性并行心律心动过速）。

从心电图中分析可知，正常的窦性心律序列之所以被扰乱，系基于房性并行心律对心房肌的提前激动，进而对窦房结的超速抑制或房性并行心律沿结间束逆向隐匿传导对窦房交界区形成的不应期。若未注意到此点易误为窦性停搏。因窦性节律的被抑制，以及房性并行心律伴传出阻滞的存在，遂使可显示的P-P'间期（即联律时间）明显延长，使建议标准中的"最短联律时间/最小的最大公分母时间<0.80秒无法满足。

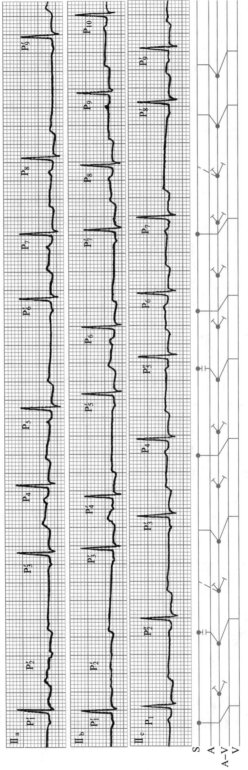

图20 房性并行心律性心动过速伴二度传出阻滞

21. 阵发性阻滞性房性心动过速

【临床提要】 患者，男性，70岁。因间断性头晕、胸闷10年，加重1周住院。

【临床诊断】 高血压3级（极高危）；冠状动脉粥样硬化性心脏病。

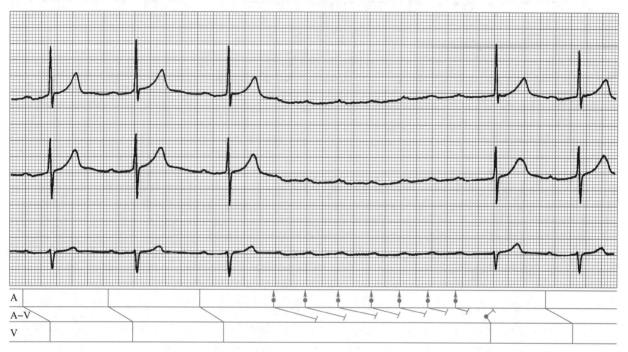

图21-1 提示 $R_{1-3,5}$ 为窦性搏动，其 QRS 波群 0.08 秒，除 R_4 外其前均有相关的 P 波。前3个 P-R 间期为 0.31 秒，最后一个 P-R 间期因受长间歇停搏、心肌缺血和逸搏的影响延长为 0.37 秒。P-P 间期 1.16 秒，频率52次/分。第4个 P′波明显提前出现，落在窦性 T 波结束后的 0.16 秒处，形态与窦性 P 波略有差异，为房性提前搏动，其后的 QRS 波群脱漏，接踵而来的6次 P′波，频率为 150 次/分，均未能下传心室，直至 R_4 交界区性逸搏发出，其后的窦性 P 波才重新控制心房并下传心室

【心电图诊断】 窦性心动过缓；一度房室传导阻滞；阵发性阻滞性房性心动过速伴交界区性逸搏。

【心电图分析】 第一份24小时动态心电图检查，除检出频发多源性房性早搏伴有阵发性心动过速35阵，偶发室性早搏及 ST-T 轻度动态改变外，还检出一度和间歇性二度 I 型房室传导阻滞及在夜间发生的一阵未能下传的房性心动过速，心室停搏达 3.40 秒（图21-1）。

【临床提要】 患者，男性，68岁。因间断性心悸、胸闷5年住院。

【临床诊断】 冠状动脉粥样硬化性心脏病。

【心电图诊断】 一度和间歇性二度 I 型房室传导阻滞，阵发性阻滞性房性心动过速。

【心电图分析】 第二份24小时动态心电图检查，除检出偶发房性早搏伴短阵性房性心动过速2次和偶发室性早搏外，还检出有一度和间歇性二度 I 型房室传导阻滞及在夜间发生的阵发性阻滞性房性心动过速1次，心室停搏达 3.42 秒（图21-2）。

房性 P′波落在窦性 T 波之后，并连续不能下传心室，临床上十分罕见。综合分析这两份心电图认为，在正常情况下，房室交界区的不应期大约相当于 T 波之末，按理在 T 波结束后的 P′波均能下传心室，如因房室结本身存在一度房室传导阻滞，其房室结的不应期较正常延长，加之这两位患者阵发性阻滞性房性心动过速均发生在夜间迷走神经张力增

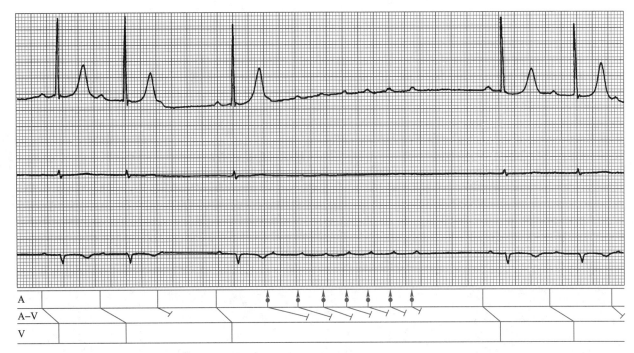

图 21-2　提示 $R_{1\sim5}$ 波均为窦性搏动，QRS 波群 0.08 秒，其前有相关的 P 波。P-R 间期因文氏阻滞周期的存在而不恒定，从 0.20 秒延长到 0.32 秒，然后 P 波下传受阻，QRS 波群脱漏。第 5 个 P' 波提前出现，形态与窦性的 P 波略有差异，落在窦性 T 波的结束处而未能下传，紧接其后的 $P'_{6\sim11}$ 波频率为 210 次/分，全部受阻未能下传心室。心室静止 3.42 秒后，P_{12} 波发出控制心房并下传心室，其后的 P_{13} 波的 P-R 间期延长到 0.32 秒下传心室，然后 P_{14} 波被阻滞

高时，这使本已较正常延长的房室结不应期进行性延长，此时提前的 P' 波正好落在房室结延长的不应期中而被阻滞。这种 P' 波虽不能下传心室，却能在房室区隐匿性传导一段距离，其结果使房室区的传导性下降，当下一个勉强通过房室结的 P' 波，进入了传导性下降的房室区后又一次地衰减传导，就可发生阻滞。第 2 次被阻滞的 P' 波在房室区的衰减传导，又使得该区的传导性降低，后面接踵而来的 P' 均由于上述房室结、房室区的双重衰减传导结果而

被连续阻滞，造成较长时间的心室静止。这种阵发性阻滞性房性心动过速能否构成严重的临床症状，取决于阵发性阻滞性房性心动过速的长度和患者当时的体位。如果是直立体位，房性心动过速持续的时间又较长，就可出现心源性脑缺血较为严重的临床症状。对少数患有一度房室传导阻滞者发生的一过性心悸并晕厥而原因又难以查明者，也许可作为考虑的原因之一。而这两份病例均发生在夜间卧床睡眠时，故患者并未出现明显的临床症状。

22.　阵发性房性与室性双重心动过速

【临床提要】　患者，男性，62 岁。因意识不清住院。

【临床诊断】　高血压 3 级（极高危）；脑出血。

【心电图诊断】　窦性心动过速；完全性右束支传导阻滞伴左前分支传导阻滞；阵发性房性与室性双重心动过速；室性融合波；不完全性房室分离。

【心电图分析】　患者首次住院心电图提示窦性心律，心率 58 次/分，完全性右束支伴左前分支传导阻滞。住院第 10 天病情加重，血压下降，呼吸、循环衰竭。这份心电图为 aVF 导联（图 22）连续记录，窦性心动过速（心率 104 次/分），R-R 间期

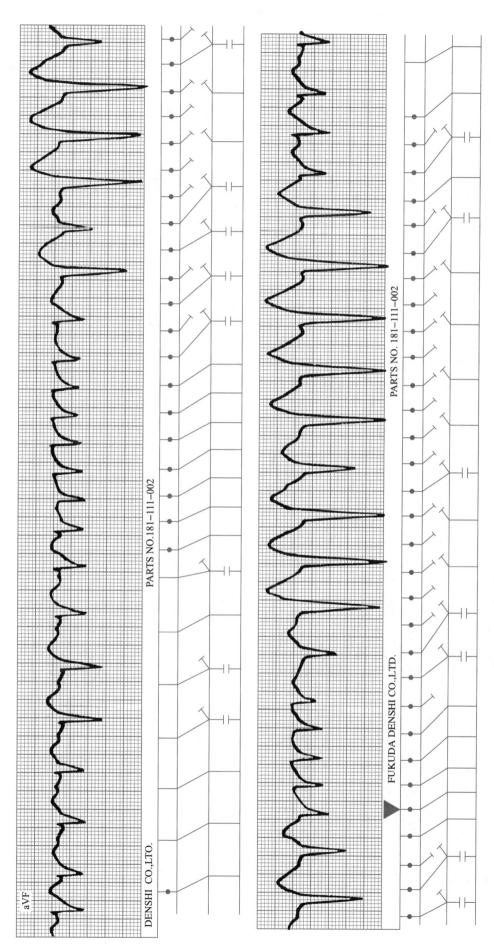

图22 患者住院第10天、呈中度昏迷，心电图为aVF导联连续描记

不齐，QRS波群形态不一致。主要有下列几种形态：①窦性P波下传心室产生的QRS波群，时间0.12秒，呈rS型，如上行R$_{3,4,7}$和下行最后一个R波，P-R间期0.18秒；②QRS波群呈QS型，时间0.14秒，心率120次/分，为室性心动过速，如上行R$_{9-15}$和下行R$_{3-7}$；③与窦性QRS波群形态相近，但心率为200次/分，其前一个QRS波群S-T段上均有一快频率的异位P′波，为房性心动过速；④形态界于上述之间的QRS波群，为室上性和室性心搏形成的室性融合波，如上行R$_{5,6}$为窦性和室性形成的室性融合波，其余中间形态QRS波群为房性和室性形成的室性融合波。此外，房性P′波有时落入前一个QRS波群的绝对不应期中，受阻于房室交界区，形成房室分离。

两个异位起搏点均发出异常快速的冲动，各自控制心脏的一部分，称双重性心动过速。据国内文献报道，双重性心动过速的发生与严重心功能不全、缺氧、感染、电解质紊乱等因素相关。其心电图分别表现为，房性与房性、房性与房室交界区性、房性与室性双重心动过速，前者常伴有心房分离，两个异位起搏点各控制心房的一部分，心室则由部分下传的P′波控制；后两者心房由异位P′波控制，由于心房率≤心室率，P′波受阻房室交界区，形成完全性房室分离，心室则完全由交界区或心室激动控制。从理论上说，交界区与交界区、心室与心室、交界区与心室激动也可形成双重性心动过速，但多以双重自主性心律或以双重加速自主性心律的方式发生，而其快速的双重性心动过速则较罕见。患者在窦性心动过速的基础上合并阵发性房性与室性双重心动过速，且窦性、房性及室性激动各自相互竞争控制心室，有时窦-室、房-室激动形成室性融合波，部分房性P′波因落入前一心搏的绝对不应期中，下传心室受阻，形成不完全性房室分离。

23. 房性心动过速温醒现象致预激综合征手风琴效应

【临床提要】 患者，男性，28岁。因阵发性胸闷、心悸2个月住院。

【临床诊断】 阵发性房室折返性心动速，伴QRS波群电压和心动周期心电交替。

【心电图诊断】 窦性心律；A型预激综合征，阵发性房室折返性心动过速伴QRS波群心电交替及心动周期长短交替；短阵房性心动过速温醒现象致预激综合征，QRS波群呈手风琴效应。

【心电图分析】 患者住院次日凌晨突然心悸发作，立即描记心电图（图23-A）提示，心率154次/分，律齐，但R-R间期呈轻微长-短交替变化，未见窦性P波，可见逆行P′波，以V$_1$导联最明显，呈直立尖峰状，其于P波欠清晰，（Ⅰ导联平坦，Ⅲ、aVF导联似为负正双相）。V$_1$导联R-P′间期>P′-R间期，亦>（R-R）/2间期，QRS波群时间0.08秒，QRS波群电压呈明显心电交替。静脉注射维拉帕米后立即转为窦性心律，且基础心电图有预激综合征表现。因考虑为阵发性房室折返性心动过速，伴QRS波群电压和心动周期电交替。遂予静脉注射维拉帕米75mg，5分钟后转为窦性心律，伴短阵房性心动过速及A型预激综合征（图23-B），心率89次/分，窦性心律略不齐，P波较高尖，P′-R间期0.10秒，QRS波群形态宽大畸形，可见明显δ波及继发性ST-T改变。心电图中还有短阵房性心动过速，R-R′偶联间期不等，无完全性代偿间歇，房性心动过速频率约139次/分，P′-P′间期不甚规则，开始频率较慢，而后逐渐增快呈温醒现象，短阵性心动过速时的QRS波群主波向上，且随着心率增快P′-R间期逐渐缩短，δ波逐渐增大，QRS波群时间逐渐增宽，继发性ST-T改变逐渐明显，呈现手风琴效应。

心动过速时各导联R-P′间期和QRS波群形态变化有助于旁路定位，P′波在Ⅰ导联倒置、V$_1$导联直立，是左侧旁路参与折返的特征性改变，P′波在Ⅰ导联直立、V$_1$倒置，是右侧旁路参与折返的特征，P′波在Ⅱ、Ⅲ、aVF导联呈深倒置为后间隔旁

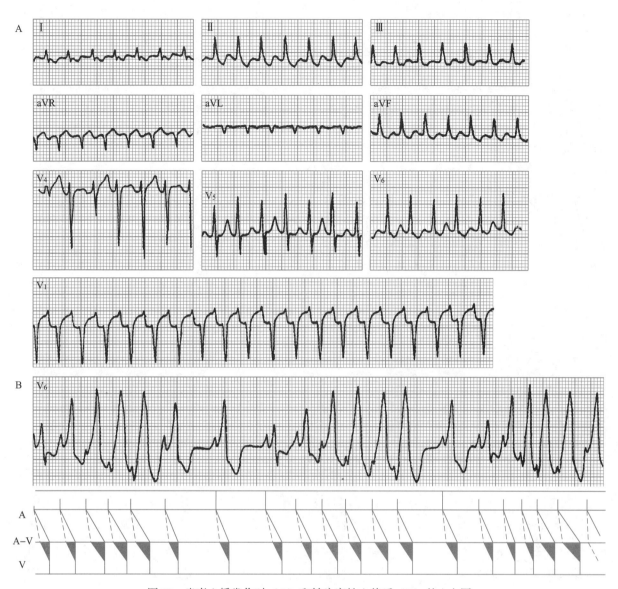

图23　患者心悸发作时（A）和转为窦性心律后（B）的心电图

路折返形成的房室折返性心动过速。在大多数情况下可以清楚见到逆行 P′波位于 QRS 波群之后，R-P′间期 < P′-R 间期，亦 <（R-R）/2 间期。有时在 V1 可观察到 R-P′间期 > P′-R 间期的现象，系激动从左侧房室旁路逆传到左心房，在向右心房传导过程中发生传导延缓，致右心房激动延迟所致。当心动过速时 V1 导联 P′波明显直立，且 R-P′间期 > P′-R 间期，亦 >（R-R）/2 间期，考虑是左侧房室旁路参与折返所形成的房室折返性心动过速。

近年来人们关注心动过速时的心电交替，伴有旁路参与的室上性心动过速最易出现心电交替。如 Green 等报道 163 例窄 QRS 波群室上性心动过速中 36 例（22%）伴有心电交替，其中 92% 合并有房室旁路。因为窄 QRS 波群心动过速伴 QRS 心电交替对判断顺向性房室折返性心动过速具有高度特异性（占 95%），有助于与其它窄 QRS 波群心动过速的鉴别。阵发性房室折返性心动过速除常伴有 QRS 波群心电交替外，因其频率较快，还常伴有 R-R 周期长短交替性变化，心率越快，合并周期性心电交替机会越多。R-R 周期长短交替主要原因是折返激动在房室结-希氏束系统的相对不应期早期而出现 P′-R 间期延长，因此折返周期也延长，使下一次激动落在房室结-希氏束系统相对不应期晚期或不应期之外，P′-R 间期便相应缩短，因此造成 R-R 周期长短交替。尚若合并有房室结双径路传导，激动经房室结快、慢径路下传速度显著不等，P′-R 间期或 R-R 间期会出现更明显的长短交替，一般互差可超过 1.00 秒；而阵发性房室折返性心动过速仅表现轻微的 R－R 周期交替。

自律性房性心动过速（Automatic atrial tachycardia，AAT）系心房内起搏点自律性增高引起的房性心动过速，其发生机制由于心房肌细胞舒张期自动除极加速所致。心电图表现自律性房性心动过速的频率在 100～250 次/分，$R'－R'$ 间期常不甚规则，往往最初几个窦性周期较长，心率缓慢，随后周期逐渐缩短，心率逐渐加快，最后达到一个稳定的频率，即所谓温醒现象（Warming－up phenomenon），亦称起步现象（Treppe phenomenon），常于期前收缩后或阵发性心动过速产生超速抑制之后出现。亦可在阵发性心动过速经静脉注射维拉帕米后转为窦性心律时发生。自律性房性心动过速少见于器质性心脏病者、洋地黄过量、慢性肺源性心脏病或心肌病等，个别见于无器质性心脏病者。患者临床检查虽无器质性心脏病变表现，但仍需随访观察。

预激综合征是窦性激动通过房室旁路和正常传导途径下传心室形成单源性室性融合波群。在某些情况，窦性激动通过旁路下传控制心室的范围逐渐增大，通过房室结、希氏束系统下传控制心室的范围逐渐缩小，这样就表现出 $P'－R$ 间期逐渐缩短，QRS 波群时间逐渐增宽，δ 波越来越明显。随着 P 波、QRS 波群的改变，还可伴有继发性 ST－T 改变；S－T 段逐渐压低，T 波逐渐倒置，然后变狭小，呈现预激综合征的手风琴效应。预激综合征最易发生手风琴效应，这与旁路电生理特性有关，大部分房室旁路的不应期较短，约 <0.35 秒，且随着前心动周期的短缩而缩短，即心率越快，旁道不应期越短，越易顺传或逆传，致使旁道下传心室预激程度逐渐加重。心电图显示房性心动过速伴有温醒现象，心率逐渐加快，旁道不应期随着心率增快而缩短，顺传逐渐增快且面积增大，QRS 波群时间逐渐增宽，从而形成手风琴效应。

24. 房性心动过速 2:1 房室传导速度的快－慢交替

【临床提要】 患者，女性，42 岁。因阵发性心悸、胸闷及全身不适 1 周住院。半年前因风湿性心脏瓣膜病行二尖瓣置换术。

【临床诊断】 风湿性心脏瓣膜病，二尖瓣置换术后；心律失常，房性心动过速 2:1 房室传导速度的快－慢交替。

【心电图诊断】 房性心动过速伴 2:1 房室传导及房室传导速度快－慢交替。

【心电图分析】 根据心电图 V_5 导联提示（图24），粗看 P－R 间期（实为 $P'－P'$ 间期）0.32 秒，QRS 波群交替性出现升支切迹，似为窦性心律一度房室传导阻滞及 QRS 波群心电交替。但仔细测量并加快纸速至 50mm/秒（图24）时发现，R－R 间期长 0.65～0.67 秒、短 0.63～0.64 秒交替，QRS 波群的升支处均似重叠－受阻 P' 波，遂让患者由卧位改为坐位描记（见图24下），此时原重叠于 QRS 波群升支处的 P' 波清晰可见。每一个 QRS 波群之前有两个 P' 波，其中距 QRS 波群较近者，$P'－R$ 间期≤

0.08 秒，系与 QRS 波群无关的跳越 P' 波，QRS 波群与距其较远的 P' 波相关。（见图 24 上、中）的 R－R 间期长、短交替，显然系房室传导速度快－慢交替所致。

心电图特点是（图 24 上、中）两行之 P' 波呈 2:1 下传心室的同时，房室传导速度亦呈现快慢交替，表现为 $P'－R'$ 间期（为避免受跳越 P' 波影响，测量从 P' 波起始处至 R 波顶峰的时间）的长（0.39～0.40 秒）、短（0.37～0.38 秒）交替及其 R－R 间期的长（0.65～0.67 秒）、短（0.63～0.64 秒）交替，其发生机制可能与被跳越 P' 波隐匿性顺向传导的深度出现交替性波动有关。如图 24 中行之梯形图所示，$P'_1－R$ 间期较长，故其后被跳越的 P'_2 落在房室交界区不应期较早时相，其隐匿性顺向传导进入房室交界区较浅。因此，于其后下传的 $P'_1－R$ 间期较短。因 $P'_2－R$ 间期较短，故其后的 P'_4 落在房室交界区不应期的较迟时相，其隐匿性顺向传导进入房室交界区较深，因而 $P'_4－R$ 间期又较

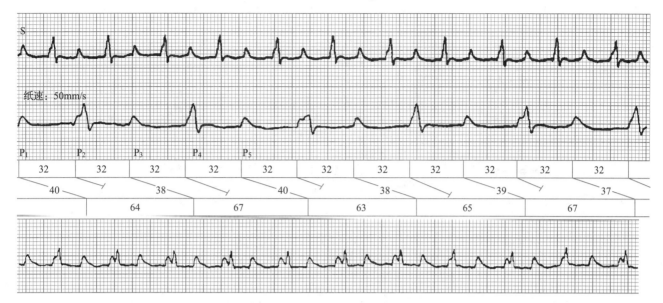

图 24　房性心动过速

长，以此类推即形成了房性心动过速伴 2:1 房室传导时传导速度的快－慢交替。

心电图的房性 P′波在下传心室时除呈现 2:1 传导外，下传心搏的 P′－R 间期最短者亦长达 0.37 秒，这究竟是生理性干扰所致，还是由病理性阻滞所致？确定诊断需有窦性心律时心电图，未见患者恢复窦性心律的心电图情况，因此难以确诊。一般认为房性心动过速伴干扰性房室传导障碍较真正的房室传导阻滞多见。

25.　并行性房性早搏二联律伴交替性双束支传导阻滞

【临床提要】　患者，男性，16 岁。因发热 1 周，胸闷 1 天住院。

【临床诊断】　病毒性心肌炎。

【心电图诊断】　房性并行心律；窦性节律重整（或抑制）后窦性心动过缓并不齐；房性早搏二联律伴室内差异性传导呈右束支传导阻滞与左束支传导阻滞交替；右束支"伪超常传导"（Ⅰ型裂隙现象）。

【心电图分析】　这份附图为 V₁ 导联连续记录心电图。基本心律为窦性，P－P 间期 0.80 ～ 1.16 秒，P－R 间期 0.16 秒，窦性下传的 QRS 波群形态正常。其间可见 8 个代偿间期不完全的房性早搏（简称房性早搏，P′₁₋₈），其配对间期明显不等（0.54 ～ 0.66 秒），相差 > 0.08 秒，房性早搏之间的间距是最大公约值 4.45 ± 0.15 秒的倍数，变异系数为 ± 3.3%，其下传 QRS 波群形态的变化与时相或心室率存在一定的关系：①P′₁,₃,₄前 R－R 间期为 0.98 ～ 1.10 秒，R－P′间期 0.40 ～ 0.48 秒，其后（P′－R 间期 0.12 ～ 0.16 秒）QRS 波群形态基本正常；②P′₂前 R－R 间期为 1.14 秒，R－P′间期 0.42 秒时，房性早搏未下传；③P′₅,₇前 R－R 间期 1.08 ～ 1.22 秒，R－P′间期 0.44 ～ 0.48 秒时，其后（P′－R 间期 0.12 秒）QRS 波群呈右束支传导阻滞型；④P′₆,₈前 R－R 间期为 1.20 ～ 1.24 秒，R－P′间期 0.38 ～ 0.42 秒时，其后（P′－R 间期 0.24 ～ 0.28 秒）QRS 波群呈左束支传导阻滞型。左束支传导阻滞与右束支传导阻滞交替出现。

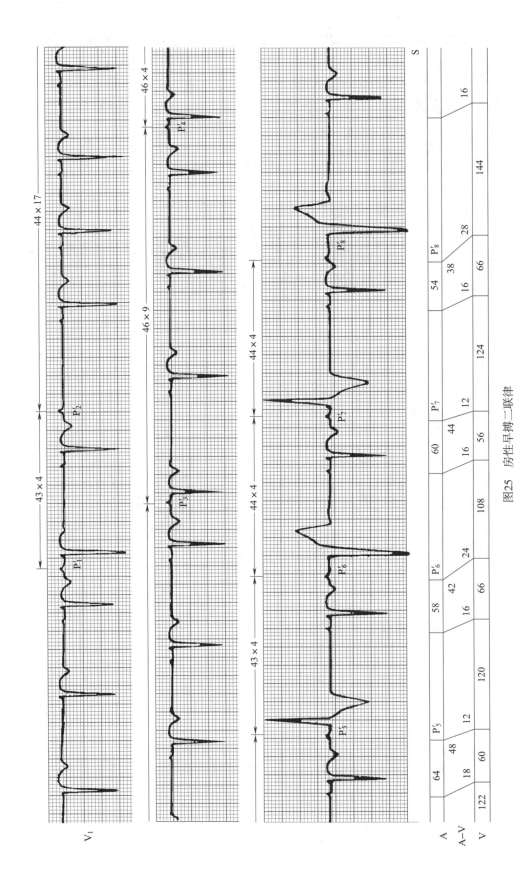

图25 房性早搏二联律

异位激动提前到达束支时，心电图显示双侧束支的不应期并不一致。激动在心室内传导早期，左束支传导速度比右束支快，而晚期右束支传导速度快于左束支。图 25 提示，$P'_{5,7}$ 的 R – P' 间期长（0.44～0.48 秒），P'– R 间期短（0.12 秒），激动落在心室内传导早期，呈右束支传导阻滞型；$P'_{6,8}$ 的 R – P' 间期短（0.38～0.42 秒），P'– R 间期长（0.24～0.28 秒），激动落在心室内传导的晚期，故呈左束支传导阻滞。由于激动交替地落在心室内传导的早、晚期，以致右束支传导阻滞与左束支传导阻滞交替。$P'_{1,3,4}$ 的 R – P' 间期长（0.40～0.48 秒），P'– R 间期短（0.12～0.16 秒），激动也落在心室内传导的早期，但因为其早搏前 R – R 间期短（0.98～1.10 秒），双侧束支不应期亦较短，故早搏

下传的 QRS 波群形态正常。值得注意的是，P'_2 的早搏前 R – R 间期 1.14 秒，R – P' 间期 4.20 秒时，P'_2 未下传表明左、右束支均已处于不应期。但为何 $P'_{6,8}$ 的早搏前 R – R 间期 1.20～1.24 秒，R – P' 间期 0.38～0.42 秒，$P'_{6,8}$ 似乎不遵循 Ashman 氏规律反而从右束支下传？究其原因是 $P'_{6,8}$ 便提前到达房室交界区，以延长的 P'– R 间期（0.24～0.28 秒）晚期抵达束支时，恰遇右束支不应期已过（此时左束支尚处于不应期中）而下传，即构成 I 型（房室结－右束支）房室前向传导裂隙现象（伪超常传导）。由此可见，一个室上性激动是否发生心室内差异性传导及其 QRS 波群形态呈何种类型，除了取决于室上性激动的提早程度之外，在很大程度上还受其早搏前一心动周期（Ashman 现象）等因素的影响。

26. 心房颤动伴间歇性右束支传导阻滞及超常期传导致 QRS 波群多形性

【临床提要】　患者，男性，72 岁。因劳累后心悸、气短 30 年，加重伴下肢水肿半年余住院。

【临床诊断】　风湿性心脏瓣膜病，二尖瓣狭窄；心律失常，心房颤动；心功能 III 级。

【心电图诊断】　心房颤动伴间歇性右束支传导阻滞及超常期传导致 QRS 波群多形性。

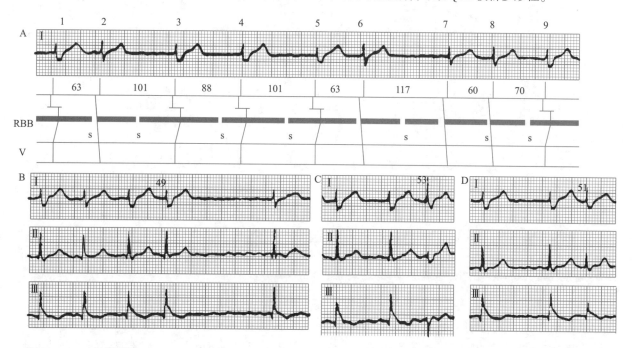

图 26 – 1　A 之梯形图粗横线代表右束支不应期，RBB：右束支，V：心室，S：超常期，B、C、D 为 I、II、III 导联同步记录

【心电图分析】　在心房颤动伴频率依赖性左束支传导阻滞病例中，短于临界期的 R－R 间期，可通过超常期传导出现正常的 QRS 波群，同样现象以前也曾在心房扑动伴频率依赖性右束支传导阻滞患者也见到。而这份心电图提示随着 R－R 间期短于右束支超常期的程度加重，在右束支传导阻滞基础上，心电轴从显著左偏到轻度左偏，直至心电轴正常。分析认为这可能与希氏束纤维的传导时间有关（图 26－1A）。R₆－R₇ 间期 1.17 秒，QRS 波群正常，R₂－R₃、R₄－R₅ 间期较短，为 1.01 秒，R₃、R₅ 波呈右束支传导阻滞型，R₃－R₄、R₈－R₉ 间期分别为 0.88、0.70 秒，R₄、R₉ 波也呈右束支传导阻滞型由此认为有频率依赖性间歇性右束支传导阻滞。而 R₁－R₂、R₅－R₆、R₇－R₈ 间期分别为 0.63、0.63、0.60 秒，尽管明显短于 R₄－R₅、R₆－R₇ 间期，但 QRS 波群正常，考虑为超常期传导所致。梯形图中粗横线为右束支下传的不应期长度。R₇ 为不应期结束后心房颤动经右束支下传，故 QRS 波群形态正常。R₃,₄,₅,₉ 波恰逢短于 1.17 秒的右束支不应期，因此，呈右束支传导阻滞型（QRS 波群时间 0.14 秒）。R₂,₆,₈ 波为心房颤动遇右束支的超常期，故可下传，出现正常 QRS 波群。

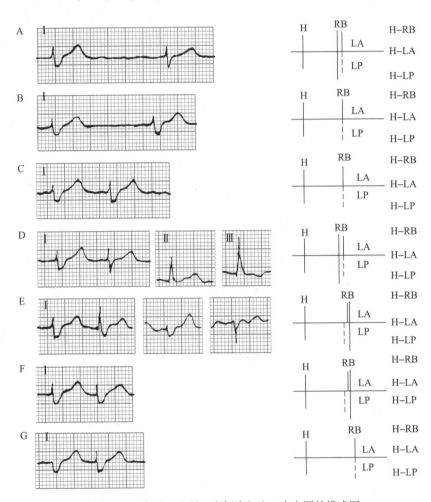

图 26－2　左侧为心电图，右侧为相应心内电图的模式图

　　H：希氏束电位，RB：右束支电位，LA：左前分支电位，LP：左后分支电位，H－RB：希氏束－右束支传导时间　H－LA：希氏束－左前分支传导时间，H－LP：希氏束－左后分支传导时间。短的实纵线为希氏束电位，长的实纵线为右束支电位，基线以上的实线为左前分支电位，基线以下的虚线为左后分支电位。

　　图 26－1B～D 均 R－R 间期比图 26－1A 中的超常期传导更短，出现多种 QRS 波群形态。图 26－1B R₅ 与图 26－1A R₇ 波相同，其 QRS 波群形态及心电轴正常；而 R₂ 波与图 26－1A R₂,₆,₈ 波相同，也是超常期传导的正常 QRS 波群，与图 26－1B R₅ 波一样心电轴正常。而图 26－1B 中位于这些 R－R 间期中 R₃ 波尽管呈右束支传导阻滞型，但心电轴正常，图 26－1C R₂－R₃ 间期为 0.35 秒，R₃ 波呈右束支传

导阻滞型（QRS波群时间达0.14秒），心电轴左偏显著。而图26-1D R$_2$-R$_3$间期为0.51秒，R$_3$波呈右束支传导阻滞型（QRS波群时间0.12秒），心电轴轻度左偏，附图26-1B R$_3$-R$_4$间期更短，仅0.49秒，R$_4$波呈正常心电轴的右束支传导阻滞型（QRS波群时间0.12秒）。这种R-R间期短于超常期且出现多种形态的QRS波群患者极为罕见。

QRS波群正常时的右束支、左束支冲动几乎同时到达。希氏束-左束支、希氏束-右束支的传导时间差为22毫秒时，有轻度QRS波群变化；30毫秒时呈不完全性右束支传导阻滞，35毫秒时则呈完全性右束支传导阻滞型，也有人认为，当左、右束支传导时间差为25毫秒时，呈不完全性右束支传导阻滞，30毫秒时呈完全性右束支传导阻滞。以此可解释上述心电图多种形态QRS波群发生机制。虽然有过左束支电位记录的报告，但尚无左前分支、左后分支电位记录的报告，故假定无传导延迟，左前、左后分支电位的出现应在左束支电位后的5毫秒时（希氏束-右束支、希氏束-左束支假设为50毫秒）。

假定正常传导时，左前、左后分支电位同时出现，当两者之差为5毫秒时心电轴呈轻度左偏，10毫秒时心电轴呈显著左偏。当R-R间期在1.17秒以上时，希氏束-右束支传导时间为50毫秒，希氏束-左分前支传导时间为55毫秒，希氏束-左后分支传导时间也为55毫秒，出现正常QRS波群（图26-2A）。R-R间期在0.63~1.16秒时，希氏束-右束支传导被阻滞，希氏束-左前、左后分支传导时间都仍为55毫秒时，出现完全性右束支传导阻滞（QRS波群时间为0.14秒），这时右束支传导电位长达35毫秒以上或经室间隔传导逆行除极

（图26-2B、C）。R-R间期在0.59~0.63秒时，由于超常期传导，右束支又能下传，故希氏束-右束支传导时间为50毫秒，希氏束-左前、左后分支传导时间分别为55毫秒，又呈正常QRS波群（QRS波群时间为0.08秒）。R-R间期为0.53秒，虽然右束支在超常期可以下传，但希氏束-右束支传导时间延迟到75毫秒，因此呈右束支传导阻滞型，这时，左前分支正处于相对不应期，发生10毫秒传导延迟，左前、左后分支之差为10毫秒，出现心电轴显著左偏，当R-R间期进一步缩短到0.51秒时，左后分支也处于相对不应期，希氏束-左后分支传导时间延长到60毫秒，左前、左后分支传导时间之差为5毫秒，心电轴出现轻度左偏（图26-2F）。QRS波群振幅为0.12秒时，略窄于图26-2E的R$_2$波，其希氏束-右束支传导时间为75毫秒，虽有超常传导，也有轻度延长，故与图26-2E的左后分支与右束支电位之差为20毫秒相比，左束支与右束支电位之差约为15毫秒。

在心电图R-R间期进一步缩短至0.49秒时，右束支正处于绝对不应期，故QRS波群又延长了0.14秒。这时希氏束-左前分支、希氏束-左后分支传导时间延长到了75毫秒。但因同步延长，故心电轴正常。因为临床无条件作心内电图记录，即使作了也难以记录到左前、左后分支电位。目前，所用毫秒表示的绝对值都是假设的。但作为希氏束系统的传导时间差来考虑，也能解释这份心电图多形性的变化。图26-2E、F、G也有可能都是早搏原因，但根据上述情况分析，心房颤动通过房室结下传所致的QRS波群可能性较大。心房颤动时出现这种多形QRS波群的病例是极为罕见的。

27. 心房颤动、完全性右束支传导阻滞、室性并行心律合并阻滞性心房分离

【临床提要】　患者，男性，72岁。因反复心悸、喘憋7年，加重伴下肢水肿1周住院。

【临床诊断】　扩张型心肌病；心律失常，心房颤动；心功能Ⅲ级。

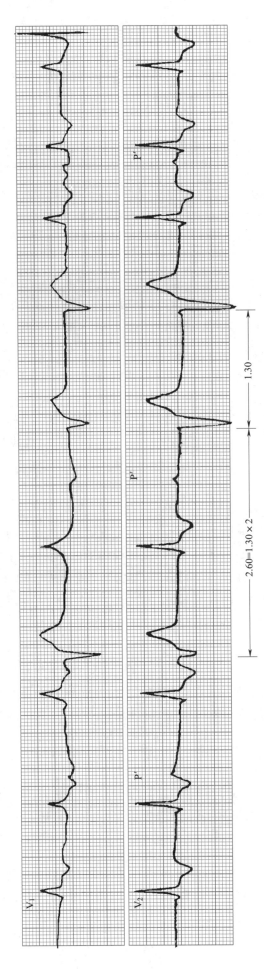

图27 心电图同步记录，可见除心房颤动外尚有心房分离波、完全性右束支传导阻滞、室性并行心律和室性融合波

【心电图诊断】 心律失常，心房颤动；完全性右束支传导阻滞；室性并行心律合并阻滞性心房分离（完全性房内阻滞）。

【心电图分析】 心电图（图27）检查提示：（1）可见两种心房波；①心房颤动波（f波），呈现大小、形态、间隔均不相等，f波以 V_1 导联最清楚，f波可下传产生 QRS 波群；②直立的 P′波，P′–P′间期为 3.30～4.42 秒（心率 18～13 次/分），P′波高尖 0.15～0.20mV，以 V_2、V_3 导联最清晰，在 V_1 导联隐藏于 f波内，须认真辩认，属阻滞性心房分离（即完全性心房内传导阻滞），而 P′波后均无后继 QRS 波群；（2）QRS 波群分为三种类型：①"M"型（R′）宽 0.14 秒，属心房颤动下传伴完全性右束支传导阻滞，R′–R′间期明显不等；②rS 型（R″波）宽 0.16 秒，呈完全性左束支传导阻滞图形，其联律间期（含室性融合波在内）0.48～1.40 秒，R″间有最大公分母平均值（1.27±0.04）秒，变异系数在 ±3.15% 之间，另可见程度不等的室性融合波属室性并行心律；③室性融合波型，形态介于 R′和 R″波之间，均位于室性并行心律的序列位置上，这就支持室性并行心律的临床诊断。

心房颤动是患者的基本心律，下传的心律呈完全性右束支传导阻滞，诚如 Pick 等所指出的，只要有束支传导阻滞存在就有形成并行心律的条件，由于阻滞远端的自律中心可不受干扰而保持冲动的规律性发放。在心电图上便可见到有束支传导阻滞存在时，并行心律图形呈对侧束支传导阻滞形态者，并可设想其并行起搏点即在右束支阻滞区的下方，这份心电图是符合这一点的。尽管有人认为室性融合波出现的次数越多就应首先考虑加速型逸搏心律，但对于心房颤动者来讲，这却是合并并行心律的一个特征。当快速的不规则心房颤动波出现时，更容易在时间顺序上和并行心律激动形态相遇。这份心电图表现不仅符合传统的并行心律诊断标准，同样也符合新近学者提出的诊断标准。

如同房室分离一样，心房分离也是一个含义较广的概念，它可以由于干扰、阻滞、并行机制（或三者间的不同组合）所形成。狭义的心房分离系完全性心房内传导阻滞，可有多种类型，这位患者的基本心律为心房颤动，同时伴有 P 波实属罕见类型，国内曾有过报道。这份心电图系三导联同步记录，鉴于 V_1 导联显示明显的 f波，且 P 波振幅高于 f波，在 V_1 导联仍隐约可见到 P 波。同步记录的 V_2、V_3 导联中，由于 f波变细，就突出了 P 波外形。如以单导联记录仪记录，会对判断上带来困难，P 波随后未出现高危细颤波，可以排除呼吸肌肌电的干扰，考虑 P 波属于缓慢的异位房性节律，其外形不符合通常在 V_1 导联中的窦性 P 波特点。此种阻滞性心房分离，系由于心房内传导的分离所致。

在基本心律为心房颤动的前提下，何以心室率平均小于 60 次/分，且曾有一次心电图记录连续出现 3 次并行室性心律（R″–R″间期为 1.30 秒），应考虑同时伴有房室传导阻滞。心房颤动、完全性右束支传导阻滞、室性并行心律和阻滞性心房分离均多见于器质性心脏患者，四者共存于同一患者，符合临床扩张型心肌病的诊断，提示心肌肥大、退行性变、坏死及疤痕形成、心肌纤维化和间质纤维化，且病变弥散，波及全心，提示预后较差。

28. 极速型心房颤动伴 QRS 波群及 T 波心电交替性及电阶梯现象

【临床提要】 患者，男性，70 岁。因胸闷、心悸 3 周住院。

【临床诊断】 心律失常，心房颤动。

【心电图诊断】 极速型心房颤动伴 QRS 波群及 T 波电交替，交替性 QRS 波群及 T 波电阶梯现象。

【心电图分析】 通过心电图（图 28–1，图 28–2）分析，可见 P 波消失，由小 f 波代之，大部

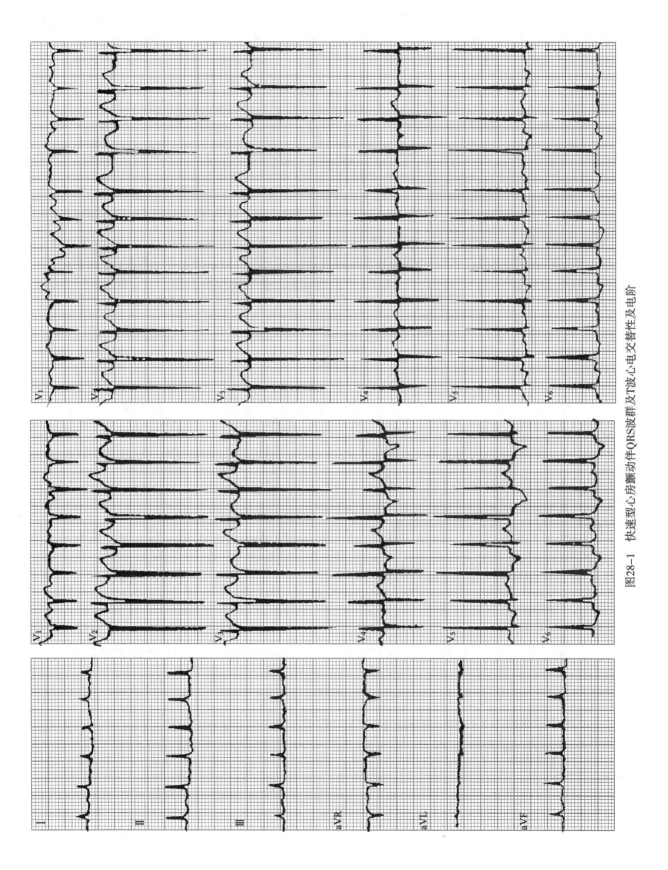

图28-1　快速型心房颤动伴QRS波群及T波心电交替性及电阶

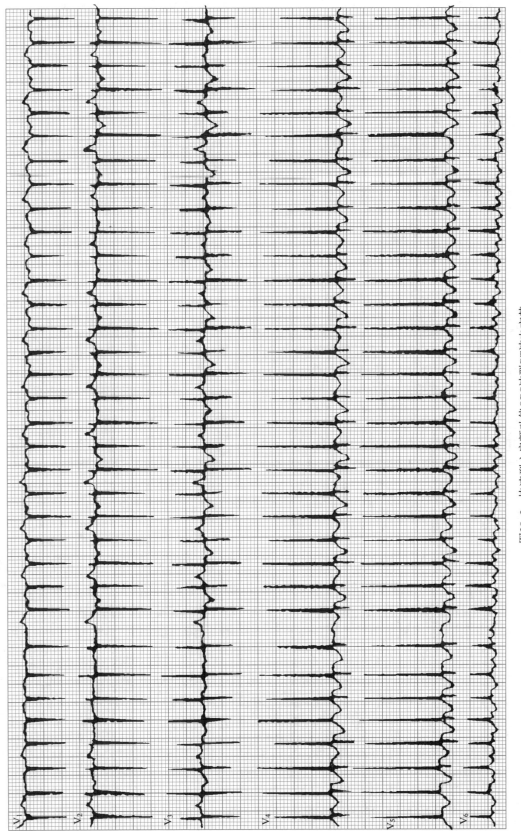

图28-2　快速型心房颤动伴QRS波群BT波电交替

分 R－R 间期规则，为 0.32 秒，心率 188 次/分，其中个别 R－R 间期 0.36 秒，最短 R－R 间期 0.29 秒（心率 207 次/分），最长 R－R 间期为 0.52 秒，各导联 QRS 波群时间均较窄，约为 0.07 秒；在 R－R 间期相对规则时，胸导联（以 V₄ 导联为例）可见 QRS 波群振幅呈高低交替变化，高的或低的 QRS 波群又分别呈现 R 波或 S 波由高（深）－渐低（浅）－渐高（深）的周期性变化。T 波呈倒置与直立交替变化，直立的 T 波出现由高－渐低－渐高的周期性变化，在倒置的 T 波出现由浅－渐深－渐浅的周期性变化。屏气后仍可见此种现象。

心脏电交替是一种少见的心电现象，系指心电图上任何波、段及波群，其波形和/或振幅呈现规律的心电交替性变化，凡任一导联上振幅相差 ≥1mm，且 R－R 间期规则，即可诊断，但必须除外呼吸性改变等心外因素所致的振幅改变，以及早搏二联律所形成的假性心电交替现象。当心房颤动时心室率极快，平均心率超过 180 次/分，最快达 207 次/分，为极速型心房颤动，而心房颤动发作时各导联 QRS 波群均未增宽，当心室率极快时，大部分 R－R 间期趋于规整，表现为相邻 R－R 间期基本相同或有小的差别，胸导联可见 QRS 波群振幅及 T 波形态、极性发生明显的交替变化。当在出现心电交替时，同时交替后的 QRS 波群及 T 波的振幅有周期性改变，屏气后这种现象仍存在，出现交替性 QRS 波群及 T 波的电阶梯现象。虽然在大部分时段 R－R 间期较短且规则，但同时在 V₁ 导联上可见明显的 f 波及个别 R－R 间期不规则，出现了极速型心房颤动的特征，因而也能排除房室及房室结折返性心动过速。

心电交替发生机理尚不完全清楚，目前认为心室率过快，使心室舒张期明显缩短，心肌传导系统不同程度缺血致使不应期明显延长，当激动通过该处时出现 2:1 传导阻滞或不完全除极和/或复极而发生心电交替。心电交替合并电阶梯现象实属于罕见的心电现象，多发生于心肌有广泛严重病变者，往往存在心电不稳定，尤其是 T 波的心电交替易出现室性快速性心律失常而致死。

29. 心房扑动伴交界区性 B 型交替性文氏传导及三层阻滞

【临床提要】 患者，男性，31 岁。因突发昏迷 1 小时住院。有显著心动过缓病史。

【临床诊断】 急性病毒性心肌炎；脑梗死。

【心电图诊断】 心房扑动伴交界区性 B 型交替性文氏传导及三层阻滞。

【心电图分析】 这份心电图为（图 29）住院三天后描记（V₁ 导联），P 波消失，代之以 F 波，心率 285 次/分，F－F 间期 0.21 秒，QRS 波群形态正常。图 29 上图示 F－R 间期逐渐延长，房室传导比例 2:1 与 3:1 交替出现；下图 F－R 间期也逐渐延长，但房室传导比例 4:1 与 6:1 交替出现，上、下图均呈室性二联律。

房室交替性文氏传导是一种双层传导阻滞现象，分 A 型与 B 型。A 型上层 2:1 传导，下层文氏型传导，B 型上层文氏型传导，下层 2:1 传导。A 型与 B 型心电图均表现为房性激动在 2:1 传导阻滞的基础上 P－R 或 F－R 间期逐渐延长，不同的是前者最终连续 3 个 P 波或 F 波受阻，后者最终连续 2 个或 1 个 P 波或 F 波受阻。B 型中 2 个 P 波或 F 波受阻是因上层文氏周期的心动次数为奇数（如 3:2）；1 个 P 波或 F 波受阻是因上层文氏周期的心动次数为偶数（如 4:3）。除上述典型表现外，房室交替性文氏传导还可以表现为：①心房扑动伴 A 型房室交替性文氏传导，常出现被跳跃的 F 波；②A 型与 B 型文氏周期中第 1 个 P－R 或 F－R 间期由于前方受阻 P 波或 F 波的隐匿传导可以长于其后的 P－R 或 F－R 间期；长间歇后的第 2 个 R 波由于 Ashmann 现象易出现室内差异性传导；③3:1 房室传导阻滞实际上是由房室结水平的 3:2 文氏传导和结下 2:1 传导形成的一种 B 型交替性文氏传导，这一点已被临床电生理研究结果所证实。交界区三层阻滞心电图主要特点是房室传导比例超过 4:1 而达到

6:1，在理论上其组合形式有3种：①上层为文氏周期，中、下层2:1传导；②中层为文氏周期，上、下层2:1传导；③上、下层为文氏周期，中层2:1传导。当心电图表现为房室传导比例超过4:1而达到

6:1时，具体属上述哪一种，诊断主要依赖梯形图。但由于三层传导阻滞常常存在隐匿传导，有时可用两种组合形式解释，甚至还可以用双层传导阻滞解释。

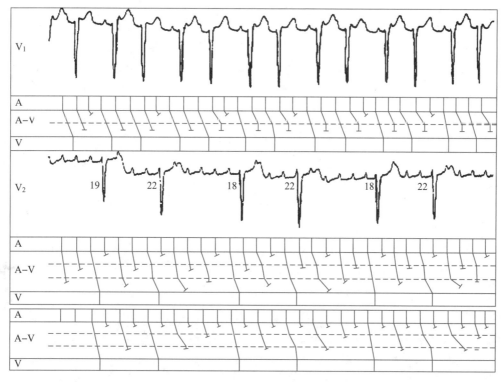

图29　数据单位为0.01秒

图29提示为典型的交界区B型交替性文氏传导，其中上层5:4文氏周期，下层2:1传导。下图为交界区三层传导阻滞，上层4:3文氏传导，中、下层2:1传导，中层不应期长于1个短于2个心房扑动周期，下层长于2个短于3个心房扑动周期，心房扑动伴交界区B型交替性文氏传导阻滞期。附图中出现连续5个F波受阻及F-R间期长短交替是因长R-R间期第2个受阻的F波在下层造成隐匿传导，而且程度较深，致使第4个F波在下层受阻，并使第6个F波顺利通过下层，故F-R间期较短。而短R-R间期中第2个F波在F层隐匿传导程度较浅，只是造成第4个F波传导缓慢，但未受阻，故F-R间期延长。隐匿传导程度一深一浅的原因是由于Ashmann现象影响了下层不应期，即隐匿传导程度深的前方为一短心室周期，隐匿性传导程度浅的前方为一长心室周期（见梯形图）。

此外，长R-R与短R-R间期内的第2个F波隐匿传导也充分说明了下层不应期长于2个短于3个心房扑动周期，这患者为三层传导阻滞，另一种较为满意解释是上、下层为2:1传导，中层文氏传导，且中层传导比例为5:4，其中两次下传心室的F波，由于文氏传导时间逐渐延长，理应表现为第2次F-R间期大于首次F-R间期。

交替性文氏传导常发生于窦性心动过速、房性心动过速、心房扑动及心房起搏等异位心律，其中A型以心房扑动多见，B型以窦性心动过速多见。临床意义取决于心房率，如果心房率在130次/分以下时，阻滞区绝对和相对不应期异常延长。三层传导阻滞多见于心房扑动。而且三层传导阻滞是极不稳定的，在房率稍减慢后即衍变成双层传导阻滞。其临床意义应视为频率保护性反应，如出现心室率过慢或逸搏及逸搏心律时应视为病理性的。

第三部分　房室交界区性心律失常

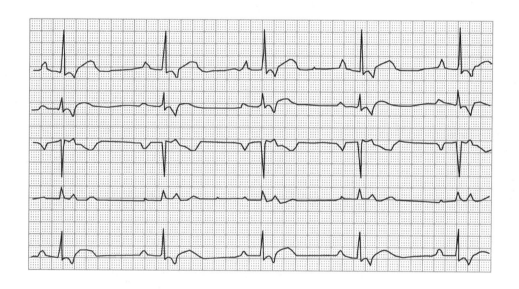

30. 交界区性混乱心律

【临床提要】 患者，女性，25 岁。因煤气中毒后，发现心律不齐 1 年住院。

【临床诊断】 妊娠期；心肌炎。

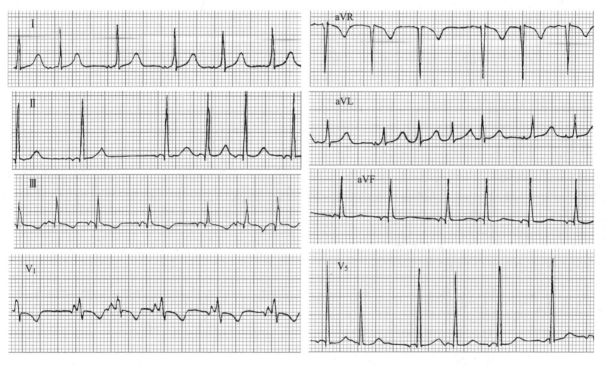

图 30 - 1 患者检查时描记的心电图

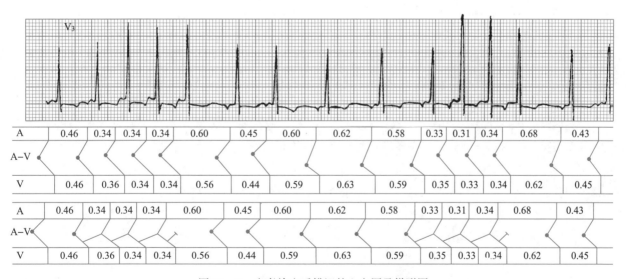

图 30 - 2 患者检查后描记的心电图及梯形图

【心电图诊断】 交界区性混乱心律。

【心电图分析】 患者围生期检查发现心律与脉搏不一致，心电图（图30-1，30-2）提示R-R间期大都不规则，每个QRS波群前均有明确的逆行P'波。肢体导联P'波多狭小尖锐，P'波在 I、aVL 导联低小，P'波在 II、III、aVF 导联以负向波为主，P'波在 aVR 导联直立。额面 P'波心电轴约左偏90度。P'波 V$_1$ 导联呈负正双相型，正相>负相，振幅 0.2mV。P'波在 V$_3$ 导联呈负正双相型，负相>正相，P'波在 V$_5$ 导联倒置。P'-R间期在同一导联中基本固定，大多数在 0.08~0.10 秒之间。显著提前出现的心搏，P'波多重在前面的T波上，P'-R间期似稍延长（0.12秒）。全帧心电图中最长的一个 R-R 间期（II导联）0.96 秒，中间可能有一未下传的 P'波重叠在 T 波上。从 P'波形态和 P'-R 间期分析，异位起搏点无疑是在交界区内。附图 R-R 间期大致可分为四种类型：①最长的 R-R 间期（II导联 R$_{3~4}$ 和 R$_{4~5}$ 波）为 0.76 秒和 0.96 秒，折算心率为 79 次/分和 63 次/分，平均 71 次/分，似可列为交界区性逸搏心律的最高心率界限；②多数导联有显著提前出现的 P'-QRS-T 综合波群，与其前心搏的配对时间最短为 0.34 秒，可列为交界区性早搏；③在 V$_3$ 导联出现两次阵发性心动过速，R-R 间期在 0.33~0.35 秒之间，心率平均达 176 次/分，属于反复性交界区性阵发性心动过速范围；④还有一种介于①和③的心律，R-R 间期多在 0.48 秒和 0.60 秒左右，平均心率 111 次/分，属于非阵发性交界区性心动过速范围。上述多种频率的交界性心律出现在同一帧心电图上，若没有 P'波的存在，很容易看成是心房颤动。

交界区性心律一般都很匀齐，R-R（P'-P'）间期相差很少 >0.08 秒。交界区性心律不齐的原因除受房性或室性心搏的干扰外，常见以下因素：①梯级现象，又称"起步"或"加温"现象。系交界区性心律出现后，频率由慢逐渐增快到稳定的一种过渡过程；②交界区节律点本身发出冲动不匀齐，此种不齐多出现在缓慢的逸搏心律中；③交界区内游走性节律，即节律点不固定在交界区某一位置，而是在交界区内高位、中位或低位之间游走。因不同的部位自律性不一样，心电图上表现为 R-R（P'-P'）间期不匀齐，一般没有固定的 P'-R 间期，逆行 P'波出没在 QRS 波群之前、之中或之后；④呼吸周期对交界区自律性的影响，即交界区性心动过速的发生与呼吸周期有关。吸气时频率加速，呼气末期频率减慢或消失，这是迷走神经随呼吸周期变化的一种表现；⑤交界区性早搏，在交界区性心律中又出现了显性或隐匿性交界性早搏，打乱了交界区内固有的自律性；⑥交界区起搏点存在不同程度的传出阻滞，最常见的如二度 I 型和二度 II 型传出阻滞；⑦在交界区性节律中又出现了反复搏动或反复搏动心律；⑧交界区性混乱心律，即交界区内有多个起搏点发出冲动，在同一帧心电图中出现逸搏、早搏、不同频率的心动过速等。心电图提示交界区性心律显著不齐，可能系交界区内多源性起搏点或交界区水平反复搏动伴不同程度的传出阻滞所引起，应属于交界区性混乱心律。

引起交界区性混乱心律的病因尚不完全清楚，可能并发于洋地黄中毒、病态窦房结综合征、心肌炎等。患者起病时间不清楚，病史是在煤气中毒后发现，是否是由于煤气中毒引起心肌长时间的缺氧，或者是心肌炎导致了窦房结功能严重低下，还是由于交界区缺血、炎症等病变使自律性发生紊乱，尚难肯定。患者交界区性混乱心律持续一年之久，心电图中未见窦性心律出现，应用抗心律失常药物效果不显著且又无明显的自觉症状和明确的心脏病证据，可能是一种慢性持续性交界区性心动过速，故不能除外传导系统功能性的自律性心律失常。

31. 双重性房室交界区性心律

【临床提要】 患者，男性，39 岁。因心悸、气短 2 年住院。

【临床诊断】 风湿性心脏瓣膜病；二尖瓣狭窄分离术后；心律失常，心房颤动；心功能 III 级；洋地黄中毒。

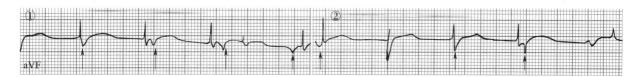

图 31 常规心电图 aVF 导联的连续描记（↑提示逆行 P 波）

【心电图诊断】 双重性非阵发性房室交界区性心动过速伴有房室分离及心室夺获，室内差异性传导。

【心电图分析】 患者当时的心电图提示窦性心律，心电轴右偏，不完全性右束支传导阻滞，左房及右室肥大，术后第 5 天开始服用地高辛 0.25mg，每日 2 次，4 天后改为 0.25mg，每日 1 次，术后当天下午发热，体温一直持续在 38℃ 左右，汗多，进食少，并有呕吐，每天输液补钾 1.0g，发生心悸前一天未补钾，当时心电图（图 31）提示双重性非阵发性房室交界区性心动过速伴有房室分离及心室夺获，室内差异性传导，余同前所见。结合临床考虑为洋地黄中毒，遂即补钾，次日复查心电图已恢复正常窦性心律。为进一步了解病情又做常规心电图检查，导联均未见到正常窦性 P 波，故非窦性心律。各导联 P 波均倒置，有的 P 波隐藏于 QRS 波群之中，有的位于 QRS 波群之前，有的位于 QRS 波群之后，即 P 波与 QRS 波群无固定的时间关系，QRS 波群形态正常，而 P-P 间期相等，R-R 间期相等，提示房室交界区内有两个各自独立的起搏点，分别控制心房和心室，构成双重性房室交界区性心律。

图 31 为常规心电图 aVF 导联的连续记录，箭头指示逆行型 P 波，P-P 间期为 0.87 秒，R-R 间期为 0.82 秒，故心房率和心室率分别为 69 次/分和 73 次/分。由于频率都超过了交界区的固有频率，所以属双重性非阵发性房室交界区性心动过速。这种异位心律，是一种少见的房室分离，aVF 导联①与 aVF 导联②是连续记录的图。aVF 导联①中第 5 个 QRS 波群和 aVF 导联②中最后一个 QRS 波群系从交界区性心律逆传心房后再传至心室引起的另一次心室激动（交界性反复搏动）。这是因为前面控制心房的逆行 P 波激动心房后，在通过交界区时正值交界区组织已脱离绝对不应期而处于相对不应期，因而交界区又被激动，并传至心室，引起另一次心室激动，形成心室夺获，又由于通过房室交界区的这一激动在向心室传导的过程，并非通过正常传导系统，遂形成室内差异性传导，故其形态与其它的 QRS 波群不同，其 P-R 间期为 0.28 秒。房室交界区性心律有多种表现，双重性房室交界区性心律是其中较少见的一种，以往文献中报道不多。这种少见的心律失常，可见于冠状动脉粥样硬化性心脏病伴有心力衰竭的患者，也可由低钾血症引起，尤其对洋地黄中毒患者，目前一般认为更具特征性，也有少数报道发生在年轻的先天性心脏病者。这一患者发生在服用洋地黄的过程中，病程中尚有高热、出汗多、进食少及呕吐的表现，当时虽未测血钾浓度，但鉴于在停用洋地黄及给患者静脉补充钾盐后，于次日复查心电图，已经恢复为正常窦性心律。因此，应考虑可能系由于低钾血症诱发了洋地黄中毒所致。洋地黄中毒可致短暂性窦房结功能不全而出现各种异位心律。双重性房室交界区性心律，是否需要纠正，应根据其是否对血液动力学造成不良的影响而决定。

32. 双重性房室交界区性逸搏心律合并干扰性房室脱节

【临床提要】 患者，男性，28岁。因阵发性室上性心动过速3年住院。

【临床诊断】 风湿性心脏瓣膜病，二尖瓣狭窄。

【心电图诊断】 游走心律（窦房结至房室交界区上部游走心律）；双重性房室交界区性逸搏心律合并干扰性房室脱节。

【心电图分析】 根据心电图特征（图32）显示的三排为连续描记的Ⅱ导联。第一排第3~7个及第三排第2~7个P波直立，其顶峰有切迹，时间达0.12秒。第一排第7个P波振幅较低，第三排第1个P波与QRS波群重叠。第一排第5、6及第三排5、6、7个P-R间期为0.20秒。第一排5个直立P波间期依次为1.04、0.98、0.86、0.88秒。第一个直立P波距其前倒置P′波的时间为1.12秒。第一排1、2及第二排全部P′波倒置，第一排2个倒置P′波间的时间为1.16秒，第二排倒置P′波的P′-P′间期依次为1.00、1.08、1.16、1.18、1.14、1.14秒，第二排第1个倒置P′波距第一排最后1个直立P波的时间为1.00秒，第一排两个倒置P′波距其后QRS波群的时间为0.10及0.06秒，第二排依次为0.20、0.18、0.16、0.14、0.06、0.06秒。所有QRS波群都呈R波形态，时间为0.08秒。第一排前3个及第二排第3个至第三排第4个QRS波群间的R-R间期相等，均为1.12秒。ST-T无明显改变。直立的P波时间达0.12秒，顶峰有切迹，符合病变的窦性P波特点（有左心房肥大的特点）。第一排最后1个P波的形态与窦性P波不同，距其前窦性P波的时间为0.88秒，对这个P波可解释为：①房性期前收缩，理由是其形态与窦性P波有差别，但从其与前1个P波的联合时间长于前1个P-P间期（0.86秒）来看，便不像房性期前收缩；②起搏点从窦房结游走至右心房。这两种解释哪一种更符合客观实际不能完全肯定，但从第二排P波的表现，则更支持第二种解释。第二排第1个倒置P′波距第一排最末1个直立P波的时间为1.00秒，表示起搏点游走至冠状窦口附近。第二排第5、6个P′波倒置很深，表示起搏点已移至房室交界区上部。第三排第1个P波与QRS波群重叠，其形态不能确定，但从第二排末至第三排前部P′-P′间期逐渐缩短来看，可能表示游走的起搏点是从房室交界区的上部游走回窦房结。

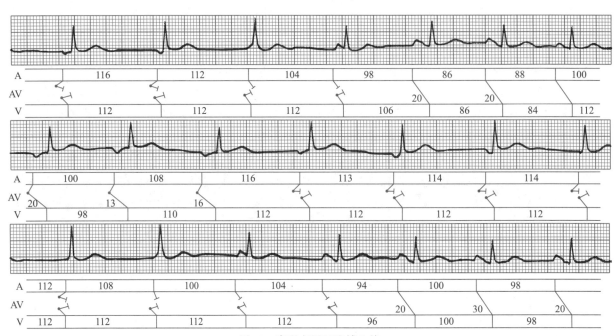

图32 房室交界区逸搏心律

第一排第 1~4、第二排第 4 至第三排第 4 个 QRS 波群，其前有倒置或直立 P 波，P 波距 QRS 波群的时间虽不相等，但 R-R 间期却固定为 1.12 秒，说明 QRS 波群与其前的 P 波完全无关。这些 QRS 波群的形态及时间正常，心率 53 次/分，符合房室交界区性逸搏心律的特点。其起搏点在房室交界区的较低部位，当心室周期长至 1.12 秒时，它便连续发放出逸搏冲动并前向传导激动心室。倒置 P′波的 P′-P′间期都在 1.00 秒以上，加上其 P′-R 间期的时间长于房室交界区较低部位起搏点的逸搏周期时间（1.12 秒）。因此，在大多数倒置 P′波的冲动还在房室交界区上部时，位于房室交界区较低部位的起搏点已先发放出逸搏冲动并激动心室，结果房室交界区上部（倒置 P′波代表）与房室交界区较低部位（QRS 波群代表）起搏点发放的冲动，分别控制着心房与心室，形成双重性房室交界区性逸搏心律，且连续在房室交界区内发生干扰，以致构成干扰性房室脱节。第一排前部及第二排中部以后都存在着干扰性房室脱节。由于房室交界区下部起搏点的周期固定，故其 R-R 间期也固定。当游走起搏点移至心房上部或窦房结时，其发放冲动的周期明显短于房室交界区较低部位起搏点的周期，因而发生心室夺获并使干扰性房室脱节消除，第一排第 5、6、7 及第三排第 5、6、7 个 QRS 波群都由心室夺获产生。

患者游走心律的发生与应用洋地黄直接有关。洋地黄通过直接作用及兴奋迷走神经（间接作用）能降低窦性频率，在过量时常增加房室交界区及心室起搏细胞的自律性。由于窦性频率降低及起搏点游走，在一段时间内房室交界区同时存在着两个起搏点并行地发放冲动，从而形成双重性房室交界区性逸搏心律及不完全性干扰性房室脱节。

33. 两种心电图表现形式的双重性交界区性逸搏心律

【临床提要】 患者，男性，83 岁。因间断性头晕、心悸、胸闷 40 年住院。

【临床诊断】 高原性心脏病，心脏扩大；心律失常，窦房传导阻滞伴单源性交界区性逸搏及逸搏心律，病态窦房结综合征；心脏起搏器心律。

【心电图诊断】 窦性停搏；双重性交界区性逸搏心律伴房室交界区内干扰性分离；一度房室传导阻滞。

【心电图分析】 这份心电图为长 aVF 导联（图 33-1），窦性 P 波消失，QRS 波群呈 R 型，时间 0.08 秒，为交界区性逸搏，R-R 间期匀齐，心率为 45 次/分，逸搏后均有 1 个逆行 P′波，R-P′间期长短交替，酷似交界区性逸搏伴室房传导逆向双径路交替传导。短 R-P′间期为 0.10 秒，由于逆行 P′波落在前一心动周期的绝对不应期中，下传心室受阻；长 R-P′间期为 0.48 秒和 0.52 秒，逆行′波下传心室，P′-R 间期为 0.26 秒，但 P′-P′间期匀齐，心率为 35~37 次/分，故 P′波与 R 波无传导关系，应为另一源性交界区性逸搏心律。心电图（图 33-2）为长 Ⅱ 导联 Ⅱa~c 三行连续记录，提示窦性停搏，QRS 波群呈 Rs 型，时间 0.08 秒，为交界区性逸搏心律，R-R 间期基本匀齐，心率 47~50 次/分，逸搏前、中、后均有一逆行 P′波游弋，P′-P′间期基本匀齐，心率 48~50 次/分，结合图 33-1 分析认为另一源性交界区性逸搏心律。图 33-2 中的 Ⅱa 导联逆行 P′波在 QRS 波群之后 0.24 秒，P′₃ 波下传心室，此后 P′波出现在 QRS 波群前，P′-R 间期逐渐缩短，其后埋入 QRS 波群中，最后又出现在 QRS 波群后，直至 Ⅱc 导联中 P′₄ 波下传心室，然后 P 波与 QRS 波群关系两次重复上述现象，酷似交界区性逸搏心律伴室房逆向反文氏和前向传导文氏现象。逆行 P′波下传心室后的第一个 P′-R 间期为 0.26 秒，且与图 33-1 中的 P′-R 间期相等，故应认为 Ⅱa 导联中的 P′₄ 波与 R₅ 波和 Ⅱc 导联中的 P′₅ 波与 R₆ 波具有传导关系。

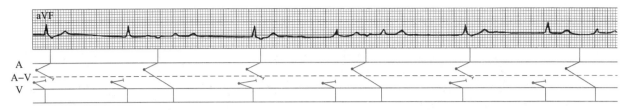

图 33 – 1　患者住院时心电图 aVF 导联及其梯形示意图

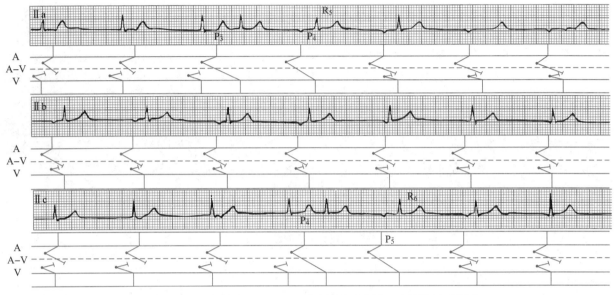

图 33 – 2　患者住院三天后心电图 II 导联连续描记及其梯形示意图

双重性交界区性逸搏心律是房室交界区存在频率不同的两个起搏点所致，而且两者之间必须存在着单向传导阻滞，其中一个起搏点具有保护机制时才能被发现诊断。一个起搏点在房室交界区上部，发出激动可逆传心房产生逆性 P′波，又可下传心室产生 QRS 波群，另一个起搏点在房室交界区下部，发出激动只能下传心室，不能逆传心房，即两者之间形成单向传导阻滞，因此高位起搏点具有保护机制，不受低位起搏点的影响而保持其节律的稳定。此点类似于并行心律，当高位起搏点发出激动落在低位起搏点激动产生的绝对不应期之外时，便会下传心室使低位起搏点节律重整。

心电图之所以表现为两种形式，主要与两个起搏点频率有关，图 33 – 1 两者频率相差相对较大，高位起搏点激动又恰巧落在低位起搏点激动 QRS 波群后 0.1 ~ 0.5 秒，产生 R – P′→R – P′ – R 或 R – P′ – R→R – P′序列，形成假性逸搏 – 折返二联律。附图 2 两者频率相近，有时相等，便出现相互竞争控制心室的表现形式。

34. 伴有左心房逆传活动的房间传导障碍极似加速的交界区性逸搏心律

【临床提要】　患者，男性，72 岁。因胸闷、气促、咳嗽、双下肢水肿 1 周住院。15 年前曾因左心房黏液瘤行手术治疗。

【临床诊断】　左心房黏液瘤术后；冠状动脉粥样硬化性心脏病；心功能 III 级。

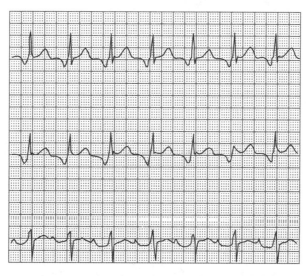

图 34　加大电压同步描记的Ⅱ、aVF、V₁导联心电图

【心电图诊断】　窦性心动过速，伴有左心房逆传活动的房间传导障碍，室性早搏。

【心电图分析】　心脏超声心动图提示：左心室舒张末内径 38mm，左心房前后径 58mm，右心室前后径 27mm，右心房 38mm，升主动脉内径 33mm，肺动脉主干内径 22mm。室间隔及左心室后壁舒张末厚度 9mm。左心房内径明显扩大，内见 64mm×42mm 团块状高密度回声，密度均匀、边界清楚，有蒂附着于房间隔左房中部。随心脏舒缩运动在左房室之间来回甩动，致二尖瓣狭窄舒张期血流加速。主动脉瓣可探及少量返流血流信号，左心室可见五彩镶嵌血流，左心室流出道内见少量反流。心电图提示的心率 101 次/分，初看似为加速的交界性逸搏心律，"P 波Ⅱ、Ⅲ、aVF 导联倒置，P－R 间期似为 0.10 秒"。但仔细分析并加大电压同步描记Ⅱ、aVF、V₁导联心电图（图 34）发现，其真正的 P 波时间为 0.24 秒（V₁导联 P 波起始较清楚），P－R 间期约 0.25 秒。Ⅱ、Ⅲ、aVF 导联的所谓"倒置 P 波"是特宽 P 波的后半部分。其前半部的正向部分则隐约可见，几乎接近等电位线。

Waldo 等在犬实验中发现，切断 Bachmann 氏束，P 波Ⅱ导联可变为正负双向。Bayes 等研究认为，Bachmann 希氏束的完全阻滞可出现两种情况：①左心房未能顺序除极而发生心房分离；②激动先抵达右心房底部，而后又逆传向上除极左心房而产生左心房逆传活动的房间传导障碍。左心房逆传活动的房间传导障碍的发生率极低（Bayes 等研究约为 1‰），可通过心电向量图、心电图等多种手段诊断。而心电图最为方便实用，其表现为 P 波时间 ≥0.12 秒，P 波在Ⅱ、Ⅲ、aVF 导联正负双向。P 波两部分之间的夹角 >90°。Bayes 等发现，部分患者 P 波导联正负双向，仅 P 波Ⅱ导联因后半部分投于等电位线而呈正向。这份心电图较为特殊，P 波Ⅱ、Ⅲ、aVF 导联虽呈正负双向，但正向部分振幅较低，显示不清；负向部分则较显著，因而酷似交界区性心律。与 V₁导联同步描记方明确起始处，如单导联心电图机描记，极易误认为出现了交界区至窦房结的游走心律。因此，对疑有左心房逆传活动的房间传导障碍者，应进行多导联同步心电图描记，以便准确判断 P 波起止点。

对左心房逆传活动的房间传导障碍的认识除有学术上的价值外，亦有重要的临床意义：①它是左心房增大的特异性表现，Bayes 等用超声心动图检查对比研究发现，其左心房增大的发生率为 78%～100%；②Bayes 等认为，左心房逆传活动的房间传导障碍在缺乏预防性治疗时，一年内并发心房颤动或心房扑动的几率很高（96%），而心脏瓣膜病及心肌病者的发生率达 100%，阵发性心律失常的发生似乎仅与左心房逆传活动的房间传导障碍而非左心房大有关。

而这位患者在心电图描记时发现有室性早搏。Bayes 发现，在左心房逆传活动的房间传导障碍中，以心脏瓣膜病、心肌病、冠状动脉粥样硬化性心脏病等居多。这一患者系左心房黏液瘤，可能因其血流动力学改变与二尖瓣狭窄相似有关。另外，尚不能完全除外左心房逆传活动的房间传导障碍与以往心脏手术有关的可能。

35. 交界区性心律伴外出阻滞及逆行和下行传导双重文氏现象

【临床提要】　患者，男性，14岁。因皮肤疖肿，间歇性发热1月余，伴心悸1周住院。

【临床诊断】　风湿热，风湿性心肌炎。

【心电图诊断】　交界区性心律伴外出阻滞及逆行和下行传导双重文氏现象。

【心电图分析】　文氏现象是心脏传导障碍中一种较为常见的特殊表现，尤在房室传导阻滞时更为多见。但交界区性心律伴外出阻滞及逆行和下行传导双重文氏现象极为罕见。现分析当时记录的心电图中未见窦性P波出现，所显示的P波均为逆行，为交界区性心律，其P′－P′及R－R间期不规则（图35－1）。心电图（图35－2）为Ⅱ导联描记，可见P′－P′和R－R间期呈进行性缩短，下传外出阻滞伴逆行的P′－R间期呈进行性延长，伴有P′波和QRS波群脱落现象。其中 P_1'－P_4'和 P_7'、P_{10}'，P_4'－P_5'和 P_{10}'－P_{11}'及 P_5'－P_7'和 P_{11}'－P_{13}'间期分别为4:3、2:1和3:2的外出阻滞逆行和下行传导双重文氏现象。各组的逆行文氏周期长度分别为2.54和2.74秒，1.02和1.02秒，及1.74和1.74秒；下行文氏周期长度分别为2.54、1.02、1.78、2.74、1.02和1.78秒（下行文氏周期长度从 R_1－R_{11} 按顺序计算）。每组第一个下传的P′－R间期均0.17秒，唯有 P_1' 波下传的P′－R间期为0.20秒，这可能系前一被阻滞的交界区性搏动在房室交界区产生隐匿性传导之故，导致 N_{10} 下行传导的时间延长；由于其下行传导的时间较其他心搏为长，故可能已构成了激动折返的条件，使其在交界区发生隐匿性折返，以致 P_7'－P_8'（R_6－R_7）的间期延长，从而打扰了这组文氏周期的规律。因此其逆行和下行文氏周期长度（3.76秒）特别长（即 P_7'－P_{11}'、R_6－R_9 的总长度）。这是解释图中两组4:3逆行和下行传导文氏周期长度不等的一种推测。

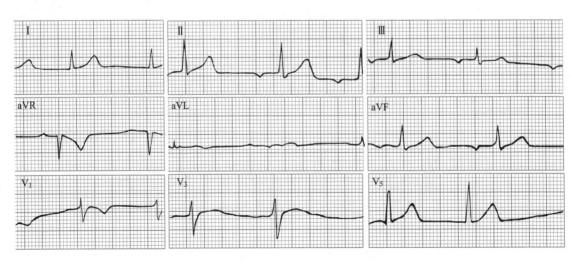

图35－1　患者住院时记录的各导联心电图，均无窦性P波出现

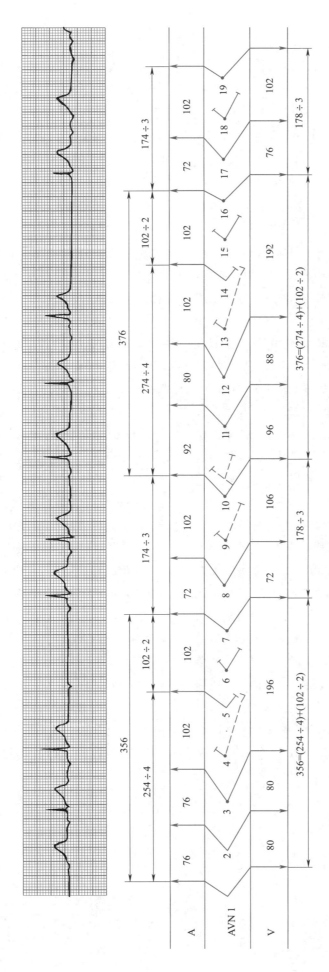

图35-2 可见N-A间期及N-V间期逐搏延长,最后出现长间距;而P-P及R-R间期逐搏缩短,直到P'波和R波脱漏,由于其间有隐匿性隆导的存在,使得文氏现象呈不典型性

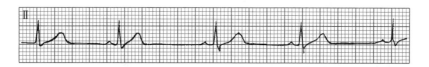

图 35 - 3　患者出院前描记的心电图为窦性心律

值得注意的是附图 2 中 P′₄ 和 P′₁₀ 波后不继有 QRS 波群，考虑为前一被阻滞的交界区性搏动在交界区深部呈隐匿性传导所致，使得 N₅ 和 N₁₄ 仅逆行传导至心房而未能下传至心室（图 35 - 2 梯形图）；亦可能为除交界性激动本身存在着外出阻滞外，同时在交界区的下部还存在着一个阻滞区，以至激动（N₅、N₁₄）在该区域内发生阻滞而不能传入心室。分析认为两者中以前一种解释较为理想。综合上述各组逆行和下行文氏周期长度，推算后测得交界性异位节奏点的实际心动周期为 0.58~0.59 秒（心率 103 次/分左右），已属非阵发性心动过速伴外出阻滞及逆行和下行传导双重文氏现象。患者出院前心电图恢复正常，为窦性心律（图 35 - 3）。交界性心动过速伴外出阻滞逆行和下行传导双重文氏现象较为罕见。一般认为多数发生于器质性心脏病者。这位患者为心肌炎，可能由于细菌或毒素的影响，使心肌的特殊细胞受损或变性引起心脏的传导性降低，异位兴奋性增高，以及心脏不应期的改变所致。文氏现象的发生系由于房室间传导组织的绝对和相对不应期轻度延长，尤以相对不应期延长为主；它可发生于传导系统的各个不同部位，在交界性心律时可同时发生逆行和下行两种传导阻滞的双重文氏现象。下行性房室交界区的文氏现象系指室上性激动通过房室交界区所产生者；逆行性房室交界区的文氏现象系指心室或交界区异位激动，逆行经房室结传导到心房的过程中发生逆行文氏现象。此时，因心房位于阻滞区的远端，故其 P′ - P′ 间期改变的特点同下行性文氏现象的 R - R 间期的改变特征相似，即 P′ - P′ 间期逐搏缩短，并以含有逆行受阻的激动的长间期出现。

临床上以交界区的下行性文氏现象为常见，且易辨认；若当同时存在逆行性文氏现象（即双重文氏现象）者属罕见，况且临床所见的文氏现象大部分为不典型性的，因此心电图表现往往变得更复杂。在交界区性心律伴外出阻滞逆行和下行传导双重文氏现象时，其心电图中显示的 P′ - R 间期的关系只是一种表面现象，其实质是 N - P′ 和 N - R 的关系，根据表面的 P′ 波与 R 波的关系（即逆行传导的速度快于下行传导时，则 P′ 波位于 QRS 波群之前；相反当逆行传导的速度慢于下行传导时，则 P′ 波位于 QRS 波群之后；若当两者传导速度相等时，则 P′ 于 QRS 波群重叠；P′ 波与 QRS 波群全无时，则属逆行和下行传导均受阻），并借助于梯形图解，仔细分析仍能找到文氏周期的规律。至于交界区的隐匿性折返，它亦需具备有传导延缓和单向阻滞的条件；根据心电图提示为其后的激动突然延迟出现。下传的时间延迟或下传受阻现象加以推测。

这份心电图为非阵发性交界区性心动过速伴逆行和下行传导双重文氏现象，其心电图诊断条件归纳为四点：①出现逆行的 P′ 波及室上性 QRS 波群；②出现一个长的间歇，其前的 P′ - P′ 和 R - R 间期呈进行性缩短；③P′ - R（N - R）- （N - P′）及 R - P′（N - P′）- （N - R）间期呈进行性延长，至 P′ 波和 QRS 波脱落而结束一个文氏周期（适合于单向性或上下延长固定者）；④逆行的 P′ 波及下行的 R 波，有各自的文氏周期数。

36. 以交界区性二联律形式显示的等频、双重性交界区性并行心律

【临床提要】 患者，女性，74岁。因心悸、气促1年住院。

【临床诊断】 冠状动脉粥样硬化性心脏病。

【心电图诊断】 窦性心律不齐，等频及双重性交界区性并行心律。

【心电图分析】 心电图（图36）为当日记录的Ⅱ导联。上条（Ⅱa）$R_{1\sim10}$构成交界区性二联律，窦性搏动P-P间期0.68~0.82秒（88~73次/分），属窦性心律不齐；交界区性A组之间有最大公分母平均值（1.285±0.055）秒（平均心率47次/分），变异系数±4.28%，可判为交界区性A组并行心律（$JPSR_A$）；交界区性B组并行心律（Jb）之间有最大公分母平均值（1.25±0.02）秒（平均心率48次/分），变异系数±1.6%，并出现室性融合波及房性融合波，可判为交界区性B组并行心律（$JPSR_B$）。

窦性心率73~88次/分，远较交界区性A组并行心律（心率47次/分）、交界区性B组并行心率（心率48次/分）频率为快，何以未能控制心室，且在Ⅱa导联呈现由交界区性A组并行心律、交界区性B组并行心律交替控制的二联律？说明交界区性A组并行心律、交界区性B组并行心律起搏点均存在保护性传入阻滞，经测算，两者均符合并行心律，某段时间内，由等频关系呈现为二联律。此种长、短交替的R-R间期序列酷似交界性心律伴3:2传出阻滞，其R-P′间期（注：P′为逆传P波）的变动似可由前向文氏型传导说明。因交界区性A组并行心律和交界区性B组并行心律各有自身特征，交界区性A组并行心律呈Rs型，T波稍高，Q-T间期较短，类同于窦性心律者；而交界区性B组并行心律呈qRs型，R波较高而T波低平，Q-T（U）延长。交界区性B组并行心律有室内差异性传

导，系源于交界区偏心部位沿纵行分离的交界区通路下传所致。这种差异性传导在判定传递关系上有其独特的价值，对于认定其不同于交界区性A组并行心律也有其特殊意义，为判定交界区性双灶起源提供了重要依据；两者R-P′间期不同，也佐证其不同起源。交界区性A组并行心律和交界区性B组并行心律各有自身独特序列，联律间期各有不等（互差均达0.10秒以上），存在有最大公分母平均值，变异系数在±5%以内，完全符合现行并行心律诊断标准，可判为交界区性双重性并行心律。

近年有人认为，现行诊断标准存在一些问题并提出重新修订的三条定量标准。本例仅交界区性A组并行心律的联律间期互差为0.10秒（建议标准为≥0.11秒），其余均可符合其建议。交界区性A组并行心律和交界区性B组并行心律两者频率相近，心率各为47、48次/分，应属等频状态，如无交界区性B组并行心律呈差异性传导外形，殊难判定两者为不同起源。交界区性A组并行心律和交界区性B组并行心律虽同属交界性，却不能互相传入，发生节律重整；如Ⅱb导联R_8-R_9波和Ⅱc导联R_9-R_{10}波互差达0.10秒，说明交界区性A组并行心律未对交界区性B组并行心律发生影响，Ⅱb导联R_7-R_8波和Ⅱb导联R_9-R_{10}波及Ⅱc导联R_7-R_8波相比互差也达0.10秒，说明交界区性B组并行心律也未对交界区性A组并行心律发生节律重整。交界区性A组并行心律和交界区性B组并行心律各自具有保护性传入阻滞，这些支持为双重性并行心律。只有当交界区性A组并行心律和交界区性B组并行心律出现传出阻滞（这在并行心律中很常见），窦性活动始可显示，表现为窦性夺获下传，进而呈现交界区性并行心律特征，如无传出阻滞，即表现如Ⅱa导联所显示的二联律。

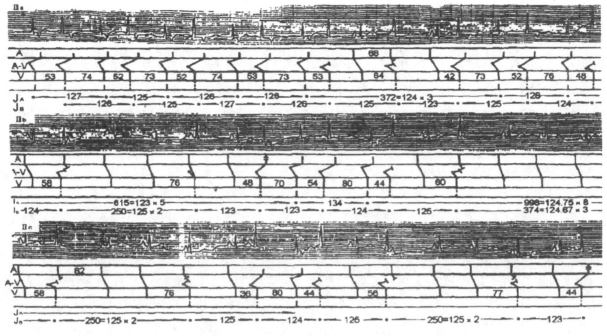

图 36　为心电图 II 导联（II_{a-c}）连续描记

除窦性搏动外，显示两种不同 QRS-T 及 R-P′：（1）窦 P：按序出现，II_a 为 P_{10-12}；II_b 为 P_{1-6,11-15}；II_c 为 P_{1-6,9-14}，除室性融合波（II_b R_5）外，P-R 0.14 秒，下传 QRS 呈 Rs 型；（2）JA：II_a 为 R_{1,3,5,7,9,15,17}，II_b 为 R_{8,10}，II_c 为 R_8，QRS 呈 Rs 型（类同窦性搏动），宽 0.06 秒，R 波高 0.7mV，R-P′0.12 秒，T 稍高，QT 0.32 秒。其联律间期 0.70~0.80 秒；（3）J_B：有 II_a 偶数 QRS，II_b 为 R_{2,7,9,11,13}，II_c 为 R_{2,5,7,9,11,14,16}，QRS 呈 qRs 型，宽 0.08s，R 波高 0.9mV；R-P′0.16 秒，T 波稍低，QT（U）长达 0.56 秒。其联律间期 0.36~0.60s。另可见窦-交室性融合波（II_b R_5）以及 J_B 逆传心房同窦 P 形成的房性融合波（II_b P_7、II_c P_{15}）

37. 非阵发性交界区性心动过速伴等率性室性并行心律

【临床提要】　患者，男性，56 岁。因心悸、气促 2 个月，加重伴心前区疼痛 4 天住院。

【临床诊断】　冠状动脉粥样硬化性心脏病，心绞痛。

【心电图诊断】　非阵发性交界区性心动过速；等率性室性并行心律；室性融合波；冠状动脉供血不足。

【心电图分析】　这份心电图为 II 导联连续记录的（图 37），附图中 E 表示室性异位起搏点形成的冲动搏动，E-V 表示室性异位起搏点至心室的传导过程。P 波倒置，P-R 间期 0.12 秒，P-P 间期匀齐，为 0.48 秒，心率 125 次/分，无标记的 QRS 波群形态及时限正常，Q-T 间期正常（0.28 秒），S-T 段水平型下移约 0.05mV，T 波浅倒置，为非阵发性交界区性心动过速，冠状动脉供血不足。图 37 中 E 的 QRS 波群提前出现，宽大畸形，时间 0.12 秒，为提前的室性异位搏动。图 37 中标记有 VF 的 QRS 波群，其形态介于主导心搏与室性异位搏动之间，时间 <0.12 秒，为室性融合波。室性异位搏动的联律间期不等（0.41~0.48 秒）。室性异位搏动的短间期为 0.91~0.94 秒，长间期为 2.48 秒，它们之间没有直接倍数关系，但将短间期除以 2 后则可将长间期整除，因此短间期的二分之一（0.47±0.02）秒为它们的最大公约数（见图 37 的梯形图），即室性异位搏动的心动周期，属室性并行心律。由心动周期得出室性异位搏动的频率为 128 次/分，与主导心律频率几乎相等。室性并行心律较房性或交界区性并行心律常见，其主导心律通常为窦性心律，偶为心房颤动或心房扑动。患者室性并行心律的主导心律为非阵发性交界区性心动过速，而且两者频率几乎相等，为少见的心律失常，它有以下特点：

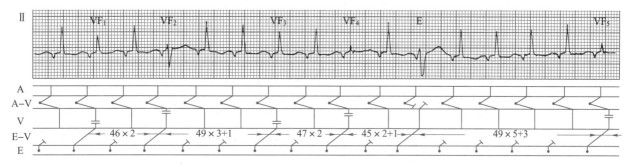

图 37　非阵发性交界区性心动过速

（1）由于主导起搏点与室性异位起搏点的频率几乎一致，所以两个起搏点分别从不同方向发出的冲动常常同时或先后到达并激动心室，因此室性融合波极为频繁。虽然主导心律心动周期匀齐，但室性异位起搏点心动周期快慢有所差异，其频率又略快于主导心律，因此室性异位起搏点发出冲动到达心室的早迟不同，激动心室的多少不同，从而形成更似室性异位搏动（图 37 中 VF$_2$ 呈 rS 型）或更似主导心搏（图 37VF$_{1,3}$ 呈 R 型）的室性融合波，如两个起搏点的冲动同时到达并激动心室，则室性融合波的形态介于前两者之间（图 37VF$_{4,5}$ 呈 rsr′型），因此室性融合波的形态多变。只有在异位起搏点发出冲动提前的程度比较显著、即联律间期较短时，才能在主导起搏点发出的冲动到达心室前激动整个心室，形成提早的室性异位搏动（图 37E 呈 rS 型），但这种类型的室性异位搏动在心电图中是极少的。

（2）由于室性异位搏动的心动周期与主导心律的心动周期几乎相等，因此室性异位搏动的联律间期在一般情况下比较固定，有时则与主导心律的心

动周期一致，波动在 0.43～0.48 秒，差值 <0.06 秒，只在偶发提前的室性异位搏动时的联律间期最短，时间为 0.41 秒，这时与其他最长的联律间期差值也仅 0.07 秒。

（3）虽然室性异位起搏点发出冲动的频率大大超过心室正常固有频率，但由于存在传出阻滞，室性异位起搏点发出的冲动不能连续传入并激动心室，所以室性异位搏动的频率仍然较慢。如传出阻滞的比例不呈整倍数（如 2:1 与 3:1 或 5:1），则异位搏动的短间期与长间期之间无直接倍数关系，需求出最大公约数，才能得出异位起搏点的心动周期。

并行心律常发生于有器质性心脏病者，偶可见于健康人，室性并行心律比室上性并行心律伴发心脏病的发生率高，以高血压性心脏病和冠状动脉粥样硬化性心脏病者常见。此外，风湿性心脏瓣膜病、肺源性心脏病、心肌病、先天性心脏病等亦可发生。这位患者为冠状动脉粥样硬化性心脏病，未曾使用洋地黄，故心律紊乱的产生与洋地黄无关。

38. 房室交界区性心动过速伴二度房室传导阻滞

【临床提要】　患者，男性，53 岁。因咳嗽、咳痰、气喘 1 周住院。

【临床诊断】　慢性支气管炎急性发作，慢性肺源性心脏病，心功能Ⅲ级。

【心电图诊断】　交界区性心动过速伴二度室房传导阻滞；室性早搏及室性融合波。

【心电图分析】　心电图提示（图 38）为住院

时描记的Ⅱ、Ⅲ、aVF 导联，aVF 导联前后两段为同次非连续记录。可见逆行 P 波出现在 QRS 波群终末部，R－P 间期 0.80 秒，Ⅱ、aVF 导联及Ⅲ导联的前半部分可见每 2 个 QRS 波群后有一个逆行 P 波，Ⅲ导联的后半部分见每个 QRS 波群后均有一个逆行 P 波（R$_{13}$ 例外），QRS 波群在Ⅱ导联及 aVF 导联有两种形态，一种呈 rS 型，时间 0.80 秒并与

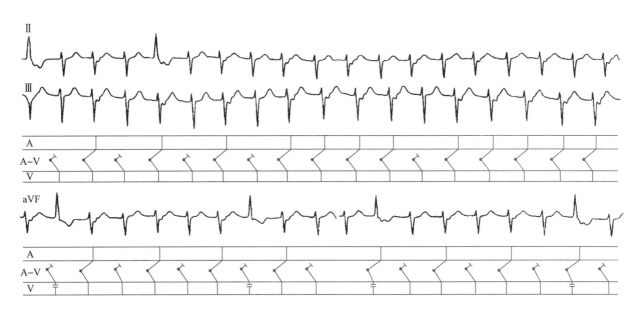

图38 交界区性心动过速伴二度室传导阻滞，室性早搏

Ⅲ导联相同，R-R间期0.52~0.58秒，互差0.06秒，心率约103次/分。另一种呈R型，时间0.09~0.11秒，稍提前出现，其前无相关P波，T波与QRS波群主波方相反。

交界区性心动过速属于少见的心律失常，心率100次/分左右，与加速的交界区性心律不同之处是不出现窦性心律，临床情况符合这一诊断，由于心电图中室性早搏仅稍提前，几乎与下一个交界区性搏动同时出现，而此种早搏增宽并不明显，且宽度也稍有不同，因此，符合室性早搏与交界区性搏动形成的室性融合波。患者在交界区性心动过速发作时，QRS波群不增宽，属于窄QRS波群心动过速。QRS波群后固定位置的逆行P波呈2:1或1:1出现，符合二度室房传导阻滞即逆向性二度房室传导阻滞。

窄QRS波群心动过速发作逆行P波的位置在鉴别诊断上甚为重要。R-P间期<0.70秒为慢快型

房室结折返性心动过速。R-P>0.90秒为顺向房室折返心动过速心电图提示R-P间期为0.80秒，上述情况均可出现。但在出现二度室房传导阻滞及室性早搏时心动过速并未终止，故可排除室性折返性心动过速。可见图38在心动过速发作时R-R间期互差达0.60秒，而此时的R-P间期均固定不变，这种现象不符合房室结折返性心动过速，而符合自律性心动过速。

患者诊断慢性肺源性心脏病，心功能Ⅲ级。曾用去乙酰毛花苷注射液0.4mg，每日1次，治疗3天，出现了自律性增高的交界区性心动过速。但虽无洋地黄中毒的其他临床表现，亦应考虑为洋地黄中毒。停用去乙酰毛花苷注射液后恢复窦性心律，也说明这种心律失常的出现与应用洋地黄类药物有关。肺源性心脏患者应用洋地黄药物易引起中毒，也可只表现为心律失常而无洋地黄中毒的其他症状及体征，故应注意这种临床特征。

39. 并行心律型房室交界区性心动过速伴文氏现象

【临床提要】　患者，女性，45岁。因发作性心悸半年住院。

【临床诊断】　心律失常，房室交界区性心动

过速。

【心电图诊断】　并行心律型房室交界区性心动过速伴文氏现象。

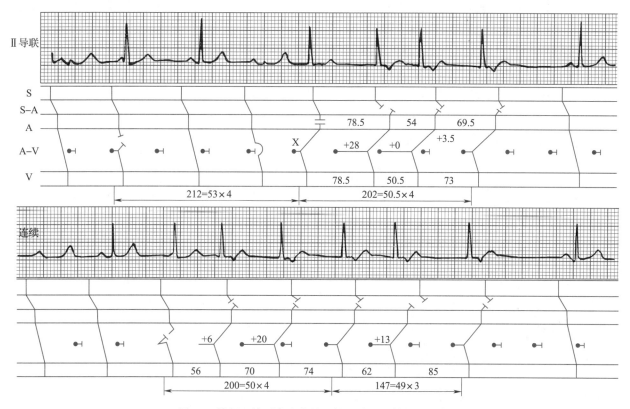

图39 并行心律型房室交界区性心动过速伴文氏现象

【心电图分析】 并行心律型房室交界区性心动过速甚为少见，而伴有文氏现象者更属罕见。心电图为（图39）Ⅱ导联连续描记的。上行图提示为基本窦性心律，心率72～83次/分。R_2与R_5波为提早出现的心动，形态与窦性心律相似，其配对间期明显不等（0.53～0.65秒），$R_{6,7,8}$波形态与窦性者亦相似，其后均有逆行P波，$R-P'$间期0.12～0.155秒，为房室交界区性心动过速；R_5波之后P波双向，正先正后负形态界于窦性P波与逆行P波之间，且P_4-P_5间期与P_3-P_4间期基本相等，为房性融合波；P_2-R_5间期2.12秒（2.12＝0.538×4），R_5-R_8间期为2.02秒（2.02＝0.505×4），两者间有一最大公约数0.505～0.53秒，恰与最短的R_6-R_7间期相等。符合房室交界区性并行心律。其频率为113～118次/分，超过内在正常的频率范围（40～60次/分）且其异位心动连续出现4次，为并行心律型房室交界区性心动过速。梯形图显示其发出的异位心动呈逐搏延长直至脱漏，且增量逐渐减少，表现为$R-R$与$P'-P'$间期逐渐缩短，并继以含有房室交界区冲动传出受阻的较长间歇，呈4:3文氏型传出阻滞。P_2波在房室交界区发生干扰，未能下传。R_7波的$R-P'$间期（0.155

秒），稍长于其他心动（0.12秒），可能系逆行时间慢于其他心动之故。$P_{5,6,7}$波与房室交界区性并行心律的逆行心动相遇，后者似未能侵入窦房结，打乱其原来规律，可能在窦房交界区发生干扰。下行图显示心动过速又出现，且伴4:3与3:2文氏型传出阻滞，前者增量呈逐渐增多，故$R-R$间期逐渐延长，直至出现其冲动受阻的最长间期。

房室交界区性心动的QRS波群与逆行P波的关系并不反映出冲动逆行传入心房或下行传至心室的绝对时间，而仅反映下传与逆传时间的差。两者都较长或都较短可以有相同的差，可表现为相同的$R-P'$或$P'-R$间期。如果房室交界区冲动的下传或逆传时间固定，$P'-P'$或$R-R$间期可反映其频率，而其同时伴有下传和逆传性文化现象，则以$R-P'$或$P'-R$间期的逐渐延长直至心房或心室脱漏的规律来诊断下传或逆传性文氏现象，则以$P'-P'$和$R-R$间期的规律变化，找出其"等同传导间期"，计算其频率，方能间接诊断。这位患者系房室交界区性区性并行心律，最大的公约数可提示其频率，易发现其伴有不等比例的传出阻滞，及呈文氏现象。

典型的文氏现象诊断不难，而不典型者比较复杂，且比典型者多见。不典型文氏现象主要为逐渐增量可有正数、零或负数的改变，加之互相参杂复合，可出现多样化的心电图表现。1927年Wenckebach等已发现这种变异型，其后的学者亦相继发现。1975年Denes等分析24例及128例调搏引起的文氏周期，证明前者的98个文氏周期有86%属不典型者，而后者128例中文氏周期有66%属不典型。两者中若房室传导的文氏周期比率为6∶5以上者，则均产生不典型图型；但其发生率与心率快慢无关。以房室传导阻滞为例，把不典型的文氏现象分为下列5种类型：①文氏周期中最后1个心搏P-R间期的增量较其前1个心搏的增量为大；②最后心搏的P-R间期增量为周期中最大者；③在周期中相似的P-R间期出现减量至少有1次以上；④在周期中P-R间期出现减量至少有1次；⑤第1个P-R间期的增量为非周期中最大的增量。以上不典型文氏现象有将其称为第Ⅲ型二度传导阻滞。心电图第1个文氏周期属不典型者，其第3心动的增量为零，为上述第3种类型；第2个文氏周期最后心搏的增量为周期中最大者，可能为上述第2种类型。

房室交界区节奏点传出冲动的文氏现象，一般表现为R-R或P′-P′间期的逐渐缩短，直至出现含有心室或心房脱漏的最长间歇。然而最长的间歇不一定是文氏周期中含有脱漏者。因含有脱漏的间歇长短取决于文氏周期的总增量多少。如心电图第1个文氏周期的总增量为0.28秒，而首次增量为0.28秒，大于原始周期与总增量之差（0.505 - 0.28 = 0.225），故表现为文氏周期的第1个R-R间期（0.505 + 0.28 = 0.785）长于含有房室交界区冲动受阻的第3个R-R间期（0.505×2 - 0.28 = 0.73）。这种现象不同于一般的文氏规律，据推测可能亦是文氏现象的一种变异型。

并行心律型房室交界区性心动过速有时可与非阵发性房室交界区性心动过速混淆。虽两者频率可相近，但后者无保护性的传入阻滞，一旦被窦性或其他异位心动夺获，便暂时终止，且常在舒张晚期出现，具有逐渐出现和逐渐消退的特征。如用刺激迷走神经的方法，可使其逐渐减慢甚至消失，停止刺激又可恢复原样。而前者与基本心律的快慢、迷走神经的刺激与否等无关；如在间歇期，可有配对间期明显不等、R-R间期之间有一定的倍数关系等基本特征。

一般认为，并行心律多见于有器质性心脏病的老年人，且室性者伴有心脏病的发生率比室上性者为高。Pick等认为房室交界区性并行心律发生于临床上心脏正常的青年人。不典型文氏现象可能与迷走神经兴奋有关，其预后视基本病因而定，一般预后良好，而逆传性文氏现象往往有明显的器质性心脏病存在。这位患者为中年女性，无其他心脏异常的依据，无常见病因可查，其心律失常的临床意义尚难确定。

40. 交界区内双重性并行心律合并一度房室传导阻滞和干扰性房室脱节

【临床提要】 患者，女性，63岁。因发作性心悸、胸闷1周，加重2小时住院。

【临床诊断】 冠状动脉粥样硬化性心脏病。

【心电图诊断】 交界区内双重性并行心律合并一度房室传导阻滞和干扰性房室脱节。

【心电图分析】 在临床中遇见交界区性并行心律比较少见，基本心律在交界区的双重性并行心律更

为罕见。心电图提示窦性心律，一度房室传导阻滞，P波直立，顺序发生，心率94次/分，P-P间期0.64秒，多数P波后未随QRS波群，系落在QRS波群或T波内。R15、R18、R21波属前面窦性P波下传，P-R间期0.34秒，为窦性心律伴一度房室传导阻滞。交界区内两种不同起源的搏动构成双重性并行心律，除R15、R18、R21波外，其余所有qR型者均属交

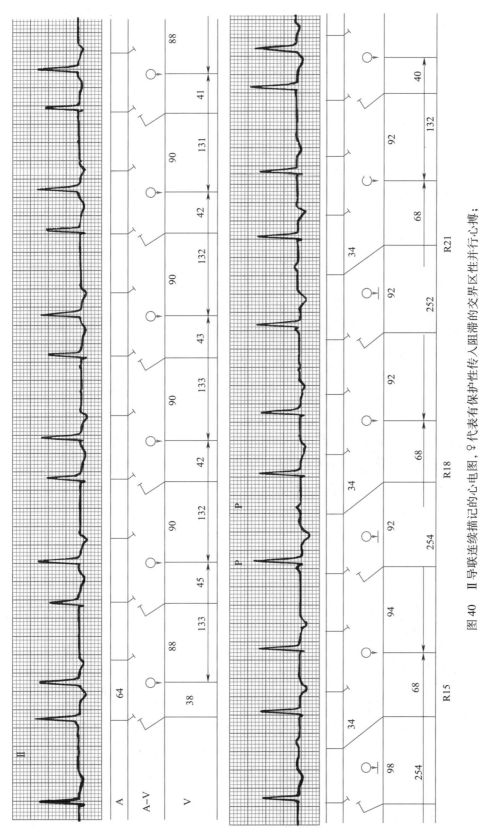

图 40　Ⅱ导联连续描记的心电图，♀代表有保护性传入阻滞的交界区性并行心搏；

♀代表有保护性传入阻滞的交界区性并行心律伴有传出阻滞

界区起源，和窦性下传者基本相同，但分属两种性质：①"二联"型的前一个QRS波群（即长间歇中后面一个QRS波群），均无窦性P波与之相关，也无逆行P波伴随，R-R间期0.88～0.94秒，提示交界区性心律伴不齐，为无保护性传入阻滞的基本心律；②"二联"型式的后一个QRS波群形态和基本心律相似，与前面基本心律的联律时间为0.38～0.68秒不等。此类QRS波群间期在1.31～2.54秒，最大公分母平均值为1.30±0.04秒，变异范围小于±5%（为±3%），系交界区内另一起搏点发出的激动，存在有保护性传入阻滞和传出阻滞，不受基本心律和少数窦性下传（R_{15}、R_{18}、R_{21}波）的任何影响。

干扰性房室脱节（图40），根据可见P波的测量，P-P间期为0.64秒，但大部分P波落在交界区两个不同起源的QRS波群的生理性不应期，故未下传，构成干扰性房室脱节。同时房室交界区又有不应期的病理性延长或隐匿性传导所致，见于下传的R_{15}、R_{18}、R_{21}波前面的P波虽已落在相对不应期结束之后，P-R间期仍达0.34秒。有人称普通并行心律为"双重心律"，也有提出双重心律也包括房室脱节、完全性房室传导阻滞。有学者将有保护性传入阻滞的两个并行异位灶的称为"双重性并行心律"。此处所称"双灶性"，意指在窦房结外，尚有两个异位灶存在，可以是一个或两个都有保护性传入阻滞。图40中窦房结激动达94次/分，但因交界区两种性质心律的存在，使之大多落在生理性不应期而未下传；只有当异位并行灶激动有外出传导阻滞，使交界区免除一次应激，此时又适逢窦性P波下传即能传入心室，类似夺获而无夺获呈"QRS波群提前"的特征（仍有0.92秒或0.98秒），见于R_{15}、R_{18}、R_{21}波。相对不应期的存在和病理性延长，使绝大多数心律形成干扰性和阻滞性脱节，基本心律由交界区控制；同时又合并交界性并行心律，这是更为少见的。R_{14}、R_{17}、R_{20}波的T波结束处前后应有三个并行心律存在，但未见到（以"♀"表示）。如在生理性不应期内，属干扰性中断；若在生理性不应期之后，则为阻滞性，可能这两种情况都存在，故为二度传出阻滞。心电图中尚存在偶联，即并行心律后的补偿间期比较固定（0.88～0.94秒），系交界区基本心律起搏点受到同时并存的并行心律起搏点激动的作用，发生节律顺延，也即基本心律并无保护性传入阻滞，构成"逆双联律"，这在相同性并行心律中最为常见。

临床中需和交界区性反复心律、二度Ⅰ型房室传导阻滞相鉴别，交界性反复心律，应见到逆行P波并应加深原有对称性倒置T波，而见到的是直立窦性P波，使T波变浅，同时也未扰乱QRS波群的排列，在窦性夺获出现后仍有最大公分母平均值，故可排除反复搏动。表面上看P-R_{15}、"P-R_{18}"（P-R_{18}"P-R_{19}"和、P-R_{21}"P-R_{22}"间期）似有P-R间期渐增，并继后P波未下传，酷似二度Ⅰ型房室传导阻滞，但R_{16}、R_{19}、R_{22}波前的P波从不应期看似不可能下传；各导联"R-P：P-R"间期和前一心动周期的"R-P：P-R"间期比较，就可排除二度Ⅰ型房室传导阻滞。

41. 自律性阵发性交界区性心动过速

【临床提要】 患儿，女性，12岁。因突发心悸、气促、呕吐半小时住院。

【临床诊断】 先天性心脏病，继发孔型房间隔缺损，阵发性交界区性心动过速伴房室分离。

【心电图诊断】 阵发性交界区性心动过速伴房室分离。

【心电图分析】 自律性阵发性交界区性心动过速（JET）是一种罕见的心律失常，心电图（图41）提示频率极快的正常QRS波群心动过速。R-R间期规则。心室率283次/分，心电轴右偏140度，不完全性右束支传导阻滞图型，可见R波电压交替。仔细分析V_1导联可见房室分离现象。P波规则，心率154次/分，与R波无固定时间关系。但因其血流动力学影响较严重，死亡率高，治疗及预

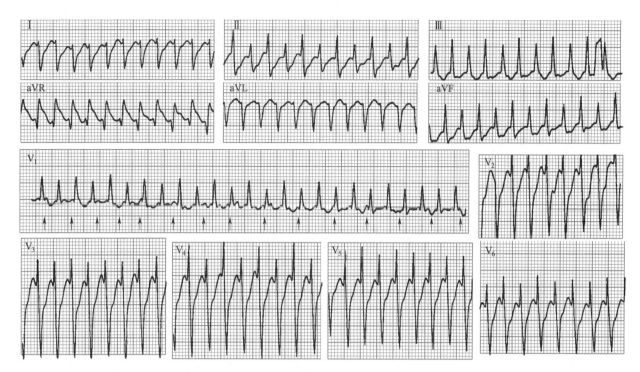

图 41　自律性阵发性交界区性心动过速，V_1 导联可见房室脱节（箭头所指为 P 波）

后与房室结折返性心动过速及非阵发性交界区性心动过速不同，故对其正确认识仍有重要临床意义。

　　根据病因可分先天性及心脏手术后所致两种类型。前者多于六个月内婴幼儿发病，50% 有家族史，大多伴心力衰竭及休克。其心电图特征为伴有房室分离的正常 QRS 波群心动速。心室率 140～370 次/分（平均 230 次/分）。多呈无休止性发作。心律通常规则，亦可因窦性夺获而不规则。期间可有逆行室房传导。电生理检查 V 波前均有 H 波，H－V 间期与窦性心律时相同。心房、心室电刺激均不能诱发或终止心动过速。直流电击亦不能复律，死亡率高达 35%。对一般抗心律失常药物效果不佳，胺碘酮为首选药物。

　　心电图分析提示伴有房室分离的正常 QRS 波群心动过速，在发作间歇期食管心房调搏各种电刺激均未能诱发。自律性阵发性交界区性心动过速的诊断应成立。患儿发作时心率极快、血流动力学影响严重，对胺碘酮疗效较好，而临床特点亦与上述相符，不同的是起病年龄较晚。文献报道常发生于成人者，心律多完全不规整，QRS 波群增宽多见。心电图易误诊断为心房颤动、多源性房性心动过速或多形性室性心动过速。对 β 受体阻滞剂有一定疗效，预后较儿童者为好。如发生心电图变化和临床表现较多为先天性类型。

42. 房性早搏隐匿性传导激发房室交界区性心动过速

　　【临床提要】　患者，女性，18 岁。因发热后心悸伴乏力 1 周住院。

　　【临床诊断】　病毒性心肌炎。

　　【心电图诊断】　窦性心律，频发房性早搏部分未下传，房室交界区性心动过速。

　　【心电图分析】　隐匿性传导是指一个窦性或异位激动在传导途径中，传到足够深处但有不能"走完全程"的一种现象，这种"部分穿透"不能直接显示出来。但因它影响下一个激动的传导或次级起搏冲动的形成而被间接证实。隐匿性传导多发生在房室

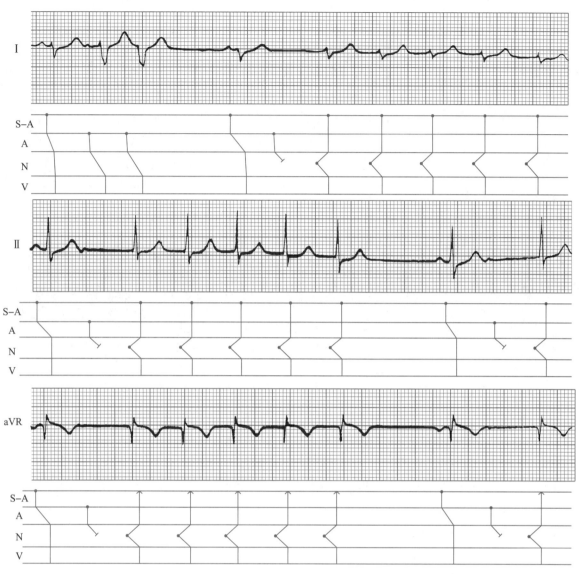

图42　Ⅰ、Ⅱ、aVR 导联描记，提示连续出现和未下传的房性早搏，未下传的房性早搏隐匿传导，
激发房室交界区的异位起搏点，引起一次或一阵房室交界区性心动过速。梯形图内容见心电图分析

交界区，是引起复杂心电图的主要原因。由于房性或室性早搏隐匿性传导激发的房室交界区性心律较为罕见。这一份心电图（图42）初一看很复杂，但实际这是在窦性心律基础上频繁发生房性早搏，其中有的未下传。因异位冲动很频繁，故难以测定窦性心率。在Ⅰ、Ⅱ、aVR 导联中均可见到提前出现的房性早搏，即 P 波，其后跟随或无 QRS 波群。Ⅰ导联中第 2 个和 3 个心搏为两个相继出现的房性早搏伴室内差异性传导。Ⅰ导联中第 5、Ⅱ导联中第 2 和最后一个以及 aVR 导联中第 2 和最后一个 P 波均为未下传的房性早搏，在未下传的房性早搏后，出现 5 个一串，心率 100～107 次/分的房室交界区性心动过速共 3 次。在Ⅱ和 aVR 导联

最后一个未下传房性早搏后只出现一个房室交界区性心搏。图 42 中可见夹有窦性搏动的较长的交界区搏动间距离，是不夹有窦性搏动的最短的交界区搏动间距离的四倍，这提示一个交界区性平行收缩节律的存在。

在一个未下传的房性早搏后出现一个或一阵快速的房室交界区性心搏的现象很特殊。假定房室结纵行分离成 α 和 β 途径，前者传导速度较慢但不应期较短，则一个房性早搏的冲动有可能在 β 径路造成传导减慢。这样，有纵行分离的 β 径路存在，其中又发单向阻滞，再有 α 径路的传导减慢便构成了环形运动的三项条件，使反复性房室交界区性心动过速容易发生。但本帧心电图在心动过速发作时，

未能显示逆行 P 波，且发作前的窦性心律也未见 P-R 间期延长以说明 α 径路的传导减慢。因此，房性早搏引起阵发性反复性房室交界区性心动过速不能成立。

Schamroth 报道一例由室性早搏逆行性隐匿传导激发房室交界区性心律，其窦性心率为 81 次/分，异位心律为 76 次/分，较窦性者为慢。房室交界区的起搏点因早搏的刺激略有提前，因而只出现 3 次异位心搏的房室分离即被快的窦性心律夺获。而这份心电图与此不尽相似。激发交界区性心律者非室性早搏，而是呈隐匿传导的房性早搏。附图中呈隐匿传导的房性早搏应能下传到心室；因下传的房性早搏 P 波在前一心搏的 R 波后 0.40 秒，与未下传房性早搏

P 波出现的时间相同。其所以不能下达心室的原因可能与其前的心动周期较长有关；致使房室结的不应期相应延长而房性早搏只能隐匿传导达房室交界区而刺激之。由于心肌炎症可能使心房和房室交界区异位起搏点的自律性增强。房室交界区经房性早搏隐匿传导刺激后，释放一个或一阵冲动。

这份心电图是隐匿性传导的一种少见现象，隐匿性传导对次一级起搏点激动形成的影响，一般是房室交界区心搏不出现或延迟发生；房性早搏的隐匿传导激发出一阵房室交界区性心动过速。隐匿性传导可发生于正常和有病变的心脏，诱因可能是病毒引起的炎症。此外，识别隐匿性传导，有助于许多复杂心律失常的诊断。

43. 房室结双径路长不应期快径的特点

【临床提要】 患者，男性，33 岁。因反复阵发性心悸、气促 5 年，加重伴呼吸困难 2 小时住院。

【临床诊断】 阵发性室上性心动过速。

【心电图诊断】 房室结折返性心动过速。

【心电图分析】 合并房室结折返性心动过速（AVNRT）的房室结双径路（DAVNP）其快径路有效不应期（ERP）往往较短。Lee 等根据快径路有效不应期是否 >500 毫秒，将其分为长有效不应期快径路和短有效不应期快径路两种类型。长有效不应期快径路临床较少见。

经分析认为患者发作时心率波动于 100～150 次/分之间，不伴头晕和晕厥等症状。既往健康。静息无症状时心电图正常，P-R 间期 0.20 秒。图 43-1 为患者诉心悸、气促、呼吸困难时心电图，Ⅱ、Ⅲ、aVF 导联为发作 5 分钟后记录，其他导联为开始发作时记录，心率 125～135 次/分，5 分钟后心率增至 150 次/分（Ⅱ、Ⅲ、aVF 导联），P-R 间期达 0.32 秒。发作持续约 40 分钟后心电图正常，症状亦消失。图 43-2 提示快径路转为慢径路下传的过程，P_{1-4} 波经慢径路下传，S_1S_1 为 350 毫秒超速刺激后停止，其后的 P_{1-2} 波由快径路下传，P-R 间期 0.19 秒，P_3 波的 P-R 间期延长至 0.22 秒，P_4 波始有从慢径路下传，P-R 间期延长至 0.42 秒。附图 2 显示 P-R 间期的长短与 P-R 间期无关。食道电生理检查基础状态下各种刺激均未经快径路前传，而是由慢径路前传，S_1S_1 为 500～380 毫秒均提示慢径路 1:1 传导，说明快径路有效不应期 >500 毫秒。S_1S_2 逆传显示慢径路有效不应期为 360 毫秒。静脉滴注异丙肾上腺素后心率增至 150 次/分，P-R 间期缩短至 0.12 秒，S_1S_1 350 毫秒，经慢径路 1:1 传导，320 毫秒显示快径路 3:2 文氏型传导。停滴异丙肾上腺素 10 分钟后静脉注射阿托品 1mg，心电图显示心率 144 次/分，P-R 间期 0.16 秒，S_1S_1 250 毫秒仍显示快径路 1:1 传导，240 毫秒显示快径路 4:3 文氏型传导，S_1S_2 逆传显示快径路有效不应期为 240 毫秒（跳长 100 毫秒），慢径路有效不应期为 210 毫秒，各种程序刺激均未诱发心动过速。

此患者心电图窦性心律时有长短两种 P-R 间期，S_1S_2 逆扫 S_2R 间期跳长 >60 毫秒也证实了房室结双径路的存在。长有效不应期快径路的产生可能与以下因素有关：①固有快径路有效不应期延长；②迷走神经对快径路的前传抑制作用过强（患者基础状态下快径路有效不应期较长，静脉滴注异丙肾

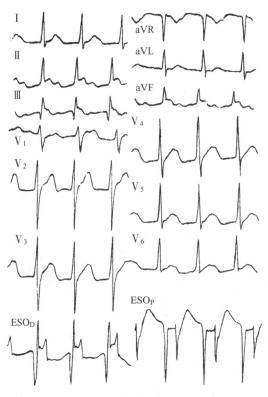

图 43 - 1　自发经慢径下传时 12 导联心电图和食管心电图

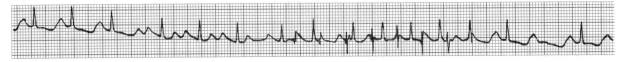

图 43 - 2　Ⅱ导联记录：S_1S_1 为 350ms 超速刺激忽然停止后
显示窦性 P 波由快径转经慢径下传的过程

上腺素时或静脉注射阿托品后快径路前传改善、有效不应期明显缩短，支持这种观点）；③慢径路对快径路的抑制作用使其有效不应期延长，Lee 等认为慢径路消融后是自主神经张力的改变，失去慢径路对快径路电张力的抑制作用，消融慢径路时波及快径路的短暂热效应等是快径路有效不应期明显缩短的原因。长有效不应期快径路引起症状的机制，由于快径路有效不应期较长，窦性 P 波常有慢径路下传。当慢径路传导较慢时，可产生长 P - R 间期致心室过度充盈，每搏心排血量明显增加，患者会出现心悸等症状。不适感使心率增快，R - R 间期缩短，P - R 间期延长时，R - P 间期就相应缩短了，长 P - R 间期就可能接近或等于 R - R 间期（图 43 - 1），P 波几乎与 QRS 波群同时出现，此时心房与心室同时收缩或室房逆收缩，致心房压升高。左房压升高时，肺循环压亦升高，这样势必影响呼吸和气血交换，导致气促、呼吸困难等症状；右房压升高时，体循环淤血，就出现了颈静脉搏动，即 Cannon 波。Geelin 等报告 6 例长 P - R 间期不伴房室结折返性心动过速的患者均可出现上述症状，并提出窦性心律时出现颈静脉搏动，如能排除室性及交界区性心律、房室分离，提示 P 波经慢径路下传。

44. 房室结双径路参与的房室折返性心动过速

【临床提要】 患者，男性，38岁。因阵发性心悸10余年，发作频繁2年住院。

【临床诊断】 阵发性室上性心动过速。

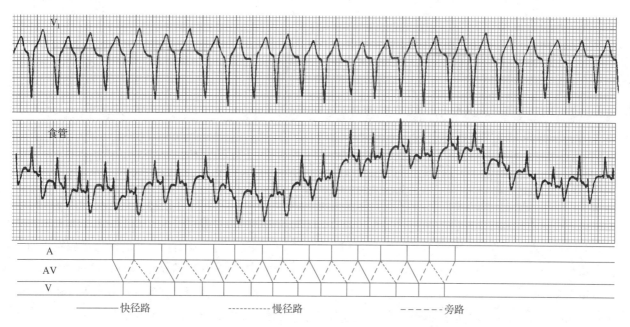

图44-1 心动过速发作时 V₁ 导联和食管导联的心电图和梯形示意图

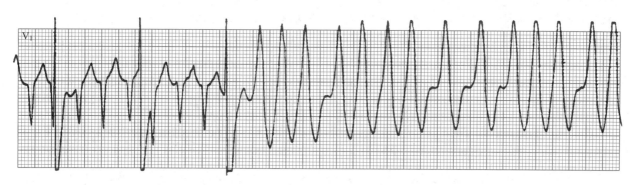

图44-2 室上性心动过速转为心房颤动时的 V₁ 导联心电图

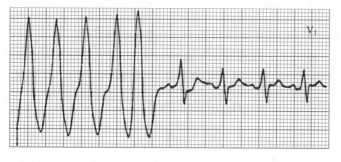

图44-3 心房颤动自行转为窦性心律时的 V₁ 导联心电图

【心电图诊断】 预激综合征A型；房室结双径路、房室折返性心动过速；阵发性心房颤动。

【心电图分析】 心动过速发作时心电图（图44-1）。QRS波群图形为室上性心动过速，在V1导联呈QS波型，时限0.08秒，心率190次/分。P-R间期长短交替，分别为0.32秒和0.27秒。食道导联可见P'波在QRS波群之后，R-P'间期固定，为0.12秒，P'波形态一致，P'-R间期则长短交替，分别为0.21秒和0.16秒，提示为由旁路逆传及房室结快、慢径路交替顺传形成的房室折返性心动过速。

行食道调搏予60次/分亚速刺激，由房室结快、慢径路交替下传、旁路逆传的室上性心动过速转为由旁路下传的心房颤动；同时QRS波群宽大畸形，在V1导联呈R型，时限0.13秒，平均心室率200次/分，心房颤动时最短异常P-R间期为0.20秒，提示旁路前传不应期很短（图44-2）。心房颤动为阵发性，后又自行转回P-R间期长短交替的室上性心动过速。随后QRS波群宽大畸形的心房颤动自行转为窦性心律，心率125次/分，V1导联呈Rs型，符合预激综合征A型（图44-3）。

预激综合征中房室结双径路的发生率是10%~20%，但房室结双径路参与的房室折返性心动过速并不常见。有双向传导能力的旁路合并房室结双径路，当旁路不应期大于房室结快、慢径路的不应期时，冲动从房室结下传，旁路逆传。如经快、慢径路交替前向下传，而经旁路逆传，则形成R-R间期一长一短的心动过速。当患者心动过速发作时QRS波群形态正常，但R-R间期长短交替，在窦性心律时出现的是预激综合征图形，故可明确是预激综合征合并房室结双径路参与的折返性心动过速，激动从房室结快径路下传，旁路逆传，形成心动过速发作中的短R-R间期；当激动从房室结慢径路下传，旁路逆传时形成心动过速时的长R-R间期，如图44-1中梯形图提示。而这位患者旁路的不应期极短，200毫秒，并且有逆传能力。为什么每次发作总是房室折返性心动过速呈逆行性呢？这可能与正路为生理性逆行单向阻滞有关，因此无

法形成旁路下传、正路逆传的逆向性房室折返性心动过速。既然旁路的不应期明显短于正路的不应期，为什么心房程序调搏能先遇到旁路不应期改由正路下传，再有旁路逆传产生心动过速呢？这是因为，旁路的不应期短是指旁路的功能不应期短于正路，心房冲动可以通过旁路给予心室更高频率的刺激，而正路房室结有较强的延缓冲动的能力，刺激到达房室结上部时，其下部的传导系统可能尚未脱离不应期，由于冲动在房室结内的缓慢传导，当刺激传至下部的传导系统时，该部位已脱离了不应期，使刺激得以下传至心室。所以房室结有比旁路更短的有效不应期，即更早的心房刺激能经房室结缓慢下传心室；可能与该旁路的慢频率依赖性传导阻滞有关。当心率减慢时，冲动在旁路受阻，改由正路下传、旁路逆传，引起正向型房室折返性心动过速。旁路具有慢频率依赖性传导阻滞的电生理特征已被公认。但早期文献认为不能在心房颤动心律时诊断4相传导阻滞。近年来，一些作者提出不同意见。因为心房颤动时房性下行的激动频率快而不齐，大多数激动会阻滞在房室交界区的不同水平。如这种情况延伸到旁路，就不可能出现4相传导阻滞的图形，它的规律性也不能建立起来。

预激综合征中三分之一可以出现心房颤动，心房颤动发生的病因尚不十分清楚。预激综合征心房颤动的出现通常伴发折返性心动过速。在电生理研究中已经观察到折返性心动过速转变成心房颤动，通常由房性或室性早搏所引起，后者通过旁路传至心房。总的来说，有心房颤动较无心房颤动的患者也常有房内传导时间延长、心房功能不应期缩短和心房易损性增加。但旁路在心房颤动始发和持续发作中的特异性作用还不清楚。经临床观察到演变成心房颤动的实际过程，极慢的经食管的亚速刺激因为与折返性心动过速无同步关系，刺激随机落在心动过速的不同时期，如果正好遇上心房的易损期，则使心动过速转变为心房颤动。另外，无外界刺激的心动过速也能因经旁路的心房回声正落在前次心房活动的易损期而诱发心房颤动。

45. 双向性传导的房室结内双径路伴逆向慢径路文氏现象

【临床提要】 患者，女性，35岁。因近1周晕厥2次住院。

【临床诊断】 晕厥原因待查，病毒性心肌炎？

【心电图诊断】 窦性静止；房室交界区性逸搏及其心律伴非相性室内差异性传导；房室交界区性反复搏动；房室结内逆向双径路传导及慢径路逆传4:3文氏现象。

【心电图分析】 患者住院前心电图Ⅱa、Ⅱb导联（图45－1）连续记录，短P－P间期0.67～0.79秒，长P－P间期3.78秒，与短P－P间期无倍数关系，P波落在J点、S－T段及T波升支上，下传的P－R间期为0.52～0.54秒，R－P间期与P－R间期不呈反相

关关系，P_3、P_4、P_{13}波落在T波顶峰上，下传的P－R间期为0.20秒，而P_5波落在T波顶峰上，其P－R间期为0.54秒。Ⅱc、Ⅱd导联系住院后不同时刻记录的心电图（图45－2），均未见窦性P波，Ⅱc导联R－R间期1.19～1.25秒，心率48～50次/分，QRS波群后面均跟随逆行P波（P'），R－P'间期0.21秒，Ⅱd导联重复出现QRS－P'－QRS波群序列，此为房室交界区性逸搏及其反复搏动。逸搏QRS波群与反复搏动的QRS波群的形态稍异，逸搏周期1.36～1.42秒，心率43～44次/分，R－P间期由0.42→0.46→0.49秒逐渐延长直至逆行P波消失，而P－R间期固定在0.17秒。

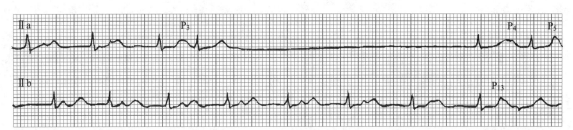

图45－1　Ⅱ导联心电图

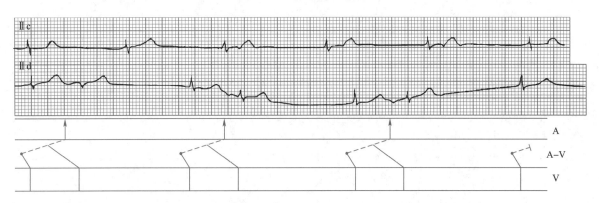

图45－2　A＝心房，A－V＝房室交界区，V＝心室，A－V行中实线为快径路，虚线为慢径路

房室结双径路传导的组合有4种类型：①Y形即下共同通道型；②平行形即无共同通道型；③倒Y形即上共同通道型；④菱形即上、下共同通道型。顺向性双径路传导的心电图表现复杂多变，诊断线索有如下几种：①P－P间期基本规则时，出现长、短两种P－R间期且互差＞0.06秒；②重复出现窦性或房性反复搏动即呈P（P'）－QRS－P'或P

（P'）－P'序列的心房回波；③出现慢－快型房室结内折返性心动过速；④一个P波跟随两个正常的QRS波群；⑤一部分不典型房室结文氏现象如长间歇前1、2个激动的P－R间期增量最大≥0.06秒，3:2传导的文氏周期其第2个激动的P－R间期成倍增加；⑥出现在收缩早、中期的房性期前收缩或间位性室性期前收缩后第1个搏动的P'（P）R－1间期

固定延长，且 R－P 与 P－R 间期不呈反相关关系，不能以干扰性 P－R 间期延长来解释。而逆向性双径路传导若是 Y 形或平行形，则在心房内有两个逆行出口，快径路出口位于右房间隔下部，其除极顺序是右房间隔下部→冠状窦近端→右房上部→右房侧壁；而慢径路出口则在冠状窦口附近、快径路出口的左后下方，其除极顺序是冠状窦近端→右房间隔下部→右房侧壁→右房上部，出现长、短两种 R－P 间期及两种形态的逆行 P 波，若是倒 Y 形，菱形，则心房内仅有一个逆行出口，表现为长、短两种 R－P' 间期及一种形态的逆行 P 波，故逆向双径路

传导的诊断线索有如下几种：①房室交界区性、室性异位搏动有长、短两种 R－P' 间期且互差≥0 06 秒，P' 波形态单一或两种；②重复出现呈 QRS－P'－QRS 波群或（QRS－QRS 序列的心室回波）；③快-慢型房室结内折返性心动过速。附图 1 虽然 P－P 间期互差 0.12 秒，但其 P－R 间期长、短却相差 0.32～0.34 秒，而且 R－P 与 P－R 间期不呈反相关关系，可排除频率依赖性 I 度房室传导阻滞，考虑为顺向性双径路传导；附图 2 虽然是不同时刻记录，但 R－P 间期互差 0.21 秒，符合逆向性双径路传导。患者经植入心脏起搏器后病情稳定。

46. 卧位性房室结双径路传导

【临床提要】 患者，男性，35 岁。因反复心悸 10 年住院。无晕厥史。

【临床诊断】 心悸原因待查。

【心电图诊断】 窦性心律；房室结双径路伴快径路文氏型传导；慢径路传导致心房回波及房室结折返性心动过速（慢-快型）；偶发房性早搏。

【心电图分析】 常规心电图检查，患者立、坐位时描记心电图正常。改为同期卧位时 II 及 V$_5$ 导联描记（图 46），提示为窦性心律，P－P 间期 0.80～0.84 秒，P－R 间期不规则，QRS 波群时间正常。II 导联前 3 次 P－R 间期自 0.16 秒逐渐延长至 0.26 秒，第 4 次 P－R 间期突然延长至 0.47 秒，其 QRS 波群后紧跟一逆行 P' 波，P－R' 间期为 0.07 秒，呈 P－QRS－P' 序列，P' 波为心房回波，经一长间歇后又周而复始。根据 P－R 间期呈跳跃性延长及心房回波应考虑房室结双径路传导，激动经快径路以较短的 P－R 间期（0.16～0.23 秒）呈文氏型下传心室。经慢径路同步下传的激动延期抵达远端共同通道时遇到不应期而受阻。快径路文氏型下传延缓逐渐加重，终至传导阻滞，激动经慢径路以较长的 P－R 间期（0.40～0.47 秒）下传心室。慢径路缓慢传导使快径路及心房脱离不应期，致激动在房室结内又经快径路折返逆行激动心房而产生心房回波。V$_5$ 导联第 3 次心动提前发生，P'' 波形态异于窦

性，为房性早搏，联律（P－P''）间期 0.68 秒。因快径路有效不应期较慢径路者长，P'' 波下传时可能正遇快径路有效不应期而从慢径路以 0.42 秒的 P''－R 间期下传心室，同样经快径路折返而产生心房回波。在第 3 次长 P－R 间期（0.44 秒）后，P' 波连续发生并下传心室，形成短阵折返性心动过速，心率 100 次/分。房室结双径路在常规心电图中直接显示的最显著特征是，在心率相对稳定的情况下，有两种长短分明的 P－R 间期呈跳跃式转换。心电图因快径路出现文氏型前向传导阻滞，至慢径路前向传导得以显现。与一般房室结文氏型传导不同，终止文氏周期的长间歇中无下传受阻的窦性 P 波，有学者称之为不完全的房室结文氏型传导。慢径路传导的延缓又为激动的折返传导产生心房回波及折返性心动过速创造了有利条件。从图 46 的梯形图中可看出，激动经慢径路缓慢下传，至心动过速的折返周期（P'－R＋R－P'）长达 0.56～0.64 秒。故患者折返性心动过速时的心率（100 次/分）明显较一般折返性室上性心动过速的心率慢。患者虽有房室结双径路传导的上述心电图表现，但心房回波的 R－P' 间期恰为 0.07 秒，故其折返途径亦可能为经慢径路前传、隐匿性旁路逆传。明确诊断的唯一方法是行心内电生理检查。因患者为青壮年男性，能胜任重体力劳动，无晕厥史，临床检查无器质性

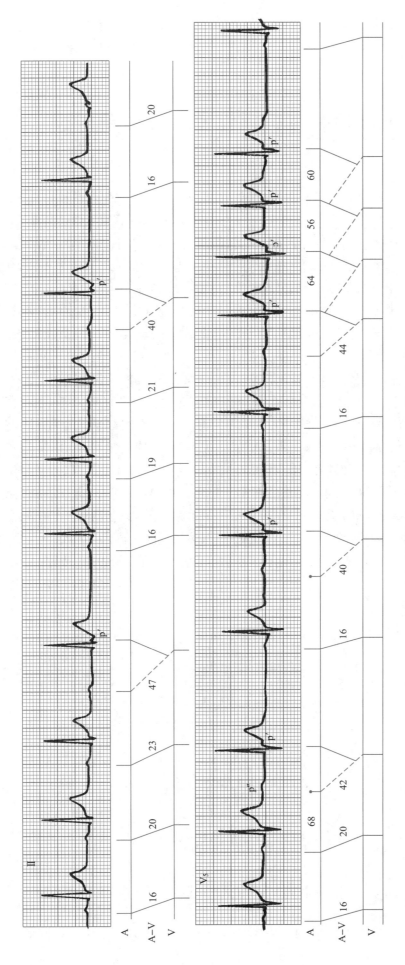

图46 患者卧位时 II 和 V₅ 导联描记心电图及梯形示意图

心脏病证据。心律失常多在卧位时发生，立、坐位时消失，推测可能系迷走神经张力增高对房室结快、慢径路传导的抑制所致，即表现为快径路文氏型传导及慢径路传导延缓。

47. 希氏束内双径路与折返性室上性心动过速

【临床提要】　患者，女性，55岁。因阵发性心悸5年住院。

【临床诊断】　阵发性室上性心动过速。

【心电图诊断】　室上性心动过速。

【心电图分析】　希氏束内传导的纵向分离表现为双径路者，在临床工作中较少见。检查前对患者采取停用所有抗心律失常药物，行心脏电生理检查（PES）。同步记录心电图 I、aVF、V_1 导联、希氏束电图（HBE）、冠状窦内电图（CS）及低右房电图（LRA）。窦性心律时，希氏束电图显示 AH 95毫秒、H 20毫秒，无 H 波分裂，HV 45毫秒。心房程序刺激 A_1A_1 600毫秒，A_1A_2 430～300毫秒，可见 A_2H_2 逐渐延长至120毫秒，同时可见 H_2 分裂成2个 H 波，H_2H_2' 为30毫秒，体表心电图 QRS 波群形态不变（图47-1）。A_1A_2 290毫秒时，AH 120毫秒，H_2H_2' 间期突然跳跃延长至80毫秒，HV 45毫秒，QRS 波群形态不变，同时诱发了折返性心动过速（见附图2），提示希氏束快径路（FP）不应期为290毫秒，发作时激动由慢径路（SP）下传。（图47-2）希氏束电图中测得 VA 间期110毫秒，逆行 A 波以低右房电图导联领先，示为右侧旁路逆传心房。心动过速发作时 AH 无明显延长，仍在120～130毫秒，但均见有分裂的 H 波，HH' 间期在80～100毫秒，显示经希氏束慢径路下传，体表心电图形态及电轴均无变化。当 A_1A_2 为240～230毫秒时，A_2 后未见分裂的 H 波，但 A_2H_2 由130毫秒突然跳跃延长至280毫秒，HV45毫秒并诱发与前相同的室上性心动过速（图47-3），可见患者同时存在房室结内双径路。由图47-3可见房室结慢径路下传的 V 波后逆行 A 波仍为低右房电图领先，提示未经房室结快径路逆传，自发作的第2个 AV 间期后均又见分裂的 H 波，AH 间期120毫秒，HH' 间期90～100毫秒，所有逆行 A 波均为低右房电图领先。静脉注射维拉帕米 7.5mg 后重复以上检查，A_1A_2 380～280毫秒仍可诱发室上性心动过速，发作时 R－R 间期延长至400毫秒，AH 延长至150毫秒，仍可见到与前相似的分

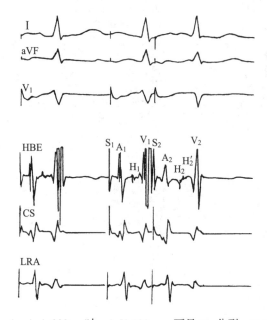

图47-1　A_1A_2 300ms 时，A_2H_2 120ms，可见 H_2 分裂，H_2H_2' 30ms

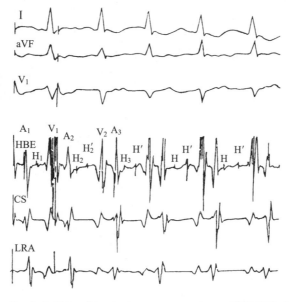

图 47 - 2　$A_1A_2$290ms 时，$A_2H_2$120ms，H_2H_2'30ms 跳跃延长至 80ms
并诱发了室上性心动过速，发作时均为希氏束慢径下传

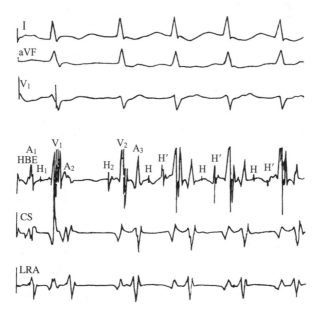

图 47 - 3　$A_2A_2$240ms 时无 H_2 分裂，A_2H_2 由 130ms 跳跃延长至 280ms，
显示房室结慢径路下传并诱发室上性心动过速，发作时 HH′ 均为 90ms，为希氏束慢径路下传

裂 H 波，其间期仍为 80 ~ 90 毫秒，逆行心房激动仍为低右房电图领先，VA 间期无变化。

据 Alboni 于 1984 年首次报道希氏束内顺向性双径路传导，其表现为长短交替的 HV 间期所致交替的束支传导阻滞。Shantha 等在心室电生理检查时，于 V_2 导联后见到 H′ 波并能再次下传心室，其 HV′短于正常下传的 HV，认为此 H′ 波为希氏束纵向分离传导所引起的心室折返，但未见到分裂的 H 波亦未诱发室上性心动过速。心房电生理检查证实

希氏束内顺向性双径路传导且同时伴有房室结双径路均可作为室上性心动过速发作的前传支，而均以房室旁路为逆传支，以使不同早搏间期以不同的机制诱发房室顺向折返性心动过速。①患者心动过速发作时，凡房室结快径路下传均可见 HH′ 延长为希氏束慢径路下传，而由旁路逆传心房，据此可信，希氏束快径路并未逆传心房，可能为希氏束慢径路下传时间不够长，快径路尚未脱离不应期或逆行传导受到房室结的延迟而慢于旁路传导。患者心室电

生理检查由于旁路逆传干扰未能证实希氏束能否逆传，但由附图中可确信，心动过速时顺向传导延缓的主要原因为希氏束的慢径路传导，其与旁路构成折返环而并非希氏束内折返所致；②患者心房电生理检查同时可见房室结双径传导（图47-3）。由于A_2引起的房室结慢径路下传，使H_1H_2间期长达460毫秒，此时希氏束已脱离快径路的不应期，激动由快径路下传，故未见H分裂，同时由于A_2的缓慢下传（AH 280毫秒）与其V_2导联后旁路逆传A波的A_2A_3间期长达460毫秒，此时已脱离房室结快径路不应期，激动由快径路下传，又可见较短的AH间期，本次希氏束激动与前一次激动（H_2）的间期即H_2H_3为280毫秒，恰又遇希氏束快径路不应期，则由其慢径路下传，又表现为分裂的H波，使心动过速持续发作；③希氏束内纵向分离多认为是病理性改变，有发展成束支传导阻滞及希氏束内传导阻滞的可能。而这位患者有高血压及糖尿病史且伴心脏轻度扩大，虽无明确冠状动脉粥样硬化性心脏病史，亦不能除外希氏束的器质性病变，但电生理检查是不能对潜在的希氏束纵向分离所致束支传导阻滞及希氏束内传导阻滞提供可靠依据，其结果尚待进一步研究；④静脉注射维拉帕米后，心房电生理检查仍可诱发室上性心动过速，诱发窗口无明显缩小，诱发方式与前相同，发作时仅见AH轻度延长，对HH无作用，VA间期无变化。以上说明维拉帕米对希氏束内传导的不应期及传导时间无明显影响，且不能改变旁路的传导特征，是临床用药无疗效的主要原因。

48. 经房室结双径路引起的1:2房室传导现象

【临床提要】 患者，男性，44岁。因反复胸闷、心悸2年余住院。

【临床诊断】 心律失常，阵发性室上性心动过速。

【心电图诊断】 窦性心律；房室结双径路引起的1:2房室传导现象；非折返性室上性心动过速；室内差异性传导及束支间的蝉联现象。

【心电图分析】 根据心电图（图48）提示，窦性心律，P波几乎均落在前一激动的T波上，有的在T波升支处，有的在T波顶峰，并与之重叠，P-P间期不规则（0.58~0.64秒之间）。QRS波群呈室上性，时间为0.08秒，P-R间期0.18秒到0.50秒。心动过速发作时P波后跟随1~2个QRS波群，$P-R_1$间期为0.18秒，$P-R_2$间期为0.50秒，R_1波与R_2波之间无逆行P波。心动过速开始可见首个或连续数个增快的QRS波群形态发生改变，如同步的Ⅰ、Ⅱ导联的R_3、R_4、R_5波的QRS波群终端增宽，呈现完全性右束支传导阻滞改变，R_{13}波形态处于正常与完全性右束支传导阻滞之间，为不完全性右束支传导阻滞改变。在同步的aVL和aVF导联的P_6波后只跟随一个QRS波群，P_7波位于T波

之后，距其前的QRS波群之远，形成0.14秒的正常P-R间期。

房室结双径路1:2房室传导现象是指一次心房激动同步不等速分别沿着快径路和慢径路下传引起两次心室搏动的现象，即一个P波引起两个QRS波群，故也称双重心室反应。这种心电现象属于罕见的心律失常，通常只在心电生理检查时发现，而自然发生的并在体表心电图上记录到的更为罕见。形成房室结1:2传导需满足的条件：①两条径路传导时间差足够大，超过房室结远端共同径路的不应期；②两条径路存在逆向传导阻滞。

这份心电图的特点是在窦性心律时既可见到单独的快径路下传，也可见到单独的慢径路下传及快慢径路同时下传的现象。虽然有不同的传导形式，但具有固定的P-R间期，因此符合房室结双径路引起的1:2房室传导现象。由于慢径路传导速度相当缓慢，P-R间期长达0.50秒，两条径路具有足够的时间差来超过房室结远端共同径路的不应期，形成1:2传导。心电图提示慢径路传导的P-R间期较长，接近一个P-P间期，故P波落在前一个T

波的起始部。由于房室结远端共同径路刚被前一激动经慢径路传导兴奋过，处于不应期，当快径路下传时正好落在共同径路的相对不应期内，表现为

P - R₁间期稍延长为0.18秒（这例患者正常 P - R 间期为0.14秒），当落在绝对不应期内，激动下传中断。

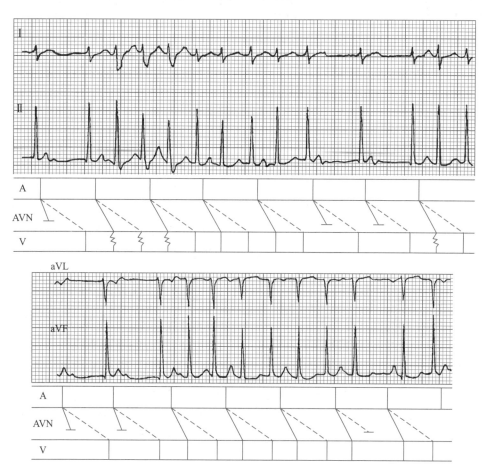

图48 患者 I 、II 、aVL、aVF 导联同步描记的心电图

—— 快径路；　　----- 慢径路

而慢径路传导速度缓慢，激动到达房室结远端共同径路时，已脱离不应期，故可继续下传心室，表现出长 P - R 间期的1:1房室传导。在房室1:1传导时，R - R 间期相对较长，当出现房室1:2传导时R - R 间期突然缩短，与前面的 R - R 间期形成了一个长-短间期，即 Ashman 现象，表现为提前出现的 QRS 波群并同时出现了完全性和不完全性右束支传导阻滞图形，即形成室内差异性传导。心电图中可见到连续3个 QRS 波群呈现完全性右束支传导阻滞图形，即连续出现室内差异性传导，形成了室内

差异性传导的蝉联现象。心电图中偶然出现的慢径路下传受阻，可能是激动经快径路下传时，正好进入慢径路的逆传超常期内，使慢径路逆向除极形成不应期导致下传的激动受阻。

房室结双径路发生1:2传导时心室率成倍地增加，故又称非折返性室上性心动过速。提高迷走神经张力可引起慢径路逆向传导阻滞及前向传导延缓，有利于形成1:2房室传导，而阿托品降低迷走神经张力可消除1:2房室传导。采用射频导管消融慢径路是有效的治疗方法。

49. VVI 起搏伴逆向性双径路及慢径路文氏现象

【临床提要】 患者，男性，68岁。因病态窦房结综合征于3年前植入 VVI 型起搏器。近1年来频发晕厥10余次住院。

【临床诊断】 病态窦房结综合征；VVI 型起搏器植入术后；起搏器综合征。

【心电图诊断】 VVI 型起搏心律；VVI 起搏伴逆向性双径路及慢径路文氏现象；起搏源性室性反复搏动。

【心电图分析】 患者住院时心电图记录（图49），上两行为 Ⅱ 导联连续记录，下行为同次记录的 aVR 导联。心电图提示起搏信号（St）顺序而规律出现，且均能带动心室而产生宽大畸形的 QRS 波群，起搏频率60次/分。每个心室起搏搏动逆传激动心房产生逆行 P 波（P′波在 Ⅱ、Ⅲ、aVF 导联倒置，在 aVR 导联直立），且 R-P′ 间期有短-长两种（S-T 段至 P′波起点），短者为0.19秒，长者为0.45~0.48秒，并逐渐延长。当 R-P′ 间期长达0.48秒时，激动下传夺获心室，形成 aVR 导联次起搏源性室性反复搏动，P-R 间期0.30秒。周而复始，规律出现，并使起搏节律重整而抑制脉冲发放，显示按需功能。相邻短-长 R-P′ 间期互差达0.26秒。当 R-P′ 间期短时 P′波在 aVR 导联矮小直立，当 R-P′ 间期长时为典型 P′波。

心电图提示为 VVI 型心室起搏，在每次的 QRS 波群后均可见 P′波，R-P′ 间期有短-长两种，相邻之短-长 R-P′ 间期呈跳跃延长，互差达0.26秒，符合室房逆传双径路的表现。R-P′

间期为0.19秒时为快经径路逆传，R-P′ 间期为0.45~0.48秒时为连续慢径路逆传呈文氏现象。当 R-P′ 间期延长至0.48秒时折返夺获心室，产生起搏源性室性反复搏动。折返下传的 P-R 间期为0.30秒，考虑为激动落在前向性快径路的相对不应期所致。由于连续的慢径路逆传对快径路发生前向隐匿性折返，使其产生新的不应期，当下次起搏冲动逆传时快径路又恰遇不应期而逆传受阻，激动再次沿慢径路逆传并对快径路产生隐匿性传导，由于连续的快径路隐匿性传导，形成快径路蝉联现象造成激动只能连续从慢径路逆传。当 R-P′ 间期为0.19秒时，P′波落在 aVR 导联上可见 P 波矮小直立，而当 R-P′ 间期≥0.45秒时 P′波变为典型，此两种 P′波形态不同，考虑是快-慢径路进入心房的部位不在同一处所致。

患者曾经有多次晕厥且血压偏低，考虑是心室起搏室房逆性传导所致的起搏器综合征。心室起搏时，由于房室不同步，特别是当房室传导时，心房收缩可能发生在二尖瓣关闭时，此时心房收缩对心室充盈的辅助作用丧失，并且心房压力明显上升。而右心房压力的上升导致的心房膨胀可反射性引起外周血管阻力降低，心排血量减少，甚至引起一过性脑供血不足诱发心源性晕厥等症状是严重的起搏器综合征的典型临床表现。起搏器综合征明显者应尽早更换房室顺序双腔起搏器。

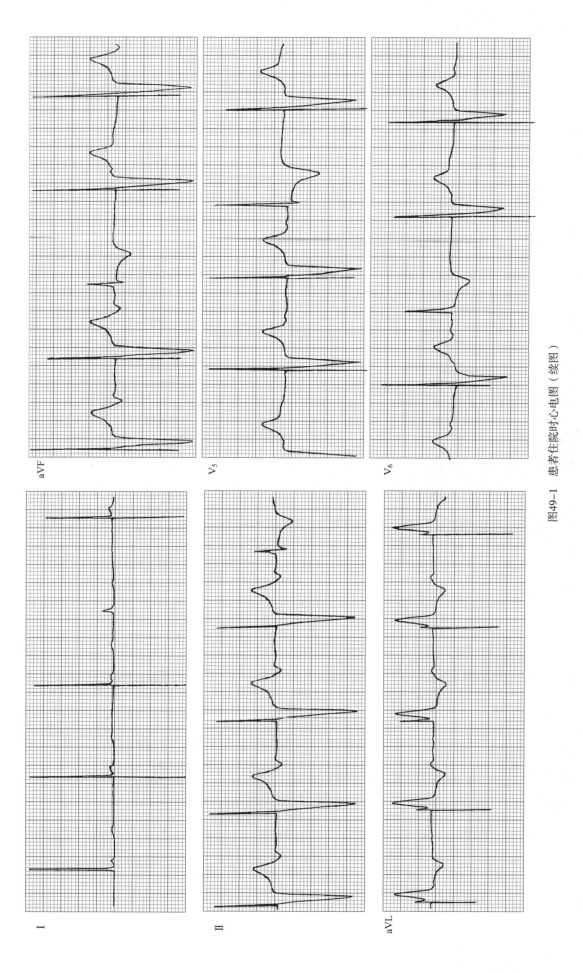

图49-1 患者住院时心电图（续图）

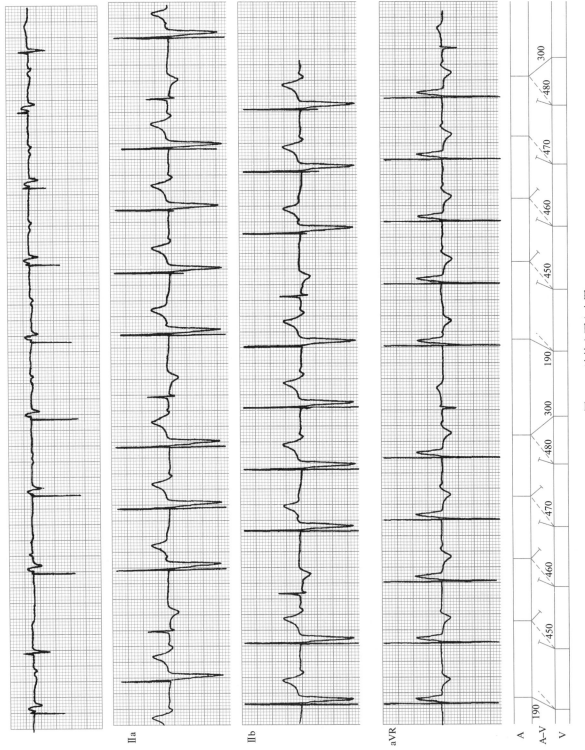

图49-2 连接上页心电图
实线代表快径路、虚线代表慢径路

IIa

IIb

aVR

A
A-V
V

50. 双结病合并房室结双向性三径路传导的心电图表现

【临床提要】 患者，女性，35 岁。因反复晕厥 1 周住院。

【临床诊断】 晕厥原因待查，病毒性心肌炎？

【心电图诊断】 窦性心律；窦性静止；高度房室传导阻滞；频发房性早搏；房室结内顺向性三径路传导，缓慢而不规则的房室交界性逸搏伴静止，双结病，短暂性全心静止。

【心电图分析】 临床心电图（见图 50-1）提示窦性心律，P-P 间期 0.76～0.79 秒，心率 76～79 次/分；Ⅱa 导联长 P-P 间期为 2.68 秒，与短 P-P 间期无倍数关系；Ⅱb 导联长 P-P 间期为 3.88 秒，为短 P-P 间期的 5 倍，期间可见缓慢的房室交界区性逸搏出现；P'₂、P'₅、P'₁₀ 波提早出现，落在 T 波顶峰上，下传的 P'-R 间期 0.66～0.69 秒，偶联间期相等，代偿间歇不完全，为房性早搏经慢径路下传（图 50-1 梯形图中以长虚线表示），P₁、P₃、P₄、P₈、P₉ 波落在 T 波降支或顶峰上，下传的 P-R 间期 0.21 秒，由快径路下传 P₆、P₇、P₁₁、P₁₂ 波落在 T 波顶峰或上升支上，下传的 P-R 间期 0.57 秒，循中速径路下传（图 50-1 梯形图中以短虚线表示）。

患者住院后第 3 天记录的心电图（图 50-2），均未见窦性 P 波。Ⅱc 导联为上午记录，R-R 间期 1.19～1.25 秒，心率 48～50 次/分，QRS 波群后面均跟随逆行 P 波（P'），R-P'间期 0.21 秒，系房室交界区性逸搏由快径路逆行传导。Ⅱb 导联为下午记录，重复出现 QRS-P'-QRS 或 QRS-P'波群序列，表现为房室交界区性逸搏及其反复搏动，逸搏 QRS 波群与反复搏动的 QRS 波群形态略异，为非相性室内差异性传导，逸搏周期 1.46～1.53

秒，心率 39～41 次/分，R-P'间期 0.37～0.51 秒，呈短-长两种，分别由中速径路、慢径路逆传，P'-R 间期均为 0.21 秒，显示房室结内逆行性三径路传导。综上所述，患者符合双结病、房室结内双向性三径路传导、短暂性全心静止的心电图诊断。

心电图出现窦性静止、窦房传导阻滞、缓慢而不规则的房室交界区性逸搏、短暂性全心静止，符合双结病的诊断。电生理研究表明，房室传导曲线有两处中断现象，每一中断的时间 ≥0.06 秒，即提示房室结内存在三径路传导。房性早搏或窦性激动落在 T 波上下传的 P-R 间期出现长-短数种，有 3 种可能：①干扰性 P-R 间期延长，此时 P-R 间期长-短不一，其 R-P 间期与 P-R 间期呈反比关系，即 R-P 间期短，其 P-R 间期长；反之，R-P 间期长，其 P-R 间期短；②房室结内多径路传导，此时不同径路下传的 P-R 间期各自固定，R-P 与 P-R 间期不呈反比关系；③上述两者兼有之，此时同一径路下传的 P-R 间期可略有长-短，但应 <0.06 秒。附图 1 房性早搏的 P'波落在 T 波顶峰上，其下传的 P'-R 间期 0.66～0.69 秒，而窦性 P 波落在 T 波上升支或顶峰上，其 P-R 间期却为 0.21～0.57 秒，存在着 R-P 与 P-R 间期不呈反比关系的矛盾现象，很难以干扰性 P'-R 间期延长来解释，应考虑房性早搏由慢径路下传，窦性激动由快径路、中速径路下传即房室结存在顺向性三径路传导。图 50-2 显示房室交界区性逸搏出现不完全及完全性反复搏动，其 R-P'间期有 0.21、0.37、0.57 秒 3 种，无论其 P'波形态是否一致，均符合房室结逆向性三径路传导。

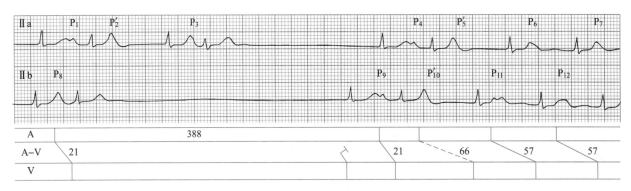

图 50 - 1 住院检查时 II 导联连续描记心电图及梯形示意图（示意图内数值单位为 ms）

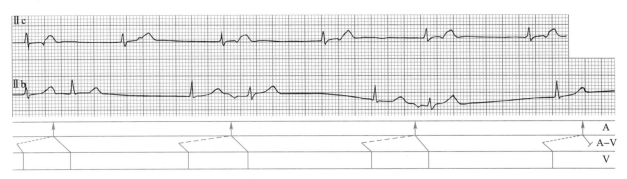

图 50 - 2 住院后第 3 天的上午（IIc）和下午（IId）描记的心电图及梯形示意图

51. 房室结三径路 1∶2 房室传导形成非折返性阵发性室上性心动过速伴快 - 慢径路同步文氏传导

【临床提要】 患儿，男性，6 岁。因发现心动过速伴不齐住院。

【临床诊断】 心律失常。

【心电图诊断】 窦性心律；房室结三径路 1∶2 房室传导形成非折返性阵发性室上性心动过速伴三径文氏传导，快、慢径路同步文氏传导。

【心电图分析】 心电图（图 51）为住院时 aVR 导联连续描记，窦性 P 波较规则出现，P - P 间期 0.72 ~ 0.78 秒，心率 77 ~ 83 次/分，大多数 P 波后跟随 2 个 QRS 波群，其形态相同，呈 Qr 形，时限 0.07 秒，此时心室率恰为心房率的两倍。P - R 间期基本有三种：其一为 0.16 ~ 0.22 秒；其二为 0.30 ~ 0.38 秒；其三为 0.54 ~ 0.76 秒，这三种 P - R 间期相差均在 0.06 秒以上，故诊断为房室结三径路伴 1∶2 房室传导形成非折返性心动过速。部分长间歇后的第二个 QRS 波群时限略增宽，达 0.09 秒，

为轻微室内差异性传导所致。梯形图的实线、长横虚线、短横虚线分别表示快、中、慢径路传导。由图 51 可见，快径路呈 3∶1 及 4∶2 传导，当连续两次下传时，P - R 间期逐渐延长，直到连续两次快径路传导阻滞。而快径路呈 3∶2 及 4∶3 钝挫型文氏传导，同时窦性激动沿慢径路下传时间逐搏延长直至脱落一次心室激动或慢径路阻滞，表现为典型的 3∶2 ~ 4∶3 文氏传导，并且中径路也表现为 2∶1 ~ 3∶2 文氏传导，但也不排除其存在二度 II 型传导阻滞。1∶2 房室传导是指一次窦性或房性激动同时经快、慢径路下传，先后到达心室而引起两次心室激动（P - R₁ - R₂ 间期），是房室结双径路的一种特殊现象，倘若连续出现可使心室率加倍。Sutton 及 Lee 称谓 "房室结双径路非折返性心动过速"。这例与之相符。但须除外隐匿性房室折返造成的反复搏动及插入性交界区性早搏和房室结内折返性心动过速

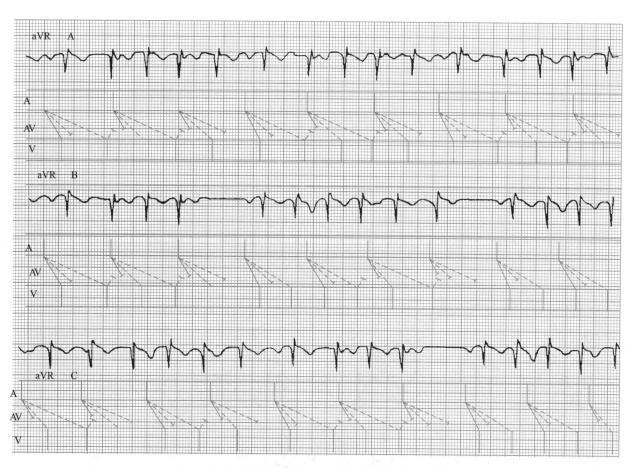

图 51　患儿住院时 aVR 导联描记的心电图

伴房室分离。鉴别点为：①插入性交界区性早搏常见于窦性心动过缓中且其出现相对较早；②插入性交界区性早搏往往逆行上传可产生逆行 P 波或引起干扰性 P－R 间期延长，可诱发交界区性折返而呈现心房回波；③隐匿性折返连续发生时会出现显示而呈现心房回波；④心房律基本规则，呈现 1∶2 房室传导的三种 P－R 间期范围固定，界限分明，重复性良好。1∶2 房室传导形成非折返性心动过速的诱因一般认为是，适时的心室刺激、迷走神经张力增高或应用Ⅰ类抗心律失常药物。病儿未行电生理检查，也未服用Ⅰ类抗心律失常药物，故可能是迷走神经张力增高所诱发。其发生机制是经慢径路顺向传导的激动必须延缓到足够程度，致使其传导的激动所到达的远端共同径路及心室均已脱离了先由快径路下传除极时所形成的有效不应期（ERP）时，方能再次除极心室，形成 P－R$_1$－R$_2$间期，故其远端共同径路及心室的有效不应期均应短于快－慢径路传导时间之差，且慢径路须存在逆传阻滞。故王化南等提出促发 1∶2 房室传导的三要素是：①存在房室结双径路，并均可顺向传导；②适时的

激动周期使双径路远端的共同径路有效不应期及心室有效不应期短于快径路及慢径路的有效不应期并且短于两径传导的时间之差；③必须存在慢径路逆传阻滞。心电图提示房室结三径路 1∶2 同步传导只表现为快径路与慢径路及中径路与慢径路的同步传导，而无快径路与中径路的同步传导，其原因就在于快、中径路传导时间之差短于快径路与中径路之远端共同径路及心室的有效不应期。从附图中可初步测量到快径路与慢径路传导时间之差为 0.38～0.52 秒，中径路与慢径路传导时间之差为 0.36～0.46 秒，故可由此推测任意两径远端共同径路及心室的有效不应期短于 0.36 秒方可能发生 1∶2 同步传导。从附图中可见，任何 R－R 间期均大于或等于 0.36 秒。而就同一个文氏周期来说快、中径路传导时间之差始终小于 0.36 秒。经分析认为实际上存在着三径路同步传导，只是在快径下传激动远端共同径路及心室时，中径路始终未脱离远端共同径路及心室有效不应期，而一旦快径路发生阻滞，中径路传导便显示出来维持 1∶2 房室传导。因快径路起始传导均发生在慢径路阻滞之后，故快径路可能存在

逆向传导。即当心房激动沿快、慢径路同步下传到达远端共同径路时，因沿慢径路传导十分延缓，其一旦延缓到脱离快径路不应期时，即可沿快径路逆传而与下一次沿快径路迅速下传的激动"相撞"而造成快径路阻滞，此与蝉联机制相似。值得注意的是 aVR 导联中 R_3 波之 P－R 间期为 0.52 秒，有两种可能（见梯形图）提示：①R_1、R_2 波所示之中、

慢径路传导时间之差足够长达 0.46 秒，致使慢径路有可能沿中径路逆传而造成中径路前传时间明显延长；②慢径路意外或超常传导。但其快径路逆传因未脱离前一次快径路逆传所致的而受阻。故 P_3 波可沿快径路下传，因未行心内电生理检查，其确切机制有待进一步探讨。

52. 房室结三径路伴 1:2 房室传导形成非折返性心动过速

【临床提要】 患者，女性，54 岁。因反复心悸、胸闷半年住院。

【临床诊断】 扩张型心肌病，心功能Ⅱ级。

【心电图诊断】 房室结三径路，1:2 房室传导形成非折返性心动过速，三径路文氏传导，快、慢径路同步传导。

【心电图分析】 心电图（图 52－A）为住院时描记。各导联均未见 P 披，在 QRS 波群后见一逆行 P（P'）波，P'波在Ⅰ、Ⅱ、Ⅲ、aVF、V_5、V_6 导联倒置，aVR、V_1 导联直立。R－P' 间期为 0.14 秒，P'－R 间期为 0.36 秒，R－R 间期为 0.50 秒，心率 120 次/分。因 R－P'＜1/2R－R 间期，P'波位于 QRS 波群之后，考虑为隐匿性旁路前传型房室折返性心动过速，描记完上述 12 导联后，重新描记Ⅱ导联发现（图 52－B）P 波规则出现，P－P 间期为 0.52 秒，心房率为 115 次/分，大多数一次窦性 P 波后跟随两次 QRS 波群，形成 P'－R_1－R_2 间期图形系列，QRS 波群形态正常，呈 rs 型，时限 0.06 秒，P－R 间期基本情况有三种：其一为 0.18 秒，其二为 0.28～0.30 秒，其三为 0.44～0.46 秒，这三种 P－R 间期互差均在 0.06 秒以上，考虑为房室结三径路 1:2 房室传导形成非折返性心动过速。梯形图所示实线、长横线虚线、短横线虚线分别表示快、中、慢径路。慢径路呈 3:2 房室文氏传导快、中径路呈 3:1～4:1 房室传导。以后多次复查心电图均与此相同并且表现得更为典型。（图 52－C）显示的 P－R 间期也呈现三种：第一种为 0.18 秒，第二种为 0.26～0.28 秒，第三种为 0.48～0.54 秒、P－P 间期为 0.66

秒，心房率 91 次/分。梯形图所示中、慢径路传导时间逐搏延长，直至最后脱落一次心室激动，中、慢径路房室传导呈典型文氏现象，文氏周期均呈 3:2。快径路呈 3:1 房室传导。图 52－C 的 R_9 波（即经慢径路下传的 R_9）呈右束支传导阻滞图形，考虑为功能性阻滞所致。1:2 同步传导不仅表现在快径路与慢径路，同时中径路与慢径路也出现同步传导。

房室结多径路 1:2 房室传导形成非折返性心动过速已见诸多报道。而与隐匿性旁路前传型房室折返性心动过速同时存在国内还未见报道。这位患者为扩张型心肌病，由于心肌损害较为严重，使房室交界区心肌不应期不一致，造成功能性纵向分离。住院的心电图在加长Ⅱ导联记录时出现房室结三径路 1:2 房室传导形成非折返性心动过速，其 1:2 房室传导只表现在快径与慢径路，而无快径与中径、中径与慢径。这是由于快－慢径不应期差别较大，下部公共径路及心室肌不应期短于快、慢径路传导时间差造成。当窦性激动沿慢径路缓慢下传到下部公共径路时，该区域及心室肌已脱离快径路传导所造成的不应期，使心室肌再次激动，形成 R_2 波。快径与中径路、中径路与慢径路不能发生同步传导，是由于它们的传导时间差较小（前者为 0.10～0.12 秒，后者为 0.14～0.18 秒）明显短于下部公共径路及心室肌有效不应期所致。在附图中，中径路与慢径路得以出现同步传导，正是由于两者的传导时间差（为 0.26～0.28 秒）增大。当快径路阻滞后，则中径路传导便显示出来维持 1:2 房室传导，

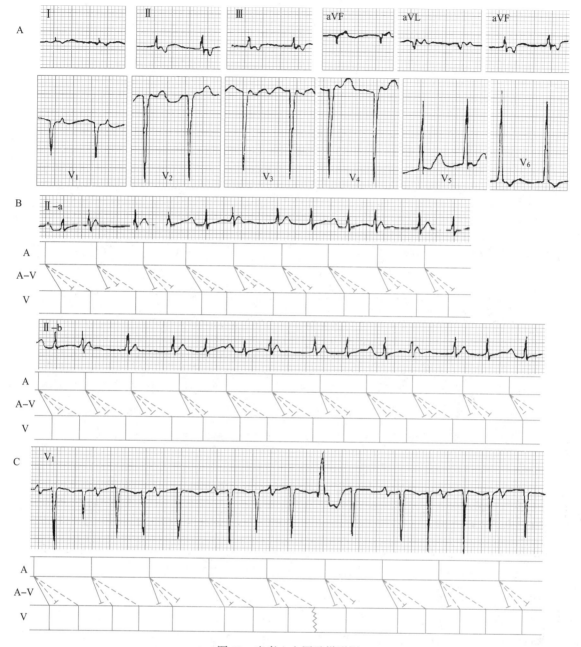

图 52　患者心电图及梯形图

形成非折返性心动过速。心电图显示心房激动为窦性顺序，出现 1∶2 房室传导的三种 P-R 间期范围固定，界限分明，重复性良好，可排除交界区性早搏。图 52-C 中有的 R_2 波畸形，呈右束支传导阻滞图形，且 P-R_2 间期固定，可以排除室性早搏。图 52-A、图 52-B 中每次快径路传导路传导阻滞均发生在慢径路下传之后，说明激动经慢径路缓慢下传后，能沿着快径路逆传与下一次沿快径路下传的激动"相撞"而造成快径路阻滞，正由于这个原因，就有利于激动由旁路逆传形成折返，慢径路再下传后周而复始形成频率较慢的房室折返性心动过速（图 52-A）。其传导径路为心房-慢径路-心室-旁道-心房，即慢径路-旁路型。心电图的 R-P′间期为 0.14 秒，R-P′间期 < 1/2 R-R 间期，P′间期位于 QRS 波群之后，似乎可排除慢-快型房室结折返性心动过速，同时心室率较慢，为 120 次/分，可以排除快径路-旁路型所致的房室折返性心动过速。这一点可以明确房室结内有三条径路，如以快径路前传、快径路逆传，尚有可能组成"慢-快型"房室结折返性心动过速。如果用房室附加径路参与折返来解释，亦不能统一地加以解释。总之，因未行电生理检查，其确切机制有待进一步探讨。

53. 房室结多径路1:2同步传导致双重性心室反应

【临床提要】 患者，女性，20岁。因近期突感心前区心悸不适住院。

【临床诊断】 甲状腺功能亢进。

【心电图诊断】 窦性心律；房性期前收缩；房室结多径路1:2同步传导致双重性心室反应；快-慢径路传导的文氏现象，心室内差异性传导伴蝉联现象。

【心电图分析】 心电图（图53）为Ⅱ导联连续记录，提示窦性P波规律出现，P波0.65～0.72秒，提前出现的P'波（在Ⅱa条P3、Ⅱb条P1,5,9）为房性期前收缩。在Ⅱa条第1、2、4、5、6、7、9、10、11、12个QRS波群，Ⅱb条第4、5、6、7、8，9个QRS波群呈二联律型（R1、R2），R1波形态一致，呈R型，P-R1间期0.16秒，R2波形态多变，酷似室上性或室性期前收缩，但P-R2间期固定，时间0.55秒，系激动同步循快-慢径路1:2下传引起的双重性心室反应，R2波因伴心室内差异性传导而形态多变；QRS波群在Ⅱa条R3,8波、Ⅱb条R10波呈qR型，前有相关P波，P-R间期固定，时间0.24秒，系窦性激动循快径路文氏下传伴心室内差异性传导；QRS波群在Ⅱb条R2,11波呈R型，酷似交界区性逸搏，但前有相关P'波，且P'-R间期固定，时间长达0.64秒，是房性期前收缩循最慢径路缓慢下传。此时房性期前收缩致P-P间期恰好与快-慢径路的不应期相等或相近，使最慢径路显露出来。QRS波群在Ⅱb条R3波呈rS型，前有相关P波，P-R间期0.34秒，可考虑是慢径路前传的反文氏现象或快径路前传的文氏现象，最大的可能是由于慢径路不应期短，前1次房性激动

（Ⅱb条P1波）仍可沿慢径路下行或逆行隐匿性传导所致。

房室结双径路同步传导必须具备以下条件：①必须具有房室结双径路且快-慢径路逆向传导均存在单向阻滞；②快径路顺向传导速度增快，不应期缩短；③慢径路顺向传导异常缓慢；④快-慢径路传导的时间差必须超过希氏束系统远端的有效不应期，此时希氏束系统远端对慢径路传来的激动才可能再次应激。心电图中显示快径路顺传速度0.16秒，慢径路顺传速度0.55秒，互差0.39秒。当心动周期为0.65～0.72秒时，快径路顺传速度为0.16秒，激动可同步循快-慢径路下传引起双重性心室反应。当快径路顺传速度延缓≥0.24秒时，快-慢径路传导时间差小于希氏束系统远端的有效不应期，此时希氏束系统远端对慢径路传来的激动不能再次应激，致双重性心室反应消失。总之，双重性心室反应取决于快-慢径路传导速度与不应期之间的平衡关系，当快径路传导速度增快，不应期缩短或慢径路传导速度减慢，不应期延长，有利于双重性心室反应的发生。

心电图为双重性心室反应R1与R2波呈二联律型，两个QRS波群均为室上性形态，与窦性心律的QRS波群相似，但R2波伴有心室内差异性传导而形态多变。这取决于R1R2波偶联间期及前周期长短。凡偶联间期缩短或前周期越长，越易表现为心室内差异性传导。临床常易误诊为室上性或室性期前收缩，但R2波形态多变也不提前，其后无代偿间期，且不同于插入性室上性或室性期前收缩恰好位于相邻窦性下传的QRS波群正中，可资鉴别。

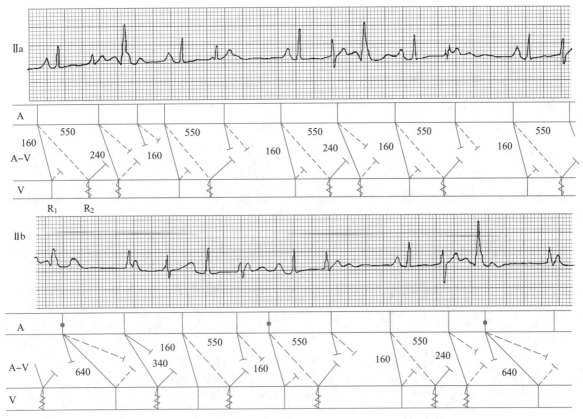

图 53　——代表激动循快径路下传，— — — — —代表激动循慢径路下传，

— · — · —代表激动循最慢径路下传，⌇代表心室内差异性传导，数字代表 P－R 间期（单位：ms）

54. 早搏揭示房室结内多径路传导

【临床提要】　患者，男性，32 岁。因胸闷、心
悸 3 个月住院。

【临床诊断】　病毒性心肌炎？

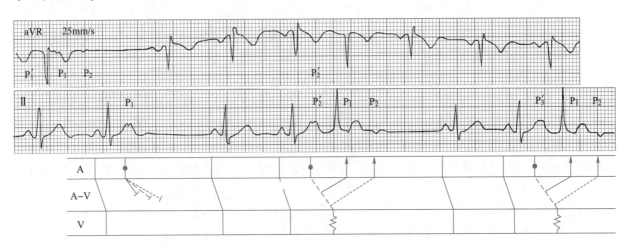

图 54－1　房性早搏揭示房室结内三径路

A＝心房，A－V＝房室交界区；V＝心室；A－V 行中实线代表房室结快径路，

长条虚线代表中速径路，圆点虚线代表慢径路

【心电图诊断】 窦性心律；频发房性早搏，有时呈阻滞型，有时伴不完全反复搏动；房室结内三径路传导。

【心电图分析】 第一份心电图（图54-1）的Ⅱ、aVR导联提示窦性P-R间期0.14秒，提早出现的P波重叠在T波顶峰上，偶呈阻滞型，下传的P'-R间期多为0.28秒，仅aVR导联第2个房性早搏的P_2'-R间期为0.37秒，QRS波群呈轻度室内差异性传导；值得注意的是：aVR导联第1个房性早搏（P_1'），Ⅱ导联第2、3个房性早搏（P_2'、P_3'波）其后均连续跟随两个逆行P波用P'波表示），P_1'与P_2'波形态不一致，R-P_1'间期0.14秒，间期0.43~0.46秒，符合房室结内三径路传导。

窦性心律P-R间期0.14秒，房性早搏P'-R间期0.28秒、0.37秒，当P'-R间期0.28秒时便连续出现两个形态不同的逆行P波，符合房室结内三径路传导。间位型室性或房室交界区性早搏后的第1个窦性激动的P-R间期可呈干扰性延长，亦可由房室结内慢径路下传或两者兼有之。

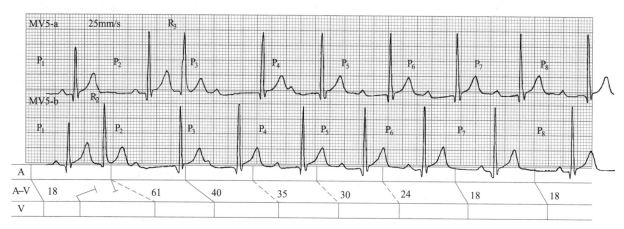

图54-2 房室交界区性早搏揭示房室结内双径路传导 csA=心房，A-V=房室交界区、V=心室。
A-V行中实线代表房室结快径路，虚线代表慢径路，图中所标数值为P-R间期，单位为秒。

【临床提要】 患者，男性，68岁。因间断性胸闷、气短、心悸5年，加重1周住院。

【临床诊断】 冠状动脉粥样硬化性心脏病。

【心电图诊断】 窦性心动过缓伴不齐；间位型房室交界区性早搏伴轻度室内差异性传导；房室结内双径路传导伴慢径路反向文氏现象；房室结慢-快径路间的蝉联现象。

【心电图分析】 第二份心电图（图54-2）的MV5-a系动态心电图12时32分记录情况，P-P间期0.90~1.10秒，心率54~67次/分，有短、长两种P-R间期：①$P_{1,2}$-R间期0.18秒，由房室结快径路下传；②R_3波为间位型房室交界区性早搏伴轻度室内差异性传导，其后的P_3-R至P_8-R间期由0.63→0.41→0.38→0.39→0.35→0.36秒，为房室结慢径路下传，呈不典型反向文氏现象。图54-2的MV_{5-b}系13时18分记录情况提示P-P间期0.89~1.10秒，P-R间期亦呈短、长两种：①$P_{1,7,8}$-R间期0.18秒；②间位型房室交界区性早搏R_2波后的P_2-R至P_6-R间期由0.61→0.40→0.35→0.30→0.24秒逐渐缩短，提示房室结慢径路内反向文氏现象，QRS波形态呈qRs型，其q波的宽度呈交替改变，提示伪差所致。

间位型交界区性早搏后的窦性激动总是由房室结慢径路下传且呈反向文氏现象，这一文氏周期结束后才恢复由快径路下传，而是由于早搏使房室交界区产生一次新的不应期，紧接而来的第一个窦性激动经快径路下传时正巧遇到有效不应期而受阻。由慢径路下传时又遇到早搏的相对不应期，因而缓慢下传，出现长达0.61~0.63秒的P-R间期，同时又有隐匿性逆传至快径路的远端使其产生新的不应期，影响以后的窦性激动从快径路下传，形成房室结慢-快径路间的蝉联现象，直至慢径路反向文氏周期结束，窦性激动才由快径路下传。

综合分析这两份心电图情况，P-P间期基本规则时，出现短、长两种P-R间期且互差≥0.06秒，可提示房室结内双径路传导，其心电图表现复杂多变，周青等报道有10种类型。电生理研究表明，房室传导曲线有两处中断现象，每一中断的时间

≥0.06秒，即提示房室结内存在三径路传导。心房内有两处逆行出口，快径路出口位于右房间隔下部，慢径路出口则在冠状窦口附近，快径路出口的左后下方，因其心房除极顺序不同而出现两种形态的逆行P波。故顺向型三径路传导的诊断线索有：①P－P间期基本规则时，出现长、中、短三种P－R间期且互差≥0.06秒；②有房性早搏时，P′－R、P－R间期出现长、中、短三种且互差＞0.06秒，R－P与P－R间期不呈反相关关系的矛盾现象；

③同一窦性或房性搏动后连续出现两种形态的逆行P波，呈P波（P′）－QRS－P′₁－P′₂波群序列，R－P′₁和R－P′₂间期各自固定且互差≥0.06秒，即各有固定的P波（P′）－P′₁与P波（P′）－P′₂间期，且能重复出现；④同一窦性或房性搏动后连续出现两种形态的逆行P波，呈P波（P′）－P′₁－P′₂序列，各有固定的P波（P′）－P′₁与P波（P′）－P′₂间期，且能重复出现，后两种情况易误诊为起源于心房下部的阻滞性房性早搏。

55. 室性早搏揭示室－房逆向双径路传导

【临床提要】 患者，女性，52岁。因胸闷、憋气1年住院。

【临床诊断】 冠状动脉粥样硬化性心脏病。

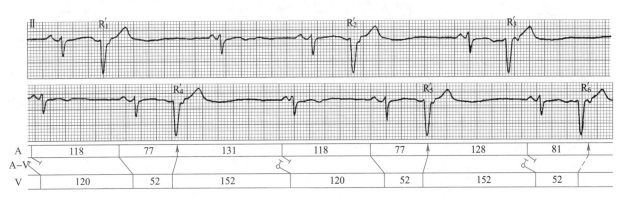

图55－1 患者心电图及梯形图

【心电图诊断】 窦性心动过缓；左前分支传导阻滞；频发室性早搏伴逆传心房及重整窦性节律，室性期前收缩揭示室－房逆向双径路传导（其中一条径路可能由房室旁路逆传）；频发房室交界区性逸搏，前侧壁T波改变。

【心电图分析】 心电图由室性搏动揭示室逆向双径路传导，临床较少见。现通过两例典型心电图（图55－1、55－2）提示分析其机制。第一份心电图提示QRS波群在Ⅰ、aVL导联呈qR型，R$_{aVL}$＞R₁，Ⅱ、Ⅲ、aVF导联呈rS型，S$_Ⅲ$＞S$_Ⅱ$，心电轴－51°，T波V₅、V₆导联正负双相或低平（图55－1）。患者住院后心电图连续记录提示，窦性

P－P间期1.14~1.16秒，心率52~53次/分，P－R间期0.16秒；可见频发提早出现的宽大畸形QRS－T波群，偶联间期相等（0.52秒），呈二、三联律，其后均有逆行P′波跟随，R′－P′波间期分别为0.11秒（如R′₁、R′₂、R′₄、R′₅）和0.16秒（如R′₃、R′₆），这两组R′－P′间期的P′波形态略异，提示前者经房室旁路逆传，后者由房室正路逆传；代偿间歇不完全，与P′波进一步逆传至窦房结，使其节律重整有关；室性早搏代偿间歇后第1个搏动的P－R间期缩短且不固定，为0.10~0.13秒，R′－R间期固定为1.52秒，心率40次/分，为房室交界区性逸搏。

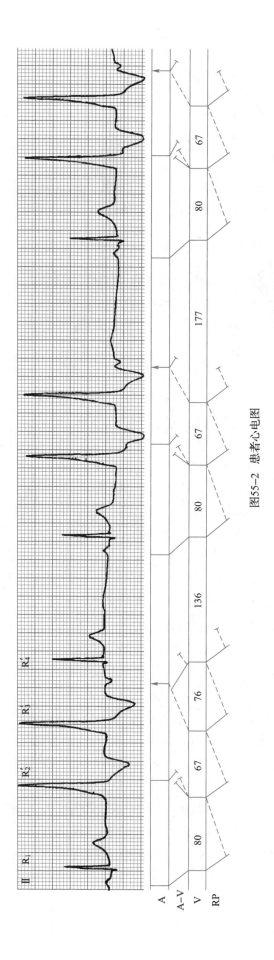

图55-2 患者心电图

【临床提要】 患者，男性，22 岁。因怀疑病毒性心肌炎住院。

【临床诊断】 病毒性心肌炎？

【心电图诊断】 窦性心动过缓；频发成对室性早搏呈三联律，心室折返径路内 3∶2～4∶3 反向文氏现象或心室折返径路内双径路传导；完全性或不完全性室性反复搏动；室性早搏揭示室 – 房逆向双径路传导（房室结内逆向双径路传导）。

【心电图分析】 患者常规心电图（图 55 – 2）提示每隔一个窦性搏动提早出现两个宽大畸形的 QRS – T 波群，偶联间期（R – R′间期）及 R′ – R′间期分别为 0.80、0.76 秒，其第 2 个提前的 QRS 波群后均有 P′波跟随，形态一致，而 R′ – P′间期分别为 0.53、0.43 秒，当 R′ – P′间期 0.53 秒时，P′波能下传心室，但 P′ – R 间期伴有干扰性延长达 0.24 秒；当 R′ – P′间期 0.43 秒时，P′波不能下传心室而呈传导阻滞型。第一个提前的 QRS 波群后无 P′波，与心房肌刚被窦性激动而处于绝对不应期有关。图 55 – 2 梯形图的 R – P 间期提示心室折返径路，虚线显示心室折返径路传入支，实线显示传出支。

根据上述两份心电图传导组织的解剖及电生理特征进行综合分析，房室双径路传导可分为两类：一类是房室间双径路传导，即除正常的房室结径路外，还有直接沟通心房肌与心室肌的房室旁路，呈现显性预激综合征和隐性预激综合征的心电图特点。若出现室房逆向双径路传导，心电图表现为室性搏动（室性早搏、逸搏或人工起搏搏动）逆传心房时 R′ – P′间期长、短两种，其中短 R′ – P′间期多 <0.12 秒，P′波形态不一致，图 55 – 1 室性早搏后跟随的 P′波形态略异，R′ – P′间期为 0.11、0.16 秒，考虑 R′ – P′间期 0.11 秒经房室旁路逆传心房；另一类是房室结内双径路传导，理论上有 Y 型（下方共同径路型）、平行型（无共同径路型）、倒 Y 型（上方共同径路型）、菱型（上、下方共同径路型）4 种类型，出现逆向双径路传导

时，若为前两种类型，则在心房端有两个逆行出口，快径路出口多位于房间隔下部，逆行激动心房的顺序是右心房间隔下部→冠状窦近端→右心房上部→右心房侧壁，而慢径路出口则多位于冠状窦口附近，快径路出口的左后下方，逆行激动心房的顺序是冠状窦近端→右心房间隔下部→右心房侧壁→右心房上部，可出现两种类型，其心房端只有一个逆行出口，表现为长、短两种 R – P′间期及一种形态的 P′波。故体表心电图上有下列之一表现者，应考虑房室结逆向双径路传导；有 4 种情况变化：①房室交界区性搏动有长、短两种 R – P′间期，且互差≥0.06 秒，P′波呈单一或两种形态；②室性搏动或心室人工起搏搏动出现长、短两种 R – P′间期，且互差≥0.06 秒，P′波呈单一或两种形态；③重复出现呈 QRS – P – QRS 波群或 QRS – QRS 波群顺序的心室回波；④快 – 慢型房室结内折返性心动过速，其 R – P′间期 >（R – R）/2 间期。

心电图图 55 – 2 提示成对室性早搏的第二个 QRS 波群后均跟随形态一致的 P′波，其 R′ – P′间期为 0.53、0.43 秒，符合房室结内逆向双径路传导的心电图表现。值得注意的是，成对室性早搏的偶联间期由 0.80 秒→0.67 秒→期前收缩消失，显示心室折返径路内 3∶2 顿挫型 4∶3 反向文氏现象或心室折返径路内双径路传导。R₁ 波激动进入心室折返径路传入支，经传出支折回心室形成偶联间期 0.80 秒的室性期前收缩 R′₂ 波，这一激动又进入心室折返径路传入支，经传出支折回心室形成偶联间期 0.67 秒的室性早搏 R′₃ 波，该激动再次入心室折返径路传入支，但在传出的远端被阻滞，形成隐匿性传导；反复搏动 R₄ 激动进入心室折返径路传入支，经传出支折回心室时，因遇及前一激动 R′₃ 波的不应期而未能传出心室，心室折返径路内呈现顿挫型 4∶3 反向文氏现象。由于图 55 – 2 室性早搏均呈成对出现，且偶联间期呈长（0.80 秒）、短（0.67 秒）两种，这也可提示心室折返径路内双径路传导。

56. 预激综合征与心动过速

【临床提要】 患者，女性，32 岁。因发作性心悸 13 年，反复抽搐、血压低 1 年住院。

【临床诊断】 风湿性心脏瓣膜病，二尖瓣狭窄伴关闭不全。

【心电图诊断】 预激综合征，阵发性交界区性心动过速。

【心电图分析】 患者这份心电图系未发作心动过速时的（图 56 - 1），提示为窦性心律，心率 75 次/分，P - R 间期 0.1 秒，各导联 QRS 波群有细小的 δ 波，QRS 波群 0.09 秒，符合预激综合征的心电图改变，其矮小的 δ 波可能与心室的预激部分较少有关。心电图记录（图 56 - 2）为心动过速时，第一条示快速匀齐的室上性 QRS - T 波群，心率 215 次/分，未见明确的 P 波，符合房室结内折返机制所致的阵发性交界区性心动过速（PJT）。S - T 段

呈水平压低，可能与心率过快有关。与图 56 - 1 比较，Ⅰ、Ⅱ 导联的 δ 波消失，QRS 波群在 V_1 导联呈 R 型，初始部分仍有粗钝，结合临床及 Ⅰ、Ⅱ 导联中的明显改变考虑，此可能系右心室肥大的心电图表现。经用鲁米那钠、新斯的明治疗无效，改用维拉帕米治疗后心率很快得到控制。图 56 - 2 第二、三条系又一次心动过速发作时，经静脉注射维拉帕米后心动过速终止前的心电图记录。心率 167 次/分，QRS 波群仍为室上性心动过速，无窦性 P 波。S - T 段上可见明显的逆行 P′ 波，R - P′ 间期 0.10 秒，P′ - R > R - P′ 间期，P′ 波 Ⅰ 倒置。R - R 间期长短不一，长者为短者的倍数，长 R - R 间期中无 P 波亦无 P′ 波。长、短 R - R 间期结尾的 QRS 波群宽大畸形系相性室内差异性传导，其 R - P′ 间期并不因此而延长，也等于 0.10 秒。上述特征表明，这次

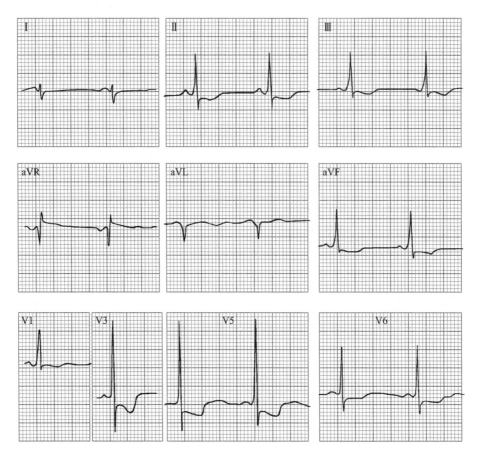

图 56 - 1　未发作心动过速时的心电图

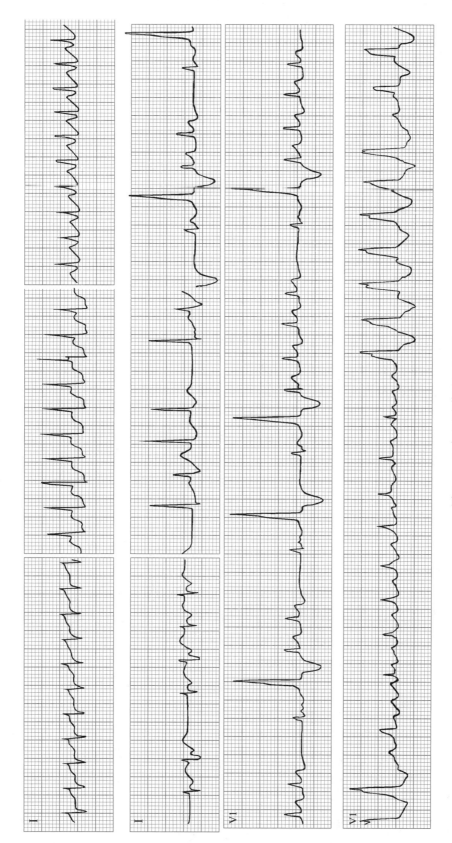

图56-2 心动过速发作时的心电图

心动过速为阵发性交界区性心动过速伴二度Ⅱ型房室传导阻滞，交界区性冲动经由左侧异常房室旁路逆传夺获心房。图56-2第四条心电图是患者自觉心跳不规则时记录的。可见心房扑动和心房颤动波，R-R间期不等，QRS波群形态多变。QRS波群有三种类型：一种宽大畸形，心率158次/分，酷似室性心动过速；一种形态"正常"，与第一至第三条中者相似；还有一种介于两者之间。一般认为预激综合征合并心房颤动时，心房冲动的下传途径可能有三：①多从旁路下传，如上述第一种情况；②从正常房室正路下传，如上述第二种情况；③同时经正路和旁路下传，如上述第三种情况。从心电图分析认为完全预激波的宽大畸形QRS波群是根据常规导联上的改变作出的诊断，但尚需除外预激波合并相性室内差异性传导的可能。

晚近研究表明，不同组合的旁路可引起相同的预激综合征图形，同一患者也可有多条旁路共存。目前仅根据图56-1来判断，似与James纤维加Mahaim纤维构成的预激综合征相符。但此型预激综合征在交界区性心动过速时，其δ波一般不会消失，除非另假设Mahaim纤维中同时伴有前向阻滞。再结合图56-2中的系列心电图改变，提示患者的旁路更可能位于心房和室间隔肌之间，这种旁路早已在组织学上证实。P′波Ⅰ导联倒置还说明旁路的心房端位于左房。

患者的心动过速并不一定有旁路的参与，它可以是窦房、房内或房室结内的折返性心动过速，甚或异位性心动过速。事实上，由房室结内折返机制引起者较预料的更为常见，对这些机制的鉴别有一定的临床意义，不过往往需要多次的电生理学检查。但若仔细分析心动过速时的P波形态，R与P波关系和QRS波群形态，体表心电图仍不失为一有用的工具。例如①窦房结折返。P波形态应无异常，R-P′>P′-R间期，QRS波群形态取决于异常房室旁路有效不应期的长短，可正常，可呈部分或完全预激综合征的图形；②通过旁路的逆行折返。P波呈逆行性，若旁路位于左侧，则P′波在Ⅰ导联倒置（图56-2第二、三条），R-P′<P′-R间期，QRS波群形态正常；③房室结内折返。P′波亦呈逆行性，R-P间期甚短，多与QRS波群重叠，QRS波群图形正常（图56-2第一条）。此外还应考虑，心动过速时有无房室传导阻滞及其对心动过速的影响（图56-2第二、三条），自发或诱发的室性早搏对心动过速的影响，功能性束支对心动过速时心率的影响（图56-2第二、三条），以及心动过速发作开始时的一些心电图改变。我们认为，一些具有特殊电生理效应的药物在鉴别上可能也有一定帮助。

根据图56-2中的系列心电图改变可解释如下：①图56-2第一条为房室结内折返性心动过速。冲动分别经由房室结的上部和下部总通路同时激动心房和心室，故P′波与QRS波群重叠。并使经旁路逆传的冲动遇上心房的有效不应期或旁路中的隐匿传导而不能夺获心房，从而掩盖了旁路的存在，仅表现房室结内折返性心动过速的特征；②图56-2第二、三条中存在左侧旁路的证据是因维拉帕米的特殊电生理效应而显示，结果却又造成了左侧旁路参与折返的假象，但二度Ⅱ型房室传导阻滞的存在可能性。维拉帕米是心肌细胞膜慢通路阻滞剂，对旁路一般无抑制作用，即使有也属轻微，但对窦房结和房室结却有明显的抑制作用，对后者的影响大于前者，特别是房室结的上部。上部总通道的完全抑制有助于经旁路逆传的冲动夺获心房，同时也阻碍了该冲动经正路返回心室。下部总通路或希氏束近端的不全性抑制，则使前传冲动产生不全性房室传导阻滞。由于这些受抑制部位均在房室结内的折返环之外，故不能使心动过速终止。随着维拉帕米的抑制作用加强，折返环遭受破坏，心动过速遂即消失；③预激综合征并心房颤动者并不罕见，Laham报道其发生率为11.5%，A型多于B型。Dreifus认为可能与病态窦房结综合征有关。Castllo等将心房颤动和心房扑动的持续存在归因于共存的心房病变。当然，期前的房性或室性冲动在心房的易损期到达时亦可诱发，甚至折返性心动过速本身也可转化为心房颤动。患者系风湿性心脏瓣膜病，由心房病损本身所致的可能性是存在的。

57. 预激综合征与心室颤动

【临床提要】 患者，男性，56 岁，因劳力时胸闷近 1 年，剧烈胸痛伴大汗淋漓并晕厥半小时。

【临床诊断】 冠状动脉粥样硬化性心脏病，急性下壁心肌梗死，高血压 3 级（极高危）。

【心电图诊断】 急性下壁心肌梗死，A 型预激综合征。

【心电图分析】 根据心电图（图 57－1）提示窦性心律，P～R 间期 0.10 秒，QRS 波群宽 0.12 秒，起始部有 δ 波均向上，呈典型的 A 型预激综合征的特点。Ⅱ、Ⅲ、aVF 导联中，S－T 段明显抬高，弓背向下，T 波高大稍尖，基本对称，T 波与 QRS 波群主波方向相同，提示患者下壁心肌有严重的缺血，因心室预激引起的继发性 S－T 段和 T 波移位的方向应与 QRS 波群主波方向相反。

第二份心电图（图 57－2）仍为窦性心律和 A 型预激综合征，QRS 波群时间仍在 0.12 秒。但在Ⅱ、Ⅲ、aVF 导联中 R 波和 T 波的振幅明显降低，S－T 段仍抬高，Ⅱ导联 QRS 波群从原来的 R 型变为 Rsr′

型，Ⅲ导联 QRS 波群从原来的 R 型变为 rSr′型，aVF 导联 QRS 波群从原来的 R 型变为波辐小而挫折多的综合波型，这些改变提示下壁心肌梗死的存在。此外，aVL 导联 QRS 波群从原来的 QS 型变为 qRs 型，这一变化表明住院时的心电图中 aVL 导联 R 波的消失是由于高侧壁心肌严重缺血所致，并非细胞坏死。

综合上述临床资料分析认为急性下壁心肌梗死，A 型预激综合征，经心内科治疗后，胸闷曾一度缓解，但心电图（图 57－3）发现窦性心律，A 型预激综合征，各导联的 δ 波方向依旧，而 QRS 波群时间明显增宽 0.19 秒，Ⅰ导联中 R 波降低，S 波变得宽而深，V₁ 导联中原先的 S 波消失，与前面心电图相比较，Ⅱ、Ⅲ、aVF 导联中的 R 波有所升高，aVL 导联中的 R 波变成胚胎型。面对这些改变应想到患者的正常房室及室内传导发生了明显障碍，窦性冲动可能完全经 Kent 束传到心室，心室完全被预激途径进行除极，结果使 QRS 波群的后半部失去原先经正常除极程序时的形态，因而 QRS 波群

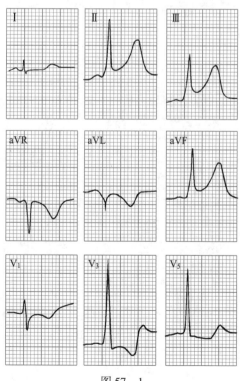

图 57－1

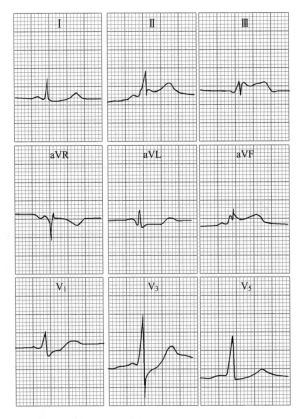

图 57 – 2

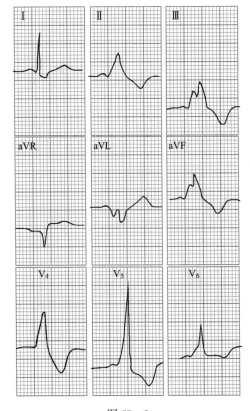

图 57 – 3

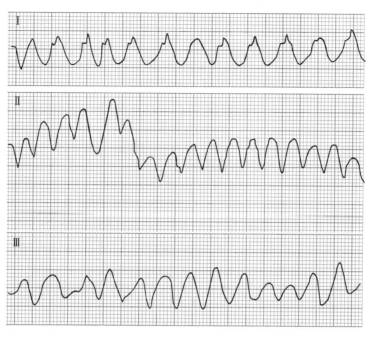

图 57 - 4

时间明显延长，在心电图形态方面凡是 δ 波向下的导联中，δ 波之后的 QRS 波群部分倾向于变为负性，在 δ 波向上的导联中，δ 波之后的 QRS 波群部分倾向于变成正性，据此可以理解为何 I 导联中 R 波降低，S 波加深，aVF 导联中 R 波降低呈胚胎型，S 波加深，而 II、III、aVF 导联中 R 波升高。

患者因情绪激动，突然感心前区闷痛，当时血压为 140/90mmHg，心电图（图 57 - 4）提示快速心律失常，QRS 波群形态与图 57 - 3 相同，但 R - R 间期不规则，P 波消失，考虑为心房颤动，心室率约为 180 次/分。其中最短的 R - R 间期为 0.30 秒。给予 O_2 吸入，口含硝酸甘油和利多卡因治疗均无效，于当天下午 5 时 15 分，患者突然呼吸心跳停止，意识丧失，小便失禁。即刻心电图（图 57 - 4）记录提示心室扑动，于数分钟内迅速变成心室颤动（图 57 - 4 下行）。虽以人工呼吸，胸外心脏按压，静脉用药等抢救措施，心脏暂时恢复窦性心律，但因心脏停搏时间过久，并发脑水肿和肺部感染患者于 5 日后死亡。

患者的心电图表现为典型的 A 型预激综合征。尽管预激综合征可掩盖心肌梗死的典型心电图表现，但根据患者住院前反复发作，而且持续时间较长的胸痛史，血清磷酸肌酸激酶的明显升高，以及心电图 II、III、aVF 导联中有原发性 S - T 段和 T 波改变，R 波降低等情况，应该诊断急性下壁心肌梗死。由于在下壁导联中 δ 波呈正性，故心电图上未能显示代表下壁心肌梗死的图形（Q 波 II、III、aVF 导联）。

据报道，预激综合征并心房颤动的发生率为 11.5% ~ 39%，这样高的心房颤动的发生率直接与旁路的存在有关。一般来说，伴预激综合征的反复性心动过速的频率，比由房室结内折返引起的反复性心动过速的频率快，这种较快的心房率，可进一步引起心房肌电的不稳定性，以致发生心房颤动。因为除了其旁路的存在外，由冠状动脉病变引起的心房肌缺血可能是诱发心房颤动的另一因素。在预激综合征患者并发心房颤动时，值得重视的问题是，它具有突然转变成心室颤动的潜在危险性，此种情况可发生在无器质性心脏病的预激综合征患者，也可发生于心肌有病变的患者。Willens 等的研究证明，旁路的不应期越短，心房颤动时的心室率越快，这在动物实验和人体上均已证明，预激综合征并发心房颤动时，心室颤动的突然发生与房性冲动以旁路下传引起的快速心室率有关。Dreifus 等曾报道，心房颤动合并预激综合征的患者中，4 例 R - R 间期 ≤180 毫秒者均发生心脏停搏或心室颤动。Gallagher 等分析 18 例发生心室颤动的预激综合征，发现他们心房颤动时最短的 R - R 间期为 205 毫秒或更短，另外仅有 4 例，而这 4 例心室率较缓慢都另有其它原因。Lie 等的研究证明，快速的心室率可增加心室肌的异位兴奋性，不应期的不一致性及心室颤动的易患性。Dreifus 曾在 1 例预激综合征合并心房颤动的患者记录到 R 波上诱发心室颤动的情况，说明快速的房性冲动落在心室易激期是突然发生心室颤动的重要电生理基础。患者心房颤动时，最短的 R - R 间期虽为 0.30 秒，但因其心肌有严重的缺血和坏死，故依然发生了心室颤动。

58. 预激综合征伴双束支传导阻滞及旁路三相位阻滞

【临床提要】 患者，男性，48 岁。因频繁发作性晕厥伴抽搐 3 天住院。5 年前有低热、关节疼痛五天。

【临床诊断】 结缔组织病；心律失常，完全性右束支传导阻滞。

【心电图诊断】 窦性心律；A 型预激综合征伴间歇性完全性房室传导阻滞；旁路三相传导阻滞。

【心电图分析】 患者住院时心电图（图 58 - 1）提示，窦性心律，完全性右束支传导阻滞，心率 86 次/分，P - R 间期 0.11 秒，QRS 波群呈一致性宽大畸形，起始部可见明显 δ 波，伴继发性 ST - T 改变，为显性完全性预激综合征（图 58 - 2）。患者活动时出现阿 - 斯综合征，每次长达 30 ~ 40 秒；发作时描记 II 导联连续记录显示：P 波频率 120 次/分，完全不能下传心室，同时伴有心室停搏，偶尔出现的 QRS 波群无预激波，R_1 - R_2 间期约 17.2 秒，R_2 - R_3 间期约 6.80 秒，R_2 - R_3 波形态相似，为左束支传导阻滞型，其逸搏激动源于右心室，R_1、R_4、R_5、R_6 波为右束支传导阻滞型，R_4 - R_5 - R_6 间期 1.60 秒，其逸搏激动源于左心室（图 58 - 3）。而图 58 - 2 提示为心房激动均沿异常旁路下传心室。当活动心率加快时，旁路为快频率依赖性传导阻滞。紧急行右心室临时起搏，并安置了 VVI 型永久心脏起搏器。心电图（图 58 - 4）为患者安置永久起搏器后，V_4 导联 R_{1-3}、R_5、V_6 导联均为窦性激动沿旁路下传心室，其余均为心室起搏心律。

预激综合征合并房室传导阻滞临床上较少见，合并双束支传导阻滞者更少见。而同时发生旁路传导阻滞者更罕见报道。这时患者的临床表现与心电图变化取决于束支与旁路传导阻滞的程度，当旁路完全不能传导或呈一度传导合并右束支传导阻滞时，心电图表现为完全性右束支的图形，当旁路传导正常，而又出现完全性左束支传导阻滞时，其心电图表现在 QRS 波群中呈完全性心室预激。患者可无症状，此时旁路起着"救命性"作用。图 58 - 2 中 P - P 间期在 0.76 ~ 0.80 秒时，已脱离了旁路的有效不应期，窦性激动都从旁路下传，此时无法判断是否存在左束支传导阻滞（除非有其他心电图证实其预激程度有变化），包括左束支一度、二度或三度传导阻滞，只要左束支病变较重，传导比旁路慢，即可发生图 58 - 2 的心电图表现。图 58 - 3 的心室停搏可证实，旁路及左、右束支同时出现完全阻滞，其机制是左束支出现了三相传导阻滞，旁路则是因其不应期较长（从图 58 - 1 看，预激旁路的有效不应期 > 0.70 秒）。借此对二度 I 型传导阻滞和二度 II 型传导阻滞进行分析。二度 I 型传导阻滞仅发生于旁路，则 P - R 间期逐渐延长；如房室结传导正常，则不出现 δ 波；如仅发生于正路，则 QRS 波群由窄变宽，直至出现完全性预激。如正路与旁路同步同比例出现，则出现与一般二度 I 型房室传导阻滞相似的表现。二度 II 型房室传导阻滞仅发生于旁路，则是典型预激图形与正常 QRS 波群轮流出现。如仅发生于正路，则表现出为典型的预激图形与完全性预激交替出现；如两者出现同步同比例时，则与一般二度 II 型表现无异。旁路的传导具有频率依赖性，如正路传导正常，心率增快时 δ 波消失，QRS 波群恢复正常，是三相传导阻滞的表现。反之，当心动过缓，其期前收缩的代偿间歇后或其他长间歇时，预激波消失，是旁路四相传导阻滞的表现。根据学者们的观察经验，间歇性预激综合征或运动试验心率加快使预激波消失，都提示房

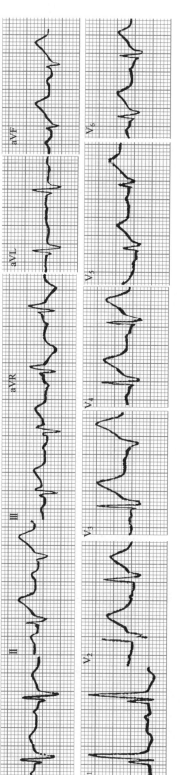

图58－1　患者无预激波时的体表心电图

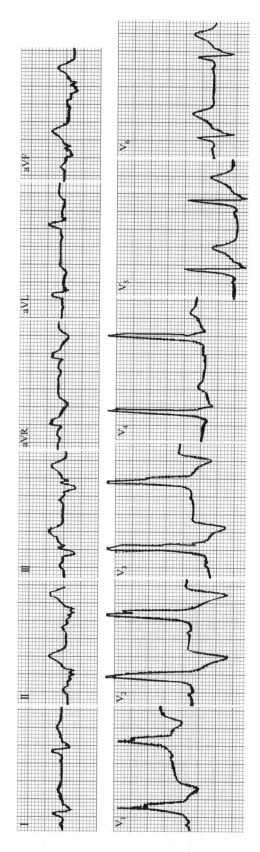

图58－2　患者有预激波时的体表心电图

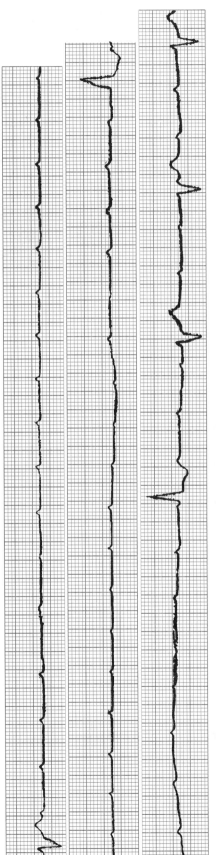

图 58 - 3　患者发作阿 - 斯综合征时的 II 导联连续描记心电图

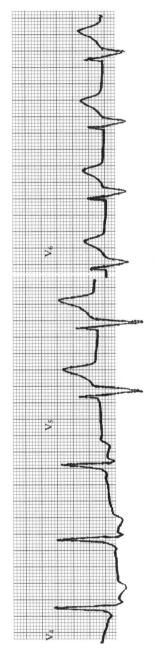

图 58 - 4　患者植入永久型心脏起搏器后，V_4、V_5、V_6 导联描记心电图

室旁路的顺传不应期延长，潜在致命性心律失常发生机会较少。房室传导系统已发生完全性传导阻滞，异常旁路逆传正常，也不可能产生顺向型或逆向型折返性心动过速。对于上述心电图特点的患者，可免除电生理检查和射频消融术，而直接安置永久型心脏起搏器。

59. 变异性预激综合征伴 2:1 房室传导阻滞

【临床提要】 患者，男性，36 岁。因反复胸闷、头晕 1 年住院。

【临床诊断】 预激综合征。

【心电图诊断】 窦性心动过速；2:1 房室传导阻滞；变异性预激综合征；阵发性室上性心动过速。

【心电图分析】 心电图（图 59 – A）提示，窦性心律，心房率 196 次/分，房室传导比例为 2:1，P – R 间期 0.16 秒，QRS 波群时间 0.14 秒。每个 QRS 波群起始部均有 A 型 δ 波，在 V₁ 导联向下，V₅、V₆ 导联向上。心动过速发作时心电图（图 59 – B）P 波辨认不清，心室率 167 次/分，QRS 波群时间 0.08 秒，R – R 间期相等。

由 Mahain 纤维所致的预激综合征称为变异性预激综合征，临床较为少见，在预激综合征中所占比例不足 5%。心电图表现有三点：①P – R 间期 > 0.12 秒；②QRS 波群时间变宽；③QRS 波群起始部见 δ 波。根据 Mahain 纤维解剖走行可分为以下四型：①结 – 束旁路（起于房室结慢径路，止于右束支）；②结 – 室旁路（起于房室结慢径路，止于心室肌）；③慢传导性房 – 室旁路（起于心房，止于右束支）；④慢传导性房 – 室旁路（起于心房，止于心室肌）。这四种型心电图的表现并无差异，准确地定位需借助于心脏电生理检查。临床所见"左束支传导阻滞型 QRS 波群"的变异性预激综合征以结 – 束旁路及慢传导性右心房 – 束旁路参与的多见。射频消融的应用证实 Mahain 纤维引起的心动过速实际上主要是由起自右心房游离壁的具有顺传递减的旁路引起，而结 – 束、结 – 室纤维参与较为少见。右心房 – 束旁路起始三尖瓣环处侧壁上方右心

房，沿右心室游离壁下行，行至右心室心尖部直接与 V₄ 导联束文木梢连遇或止于右束文木梢附近的心室肌，阻断房室结并不能使预激综合征图形消失，相反可以形成完全性预激综合征图形。由于右心房 – 束旁路只有递减顺传功能而无逆传功能，因此呈束支传导阻滞型宽 QRS 波群。

心电图的图 59 – A 应与完全性左束支传导阻滞合并左心室肥大相鉴别。单纯左束支传导阻滞 QRS 波群向量较左心室肥大时更偏向左后，因而在 V₅、V₆ 导联中投影变小，电压明显降低，因此，V₅、V₆ 呈现宽大而粗钝的 R 波，呈 RS、Rs、rS、rSr 型，支持左心室肥大的诊断。结合超声心动图描记术检查的结果可以排除完全性左束支传导阻合并左心室肥大。图 59 – A 中 50% 窦性 P 波因阻滞未能下传心室又未形成完全性预激综合征图形，且心动过速发作时呈窄 QRS 波群，提示旁路、房室存在同步 2:1 传导阻滞。图 59 – B 呈窄 QRS 波群心动过速说明激动并非经旁路顺传，由于右心房 – 束旁路并无逆传功能，激动无法经旁路逆传，显然窄 QRS 波群心动过速可能为房室结内折返性心动过速，心房 – 束旁路并未参与形成。其可见于以下两种情况：①右心房 – 束旁路与房室结同步发生 2:1 传导阻滞，窄 QRS 波群心动过速与旁路无关，属房室结内折返性心动过速；②结 – 束、结 – 室纤维构成旁路，心动过速是以正常希氏束系统作为顺传支、旁路作为逆传支形成的折返性心动过速，准确的诊断需借助于心脏电生理检查。预激综合征可伴发各种心律失常，主要有阵发性室上性心动过速、心房颤动、期前收缩等。治疗的目的主要是控制心动过速，患者如无心律失常发作史则无需特殊治疗。

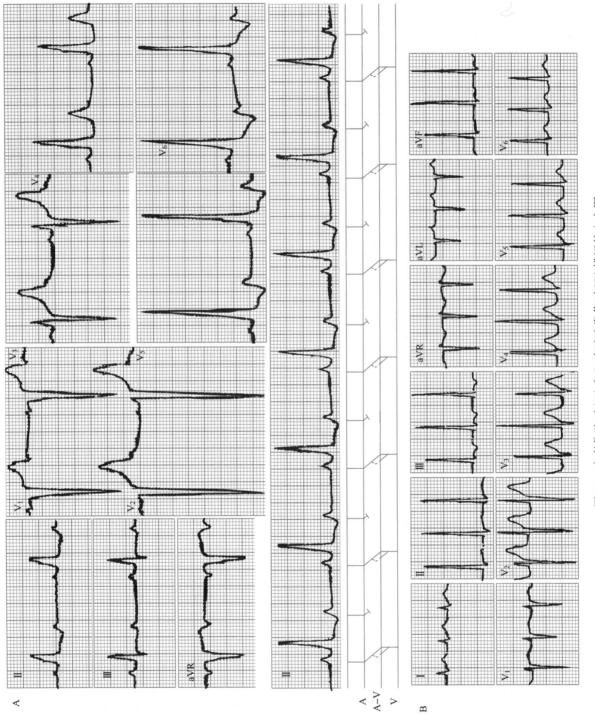

图 59 患者住院时（A）和心动过速发作时（B）描记的心电图

60. 房室旁路并心房 - 分支旁路

【临床提要】 患者，男性，50岁。因阵发性心悸、胸闷20年，活动性气短2年住院。

【临床诊断】 扩张型心肌病；窦性心动过速；完全性左束支传导阻滞。

【心电图诊断】 窦性心律；心电轴左偏；一度房室传导阻滞；完全性左束支传导阻滞。

【心电图分析】 患者体表心电图提示为窦性心律，心率76次/分，P-R间期0.22秒，QRS波群时限0.14秒，心电轴左偏，一度房室传导阻滞，完全性左束支传导阻滞（图60-1）。心动过速时，心率150次/分，宽QRS波群呈类似左束支传导阻滞，心电轴左偏，V_{1-3}导联呈rS型，时限为0.08秒，V_{4-6}导联呈R型，未见房室分离，无心室夺获及心室融合波（图60-2）。食管心电图可见P'波，R:P'为1:1，R-P'间期为0.06秒，心内电图为窦性心律，右室心尖部（RVA）电极记录心室波提前，几乎和体表心电图的QRS波群在一条线上。A-H间期为0.12秒，H-V间期为0.10秒。心动过速时，V:A=1:1，逆传心房波呈左偏心，表明心动过速逆传支为左侧隐匿性房室旁路。药物试验心电图，在窦性心律下，于股静脉快速注射三磷酸腺苷（ATP）（0.20mg/kg），静脉注射后30秒QRS波群未变窄，相隔3分钟后，增加三磷酸腺苷剂量为0.25mg/kg，静脉注射即刻QRS波群由宽变窄，时限由0.14秒变为0.08秒，用药后10秒又变为宽QRS波群。心内电图用药前，A-H及H-V间期同前，用药后A-H为0.12秒，H-V间期为0.05秒，H-V间期明显缩短（图60-3）。后前位X线胸片心胸比例为0.60；左前斜位，左右心室均扩大。超声心动图，LA 48mm，LV 66mm，RA 43mm，RV41 mm，室间隔8 mm，左室后壁10 mm，左室壁运动弥漫性减弱。二尖瓣及三尖瓣见轻度反流，肺动脉收缩压53 mmHg。

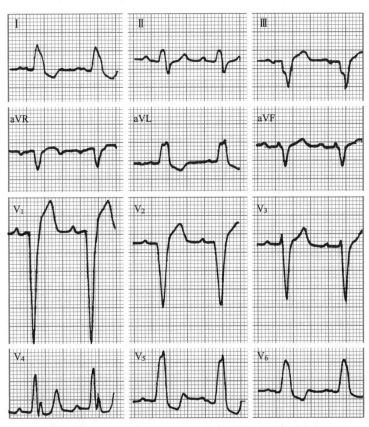

图60-1 窦性心律时从心房 - 分支旁路下传的心电图

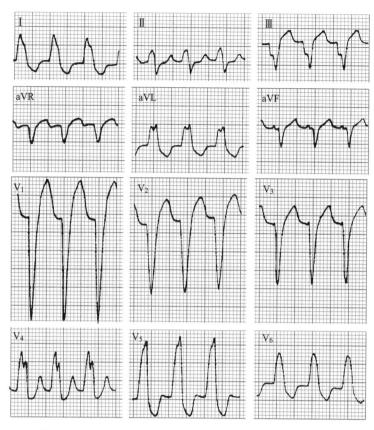

图 60 - 2　心动过速时心电图呈左束支传导阻滞伴电轴左偏

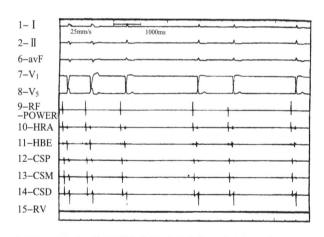

图 60 - 3　ATP 0.25mg/kg 快速静脉注射后心房与一分支被阻断冲动从房室结下传

在二尖瓣环距冠状静脉窦口 5cm 处标测到 V -A 融合后,瓣下放电消融,能量 25W × 100 秒,心室起搏为房室结逆传,左侧房室旁路被阻断,复查心电图仍为一度房室传导阻滞、左束支传导阻滞。又于三尖瓣环 8 点处标测到慢电位,A - V 较短,在此放电消融,能量 35W × 200 秒,术后一度房室传导阻滞、左束支传导阻滞消失,心房 - 分支旁路被阻断。

患者的心房 - 分支旁路和左侧隐匿性旁路同时存在并参与心动过速实为罕见。左侧旁路只有逆行传导没有前传、心房 - 分支旁路只有前传而无逆传,和左侧旁路电生理特性构成自然折返三要素,因而患者出现心动过速发作呈无休止型。X 线胸片及超声心动图提示心脏扩大,认为是心动过速性心肌病。心房 - 分支旁路传导比房室结更为缓慢,导致一度房室传导阻滞,心房 - 分支旁路位于右侧,窦性冲动从旁路下传先激动右心室,后激动左心室而形成类似左束支传导阻滞图形。进行三磷酸腺苷药物试验时,三磷酸腺苷先阻断心房 - 分支旁路前传,QRS 波群由宽变窄,窦性冲动由房室结下传。

说明心房－分支旁路传导对三磷酸腺苷作用比房室结更为敏感。用三磷酸腺苷后 H－A 间期明显缩短，说明冲动经心房－分支旁路下传激动的心室除极形成 QRS 波群靠后部分，因此，心房－分支旁路不是先激动，而是"后激动"。应用三磷酸腺苷可证明有无心房－分支旁路的存在，可识别是否是真正的左束支传导阻滞。患者为宽 QRS 波群心动过速，常需与右心室特发性室性心动过速（RVOT）、逆向房室折返性心动过速和房室结双径路折返性心动过速伴左束支传导阻滞相鉴别。再次复查心电图未发现心室夺获和心室融合波，食管心电图上无房室分离，前胸导联 V$_{1~3}$ 导联呈 rS 型，其时限为 0.08 秒，

且心电轴左偏，故不支持右心室特发性室性心动过速的诊断。Kent 束参与的逆向房室折返性心动过速，心电图提示 Kent 束的典型表现为 P－R 间期＜0.12 秒、有 δ 波。房室结折返性心动过速时，心内电图 A－V 波几乎在一条线上，V－A＜0.06 秒，当患者心动过速时，逆传心房为左偏心，三磷酸腺苷阻断心房－分支旁路前传，房室结下传至无左束支传导阻滞，故排除房室结折返性心动过速伴左束支传导阻滞。如果心房－分支旁路位于左侧，其引起的心动过速需要与腺苷敏感性左心室特发性室性心动过速相鉴别。

61. 逆向性房室折返性心动过速

【临床提要】　患者，男性，34 岁。因反复心悸、晕厥 21 年，再发晕厥 12 小时住院。

【临床诊断】　晕厥原因待查。

【心电图诊断】　A 型预激综合征致逆向性房室折返性心动过速。

【心电图分析】　这份心电图（图 61－A）提示为 A 型预激综合征。食管心房调搏用程控扫描刺激诱发出短阵宽 QRS 波群心动过速，及用 S$_1$ 频率为 330 次/分猝发刺激诱发持续的宽 QRS 波群心动过速（图 61－B），可见 QRS 波群时间 0.24 秒，V$_1$ 导联呈 RS 型，心率 150 次/分，起始部有明显的 δ 波，食管心电图中每个 QRS 波群前均有一正负双相的食管 P 波（P′e），P 波 V$_1$ 导联直立，重叠于倒置 T 波上，R－P′间期＞P－R 间期，心房逆行激动呈中心型，顺序为 P′e→P′v$_1$，P′$_{V1}$－P′e 间期为 35 毫秒，以 S$_1$ 频率 370 次/分超速抑制终止心动过速，恢复窦性心律，但仍呈 A 型预激综合征图形。经射频导管消融治疗后预激波消失，心动过速未再发作。

预激综合征及旁路引起的快速性心律失常以房室折返性心动过速最为常见。显性旁路具有顺传和逆传功能，心动过速时心电图表现为顺向型或逆向型房室折返性心动过速。前者常见，呈窄 QRS 波群；后者少见，呈宽 QRS 波群。隐匿性旁路无顺传

功能，只发生逆性房室折返性心动过速。预激综合征引起宽 QRS 波群心动过速可见五种情况。房室结逆传、旁路顺传引起的逆性房室折返性心动过速便是其中之一，增宽的 QRS 波群为预激波形成。显性旁路发生何种类型心动过速与房室结及旁路的不应期有关。当旁路有效不应期长于房室结有效不应期时，程控扫描 S$_1$－S$_2$ 间期缩短进入旁路不应期，S$_2$ 刺激在旁路产生单向传导阻滞，激动经不应期短的房室结下传心室，QRS 波群呈室上型。心室激动又经脱离了不应期的旁路心室端口逆传至心房，周而复始形成顺向性房室折返性心动过速，折返环为心房→房室结→心室→旁路→心房。心电图提示旁路有效不应期短于房室结有效不应期，S$_1$－S$_2$ 间期为 320 毫秒时进入房室结不应期，激动在房室结发生单向传导阻滞，经旁路顺传激动左心室，若房室传导系统已脱离逆向不应期，室房逆传又激动心房，再经旁路顺传至左心室便形成宽 QRS 波群心动过速，折返环为心房→旁路→心室→房室结（旁路）→心房，当然也不能排除由另一条旁路构成逆传支。诱发逆传性房室折返性心动过速的条件为：①房室旁路顺传功能好；②房室结－希氏束系统顺向不应期较长；③房室结－希氏束系统逆传功能好或存在另一条房室旁路。通常房室传导系统逆传功

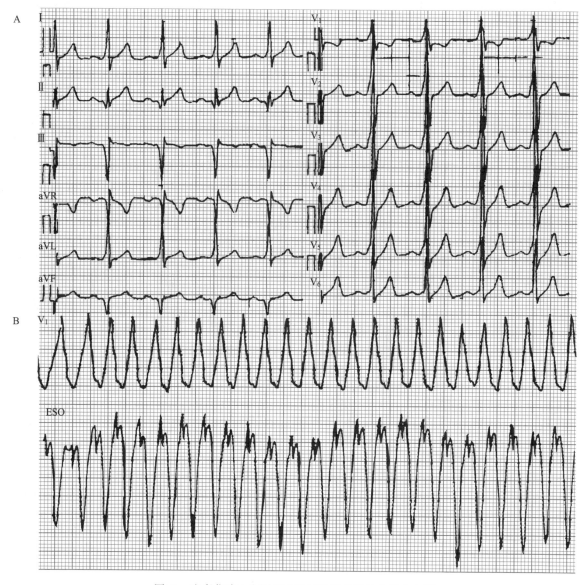

图61　患者住院心电图和心动过速发作时的食管心电图

能较顺传功能差，不易形成折返，室房逆传不应期较短是患者反复发生心动过速的重要因素。其心电图特点为：①QRS波群起始部可见δ波；②室房呈1∶1逆传；③旁路顺传较快，房室结－希氏束系统逆传速度慢，R－P′间期＞P′－R间期，P－R间期＜0.12秒；④室房逆传至房间隔下部，激动向左、右心房扩布，故心房逆行激动呈中心型；⑤属房室大折返，电刺激能诱发和终止心动过速。

上述心电图符合逆性房室折返性心动过速，常由期前收缩或窦性心率增快诱发，相当于在旁路心室端口有一室性异位兴奋灶快速发放激动形成室性心动过速。心房、心室失去正常收缩顺序，心室舒张不全，心动过速发作时心排血量骤减，是导致患者发病时出现晕厥的原因，临床视为严重的室性心律失常，通过射频导管消融治疗才能根治病因。

62. 双旁路致宽 QRS 波群心动过速

【临床提要】 患者，男性，51 岁。因 19 个月前于体力劳动时突发心悸，持续 1 天后自行缓解。近期又类似发作三次，最长一次持续 3 天住院。

【临床诊断】 阵发性室上性心动过速。

【心电图诊断】 窦性心律，右侧显性旁路，左侧隐匿性旁路致房室折返性心动过速。

【心电图分析】 临床心电图（图 62 – A）提示，窦性心律，心率 56 次/分，P – R 间期 0.11 秒，QRS 波群时间为 0.12 秒，QRS 波群起始部可见 δ 波，δ 波在 Ⅰ、Ⅱ、aVF、V₂～V₆ 导联向上，Ⅲ、aVL 导联在等电位线上，aVR、V₁ 导联向下，V₁ 导联呈 Qrs 型，V₂～V₆ 导联 T 波呈双相，肢体导联无明显异常，以上呈右侧显性旁路图形。食管心房调搏，程序期前刺激当 S₁ – S₂ 间期为 500 毫秒时诱出宽 QRS 波群心动过速，心率 146 次/分，QRS 波群形态与体表心电图完全相同，患者自身的房性期前收缩也可诱发出与上述相同的心动过速图形。食管心电图（图 62 – B）提示，心房逆行激动顺序为左心房最早激动，P′e→P′V₁，Ⅱ、Ⅲ、aVF 导联 P′波倒置，V₁ 导联 P′波直立，R – P′e 间期＜P′e – R 间期，R – P′e 间期 0.014 秒，P′V₁～P′e 间期 90 毫秒，心房逆行激动呈左侧偏心型。

这份心电图提示呈右侧显性旁路型，食管心房程序刺激或患者自身房性期前收缩均可诱发出宽 QRS 波群心动过速，其图形与体表心电图完全相同，说明右侧旁路参与并担任房室折返的顺传支。此时担任激动折返的逆传支可能有三种途径，①激动逆传由希氏束纤维→希氏束→房室结→心房→右侧旁路下传，心房逆行激动呈中心型；②经同侧另一条旁路逆传再经右侧旁路下传，右心房比左心房先激动，心房逆行激动呈右侧偏心型；③左侧旁路逆传。从食管心房逆行激动顺序看出，左心房最早激动，提示心脏左侧存在旁路并参与室房旁逆传。

一般隐匿性旁路致房室折返性心动过速，房室结顺传形成窄 QRS 波群顺向性房室折返性心动过速，当患者心动过速发作时心电图仍然呈预激综合征图形与上述不符，顺传的不是房室结而是右侧旁路，而由左侧旁路逆传。体表心电图符合中间隔旁路特征，通过食管心房调搏证实患者存在两条旁路，左侧旁路只有逆传功能而无顺传功能，构成房室折返的逆传支，右侧显性旁路构成折返的顺传支，两者组成跨越左右心室的大折返环。由于折返路径长，故心室率不太快。其心电图与逆向性房室折返性心动过速相似。通常房室折返性心动过速分两型：①顺向型（房室结顺传、房旁路逆传呈窄 QRS 波群心动过速）；②逆向型（旁路顺传、房室结逆传呈宽 QRS 波群心动过速）；心电图提示是右中间隔旁路顺传，故心电图呈宽 QRS 波群心动过速，不同处是经对侧旁路逆传，因此，在房室折返性心动过速只要旁路顺传，不论折返经由房室传导系统或逆传均呈宽 QRS 波群。这一心电图与上述分型略异，是属于另一种形式的逆向性房室折返性宽 QRS 波群心动过速。房室结未参与折返可能与房室结不应期较长（500 毫秒）有关，房室结不构成折返环，在心动过速时与此无关，食管心房调搏检测出左侧旁路，为射频导管消融治疗提供了有力证据，可以避免消融中的遗漏。

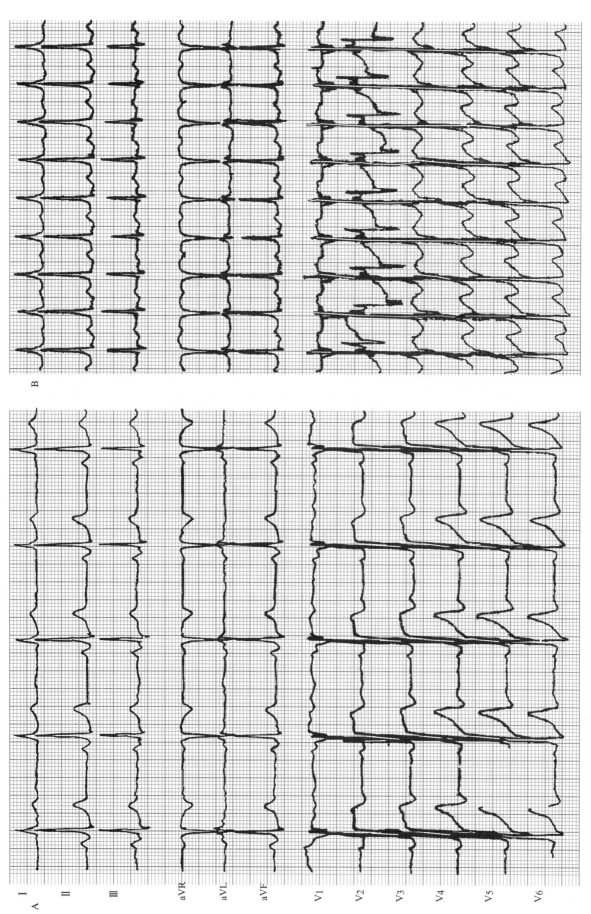

I
A
II
III
aVR
aVL
aVF
V1
V2
V3
V4
V5
V6
B

图62　患者的体表心电图(A)和食管心电图(B)

第四部分　室性心律失常

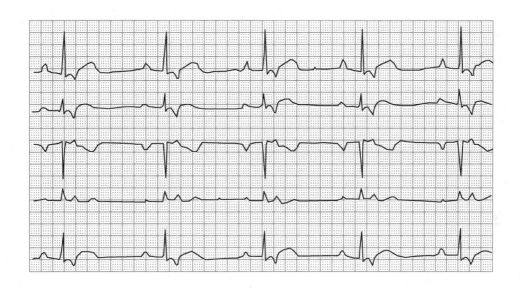

63. 阵发性室性心动过速

【临床提要】 患者，女性，23岁。因劳累后心悸、气短、头晕、乏力4年住院。

【临床诊断】 阵发性心动过速原因待诊。

【心电图诊断】 阵发性室性心动过速。

【心电图分析】 当患者心律正常时与常规心电图（图63-1）对照，平均心率70次/分，P-R间期0.20秒，QRS波群及ST-T段大致正常。发生心动过速时，心电图（图63-2）提示心室率158次/分，律齐，辨认不出P波，QRS波群宽0.12秒，V_1导联呈qR型，aVL导联呈qRs型，Ⅲ、aVF导联呈rS型，心电轴左偏75°，基本上呈"右束支伴左前分支阻滞"图型。如临床上遇到这样的患者，根据病情的轻重，选择适当的治疗。对阵发性心动过速应鉴别其为室上性心动过速抑为室性心动过速，通常根据下列两个方面，进行鉴别诊断。

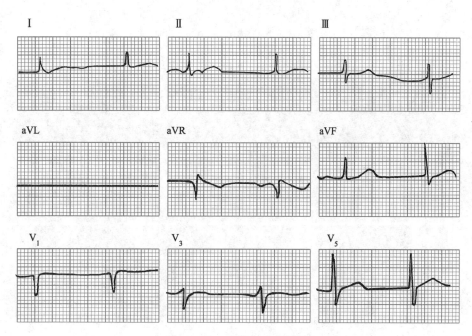

图63-1　未发作时心电图

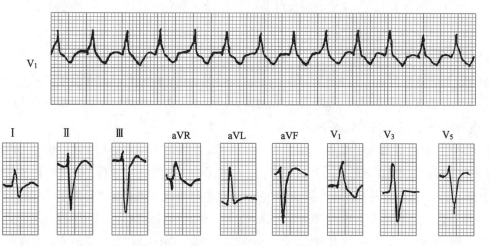

图63-2　发生心动过速时描记的心电图

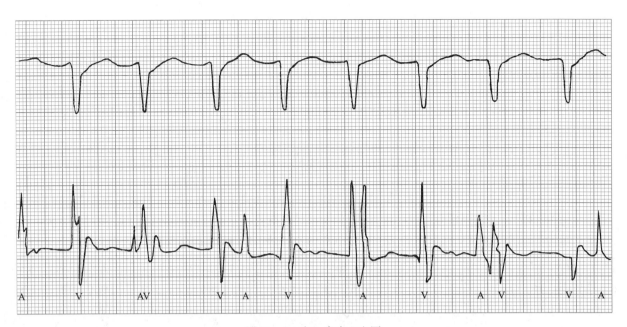

图 63 - 3　右心房内心电图

上行为导联Ⅲ，下行第 4 个 A 前漏注 V，A = 心房波，V = 心室波，

纸速 50 毫米/秒

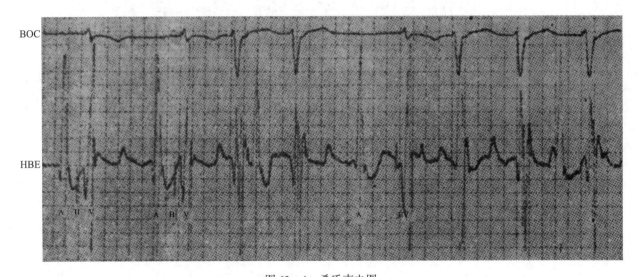

图 63 - 4　希氏束电图

上行为导联Ⅲ，下行为希氏束电图，A = 心房波，H = 希氏束波，V = 心室波，纸速 50 毫米/秒

1. 基于临床观察：室上性心动过速常发生于平素体健，没有明显器质性心脏病的患者，心率波动在 130 ~ 280 次/分，非常匀齐，其心音强度均匀一致，没有轻重变化。患者周身情况一般较好，血液动力学方面影响较小，通过机械性刺激迷走神经，可能使发作终止。对毛花苷丙、维拉帕米、升压药、胆碱能兴奋剂等治疗反应较好。室性心动过速常发生于有器质性心脏病的患者，心率波动 120 ~ 200 次/分，相当匀齐（可稍有不齐），其心音强度不均匀而有变化，常有心音分裂，颈静脉搏动可与心音不一致。患者一般情况常较差，血流动力学方面影响较明显。机械性刺激迷走神经常不能终止发作。对利多卡因、奎尼丁、普鲁卡因酰胺、苯妥英钠等治疗反应较好。但在临床实际工作中，患者表现常不是那么绝然可分，根据上述原则有时仍难于判断。

2. 基于常规心电图分析：患者心电图虽然是分析心律失常的有用工具，但有时在鉴别室上性心动过速与室性心动过速时仍然存在问题。一般常用的心电图鉴别标准有：①QRS 波群狭窄的是室上性心动过速，QRS 波群增宽畸形的是室性心动过速。但是当室上性心动过速伴有室内差异性传导或束支传

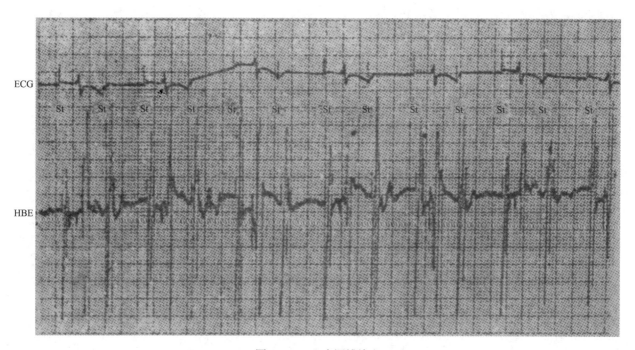

ECG

St　St　St　St　Sr　St　St　St　St　St　St　St　St

HBE

图 63 - 5　心房调搏检查

上行为导联Ⅲ，下行为希氏束电图，St：电刺激钉样标记，纸速 25 毫米/秒

导阻滞、预激综合征时，QRS 波群也要增宽畸形。相反也有 QRS 波群并不增宽的室性心动过速，例如 Cohen 报告 1 例 "QRS 波群窄的室性心动过速"，患者经电生理学检查证明，诊断是阵发性室性心动过速可成立。②每个 QRS 波群伴有相应的 P（或 P′）波的是室上性心动过速，虽有 P（或 P′）波但它们与 QRS 波群分的是室性心动过速时。但实际上在心动过速时，体表心电图不易辨认 P（或 P′）波，也难以判定 P′波和 QRS 波群是顺传关系还是逆传关系。即使能够辨认出确实存在与增宽畸形的 QRS 波群分离的 P（或 P′）波，仍然不能严格判定它是室性心动过速还是房室交界区性心动过速伴有室内差异性传导或室内传导障碍。③心室率快速，心电图提示律齐一致，即使 QRS 波群增宽（常呈右束支传导阻滞型）也要考虑是室上性心动过速；心室率相对稍慢，心电图提示心律相对不齐，这时应考虑是室性心动过速可能存在。但实际工作中所见并不那么绝对可分。另外预激综合征合并心房颤动时，形成一种比较特殊的心电图类型，酷似室性心动过速。④在正常窦性心律时有房性期前收缩、房室交界区性期前收缩，其形态与心动过速时相同的是室上性心动过速；有室性期前收缩其形态与心动过速时相同的是室性心动过速。但实际工作中有时没有机会记录到期前收缩，有时即使面对期前收缩的记

录，在鉴别房性、房室交界区性、室性期前收缩方面也存在困难。⑤在心动过速过程中有心室夺获，其 QRS 波群形态较心动过速时正常化；或者有室性融合波（QRS 波群形态介于窦性心律下传搏动与心动过速搏动之间）的是室性心动过速。心室夺获搏动的 QRS 波群形态与心动过速时相同的是室上性心动过速。这样鉴别是判断的依据，但如果没有出现上述情况，就失去判断依据。

综上所述，单纯依靠临床观察与分析常规心电图，对某些具体患者，可能仍然难于判定其心动过速是室上性的还是室性的，特别是鉴别房室交界区性心动过速伴有室内差异性传导（或室内传导障碍）与室性心动过速，尤为困难。在临床诊治过程中也存在鉴别诊断的问题，发生心动过速时常规心电图观察不到明确的与 QRS 波群分离的 P（或 P′）波，未见心室夺获与室性融合波，正常窦性心律时也未观察到相同形态的室性期前收缩。由于心动过速时心率高达 200 次/分，心电图律齐一致，QRS 波群基本上是右束支传导阻滞图型，一度对毛花苷丙治疗反应较好，故曾经考虑它是室上性心动过速伴有室内差异性传导。

为了取得诊断的可靠根据，还可进一步作下列特殊检查。①食管导联心电图或心房内心电图，当常规心电图辨认不清 P（或 P′）波时，食管导联心

电图或心房内心电图可以清晰地显示 P（或 P'）波时，食管导联心电图或心房内心电图可以清晰的显示 P（或 P'）波，有助于了解 P（或 P'）波和 QRS 波群之间的关系，对诊断很有帮助。图 63 - 3 系该患者发作心动过速时作了右心房内心电图检查，体表心电图看不出明确的 P（或 P'）波，但心房内心电图却可见明显的 A 波，其心率约 91 次/分，V 波频率 150 次/分，A 波与 V 波之间没有什么传导关系（呈房室分离），这就给诊断室性心动过速提供了有力的根据。但是严格说来，从心电图中分析，仍然不能排除房室交界区性心动过速伴室内差异性传导的可能性。②最有力的诊断根据是希氏束电图。室上性心动过速的 V 波前有 H 波，H - V 间期与窦性心律时相同，室性心动过速的 V 波前或者没有 H 波、或者虽有 H 波但 H - V 间期比窦性心律时为短。图 63 - 4 系患者作了希氏束电图检查，附图为正常窦性心律下传的 V 波前有 H 波，H - V 间期 40 毫秒；异位心搏的 V 波前没有 H 波，说明异位起搏点位于希氏束分叉以下，结合心电图 QRS 波群形态，异位起搏点位于左束支的后分支。附图非常有力地证明这是一例室性心动过速。希氏束电图中三次出现窦性心律心搏的 A - H 间期不相等（分别为 140、200、320 毫秒），这是由于当时已注射了维拉帕米，对房室传导的影响。③在心动过速发作过程中作心房调搏术，不但有助于终止心动过速，而且有助于鉴别诊断。用较快的频率刺激心房。造成心室夺获，使夺获的 QRS 波群形态正常化，或与心动过速时的 QRS 波群形态不一样，可证明是室性心动过速。如果夺获的 QRS 波群形态与心动过速时的 QRS 波群相同，则说明是室上性心动过速，即使不是处在心动过速发作过程中，也可用心房调搏术使心室率达到心动过速时的心室率，观察其 QRS 波群形态是否和心动过速时相同，也可作为鉴别诊断的根据。图 63 - 5 为患者做了心房调搏术检查（希氏束电图），附图中 St 为电刺激的钉样标记，心房调搏频率 120 次/分，每个 St 带动心房产生 P'波，但心室以 2:1 比例应激，希氏束电图示下传的 St - A - H - V 各顺序正常，未下传的 A 波后没有 H 波，说明阻滞在房室结水平，而患者心房率只有 120 次/分时就有房室结的传导障碍，这是维拉帕米的影响。由于受到房室结传导的限制，不可能通过心房调搏是心室率提高到 150 次/分以上，第五次检查未达到鉴别诊断的目的。

64.　反复性室性心动过速

【临床提要】　患者，女性，39 岁。因反复发作性胸闷、心悸 18 年，突发晕厥 3 分钟住院。

【临床诊断】　扩张型心肌病；反复性室性心动过速；心功能Ⅳ级。

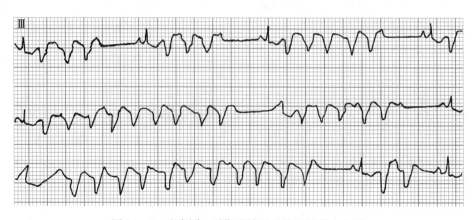

图 64 - 1　患者同一时期连续记录的Ⅱ导联心电图

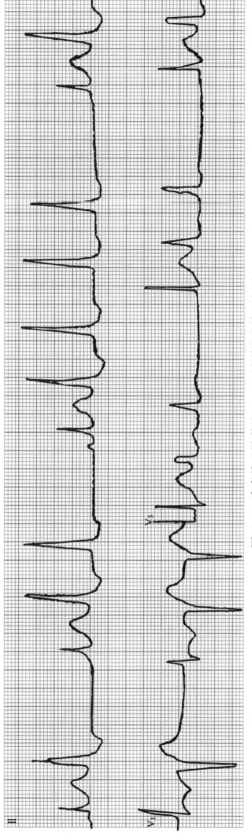

图64-2 患者的Ⅱ导联及V₁、V₃导联记录的心电图

【心电图诊断】 反复性室性心动过速。

【心电图分析】 第一份心电图为同一时期非连续记录的第Ⅱ导联（图64-1），提示反复性室性心动过速。Ⅱ₁导联1、5、9、15心动，Ⅱ₂之1、11、17心动和Ⅱ₃之1、14、17心动均为窦性心律，P-R间期0.16秒，心率71次/分。每个窦性心动之后出现2~12个宽大畸形的QRS波群，R-R间期稍不等，异位R波平均频率127次/分，室性心动过速发作时存在房室分离，窦性P波清晰可见。窦性心动过速与第1个异位心动之间的联律间期固定为0.40秒，室性心动过速发作结束后有较长的代偿间歇。

【临床提要】 患者，女性，24岁。因头晕、乏力、心悸2年住院。

【临床诊断】 预激综合征。

【心电图诊断】 A型预激综合征；反复性室性心动过速。

【心电图分析】 第二份心电图（图64-2）提示反复性室性心动过速。Ⅱ导联第1、3、6、11心动，V₁导联第1、3和V₃导联第1、4、7心动属窦性心律，但P-R间期仅为0.08秒，QRS波群起始部有δ波，QRS波群时间0.12秒；V₁和V₃导联QRS波群主波向上，为A型预激综合征。出现2~4个室性异位心动时，窦性P波仍隐约可辨，心率75次/分。窦性心动和第1个畸形QRS波群之间联律间距为0.52秒，与室性心动过速时的平均R-R间期大致相等。室性心动过速时心室率105次/分左右，异位QRS波群呈完全性左束支传导阻滞图形，室性心动过速发作终止后有一定代偿间歇。

现综合分析这两份心电图具体情况，反复性室性心动过速每次发作连续出现1~20个异位搏动，但有时可持续更长一些，病程可经历5~10年甚至更久。在短阵室性心动过速之间，可见到1~3个窦性心动。关于其机制有下述两种观点：①心室内单一异位起搏灶活动增加。心电图上窦性心律与室性心动过速开始的联律间期长短不一，且出现室性融合波者，支持这种机制。②心室内折返。目前多数学者认为折返激动是本型室性心动过速的基本机制。异位搏动与前面的窦性心律联律间期固定不

变，且与室性心动过速发作时平均R-R间期也基本相等，提示由折返所引起。这两例均符合这种情况。但对折返环的大小及其构成有争论，有人提出所谓大折返环（macvo re-entry），折返途径包括希氏束、束支、浦顷野纤维及与其连接的健康或病变的心肌。Josephson则提出反复性室性心动过速是心室内一个范围小的、受保护的心电图静区存在所谓微折返环（micro re-entry）所致。

在临床中反复性室性心动过速（Repetitive ventricular tachycardia）是一种少见的心律失常。其特征是反复发作性短阵室性心动过速，间有窦性心律，持续数月至数年，对常用的抗心律失常药物疗效差；因此它与一般室性心动过速不同，如不及时处理，常可在短期内发展为致命的心室颤动。目前国内尚未见报道。

这一型室性心动过速多见于儿童和青年，但亦可发生于任何年龄组。其基础心脏疾病多数为病毒性心肌炎和其他炎症性心肌病变，亦可发生于某些先天性心脏病、高血压性心脏病、冠状动脉硬化性心脏病及无明显器质性心脏病者。这位患者为扩张型心肌病和病毒性心肌炎后遗症所引起。

过去认为这一型室性心动过速属于"良性"，但Cass报道29例中有3例死亡。Stock报道4例，这两例在住院期间死亡。说明其预后仍有一定危险性；合并器质性心脏病者更是如此。两例中第一位患者出院后两个月死于阿-斯综合征发作。

抗心律失常药物对此型室性心动过速疗效差。仅有奎尼丁和普鲁卡因酰胺能部分控制发作，缩短每次室性心动过速的持续时间。Esles报道用双侧交感神经切除术成功地治疗1例反复性室性心动过速，近来又有报告施行左上胸膜外交感神经切除术治疗反复性室性心动过速，据称术后可提高心室颤动阈值，避免双侧交感神经切除后引起的迷走神经功能亢进。Fontaine等在开胸心外膜标图，确定异位冲动来源后，在其周围切断全层心肌再加以缝合，使反复性室性心动过速终止，这可能是切断了异位起搏点的传出径路或切断折返途径的结果。现在射频消融治疗异位兴奋点或埋藏式自动除颤器治疗均取得了好的疗效。

65. 室性心动过速伴手风琴现象

【临床提要】 患者，男性，30岁。因阵发性心悸3年，持续心悸1天住院。

【临床诊断】 室性心动过速。

【心电图诊断】 室性心动过速伴手风琴现象。

【心电图分析】 通过心电图（图65-1）分析认为，右束支传导阻滞型宽QRS波群心动过速；心率140次/分，QRS波群V_1导联呈qR型，$V_{5,6}$导联呈rS型；额面QRS波群心电轴重度右偏。在Ⅱ、Ⅲ、aVF导联均可见直立性的P波，为房室分离。结合临床考虑为左室特发性室性心动过速，给以维拉帕米5mg静脉注射。用药后R-R间期逐渐延长到0.55秒（略长于P-P间期）时，似乎恢复窦性心律（心率111次/分），下传心室的QRS波群变窄，曾误认为室性心动过速已终止。因V_1导联呈qRS型，$V_{5,6}$导联呈RS型（右室肥大?）仔细对照长Ⅱ导联（图65-2），见P波下传的QRS波群虽与室性心动过速比已明显变窄，但时间和形态却呈手风琴样变化，提示不同程度的室性融合波。10分钟后再记录心电图（图65-3）为窦性心律，心率97次/分，QRS波群正常，V_1导联呈rS型，V_5导联呈Rs型，V_6导联呈qRs，可排除右室肥大。进一步证实图65-2各导联的QRS波群均为不同程度的室性融合波（介于室性和窦性QRS波群形之间）呈手风琴现象。

室性心动过速在终止前可出现心室率减慢、心室夺获和室性融合波，但后者持续出现呈手风琴现象临床较为罕见。心电图的手风琴现象（accordion phenomenon）亦称手风琴效应（accordion-like-effect）系指QRS波群由窄变宽和由宽变窄，犹如手风琴音箱闭合与打开样变化的一种现象。其产生机制：

（1）室内传导异常程度呈周期性变化，如束支（或分支）的文氏现象和反文氏现象，室上性心动过速、心房扑动和心房颤动或快速心房起搏出现的室内差异性传导和蝉联中的文氏现象和反文氏现象。

（2）程度不等、逐渐变化的系列室性融合波：①预激综合征程度逐渐变化，形成一系列程度不等的单源性室性融合波；②室上性和室性心律形成的一系列程度不等的室性融合波，如窦性心律与加速性室性逸搏心律；窦性心律与心室起搏频率相近时形成程度不等的室性融合波等。

因室性心动过速的频率常明显快于窦性心律，在室性心动过速中虽可有心室夺获或室性融合波，但持续形成不同程度的室性融合波并呈手风琴现象者临床较为罕见。患者在室性心动过速过程中出现手风琴现象是由于药物作用使室性心动过速频率减慢，因同时又有窦性心动过速，使两者频率相近，有机会形成一过性的较多心搏程度不等的室性融合波，呈手风琴现象。因为室性心动过速伴手风琴现象临床少见，且变窄的QRS波群前均有与之有部分传导关系的窦性P波，极易误认为完全转复窦性心律；但两者却有截然不同的临床意义，前者示室性心动过速尚未终止，QRS波群实为室性融合波。同步加长描记心电图和动态对照观察，有助于诊断和鉴别。

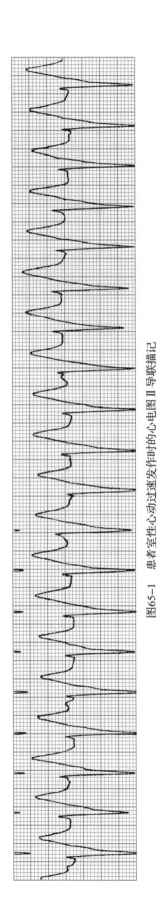

图65-1 患者室性心动过速发作时的心电图 II 导联描记

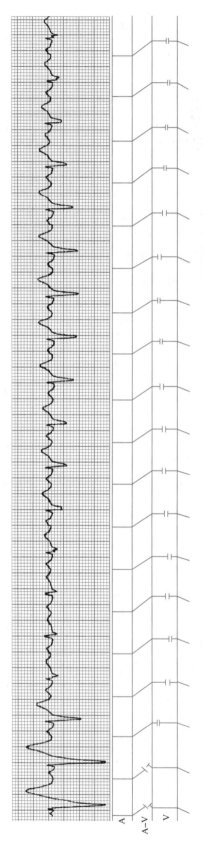

图65-2 患者用维拉帕米后室性心动过速终止前的 II 导联记录的心电图与梯形示意图。可见QRS宽度由宽变窄，再由窄变宽，提示室性心动过速激动心室的范围由小变大，再由大变小

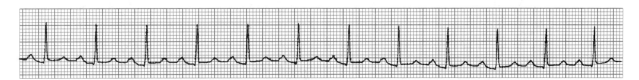

图 65 – 3　室性心动过速终止后转复窦性心律为 II 导联描记的心电图

66. 心室三重性心律

【临床提要】　患儿，男性，13 岁。因咽痛 6 天，高热 3 天住院。

【临床诊断】　急性重症化脓性扁桃体炎（并其周围、咽后壁、颌下脓肿）；心肌炎。

【心电图诊断】　窦性心律；三度房室传导阻滞伴心室三重性心律；室性融合波。

【心电图分析】　心电图为 II 导联记录（图 66 –1），P – P 间期匀齐，心率 88 次/分，P 波与 QRS 波群完全分离，心房率大于心室率。QRS 波群宽大畸形，其形态有四种：①呈 Rs 型，为右束支传导阻滞型（RBBB），提前发生，如 $R_{2,3}$ 波（起源于左心室 E_1）；②呈 rS 型，如 $R_{1,4}$ 波，R – R 间期 1.00 秒，为加速性室性逸搏心律（提示起源于右心室 E_2）；③呈 R 型，如 $R_{6,7}$ 波，其 R – R 周期与 E_2 逸搏周期相等，为 1.00 秒，亦为加速性室性逸搏心律（提示起源于右心室 E_3）；④QRS 波群形态界于 E_2 与 E_3 之间的

QRS 波群，如 $R_{5,8,9}$ 波为 E_2 与 E_3 共同激动心室形成的室性融合波。图 66 –2 为 V_1 导联连续记录，清楚显示上述 E_1、E_2、E_3 三个起搏点在心室交替或同时发放激动控制心室：①起源于左心室 E_1 的 QRS 波群呈右束支传导阻滞，以提前发生为主，如 V_{1a} 导联的 R_2、R_{5-7}、R_{12} 波和 V_{1b} 导联的 R_{4-6}、R_8、R_{12} 波联律间期不等，为 0.56~0.88 秒，其中 V_{1a} 导联的 R_{5-7} 波和 V_{1b} 导联的 R_{4-6} 波形成短阵室性心动过速；②起源于左心室 E_2 的 QRS 波群呈"M"型，如 V_{1a} 导联的 $R_{3,8}$ 波；③起源于右心室 E_3 的 QRS 波群呈 QS 型，如 V_{1a} 导联的 R_{11} 波和 V_{1b} 导联的 $R_{3,10,11}$ 波；④E_2 与 E_3 的逸搏周期基本一致，为（1.0 ± 0.2）秒，这为 E_2、E_3 两者形成室性融合波提供必要条件，V_{1a} 导联的 $R_{1,4,9,10}$ 波和 V_{1b} 导联的 $R_{1,2,7,9}$ 波为 E_2 与 E_3 共同激动心室所形成不同形态及呈"正常化"或"文氏型束支传导阻滞"形态的室性融合波。

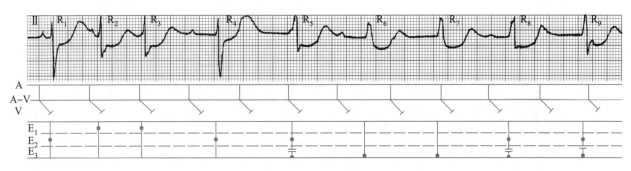

图 66 –1　患儿住院时描记的 II 导联心电图及梯形图

患儿当时心电图表现为三度房室传导阻滞伴心室三重性心律，这种改变持续 10 余小时。三度房室传导阻滞时，如传导阻滞部位在希氏束分叉以下，一般由一个室性起搏点控制心室，偶尔也可见到心室由两个起搏点控制，形成双重性室性心律，其形

成的前提条件必须为两个起搏点的频率相近或相等，才有可能呈现出来，心电图特征为两种形态 QRS 波群并存，有时两者共同控制心室，表现为两者形成的心室融合波。心室逸搏起搏点 E_2 与 E_3 频率相近或相等，形成典型的双重性室性心律；而另一

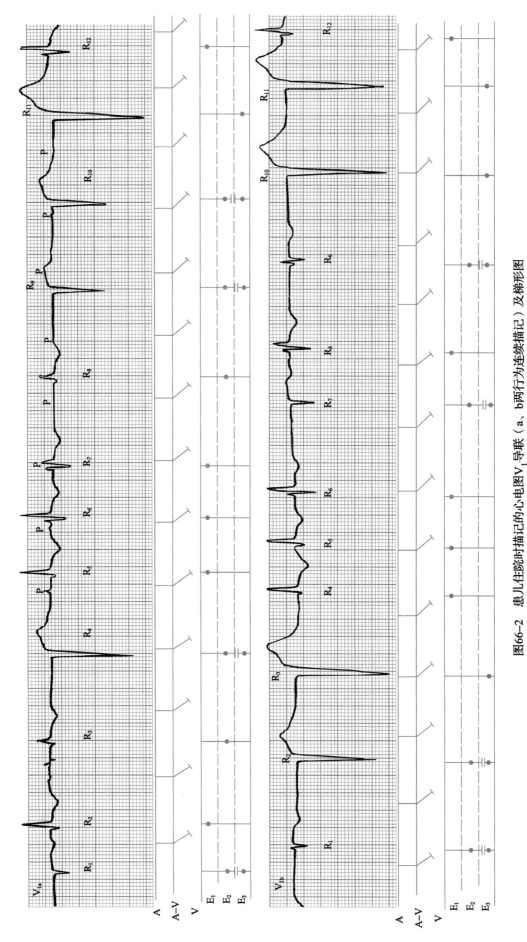

图66-2 患儿住院时描记的心电图V₁导联（a、b两行为连续描记）及梯形图

起搏点 E_1 主要表现为提前出现，联律间期不等，异位心搏间又无最大公约数，可能属不典型并行心律，有时 E_1 形成短阵室性心动过速，从而 E_1、E_2、E_3 构成心室三重性心律。患儿住院 50 小时后，出现缓慢的室性逸搏心律及室性心动过速、心室颤动，最终导致死亡。

67. Brugada 综合征

【临床提要】 患者，男性，73 岁。因反复咳嗽咳痰 10 年、间歇性心悸 1 年住院。

【临床诊断】 Brugada 综合征；慢性支气管炎，肺气肿，肺源性心脏病。

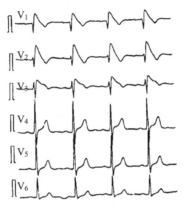

图 67-1　体表心电图描记的为 $V_1 \sim V_3$ 导联下斜形 S-T 段抬高

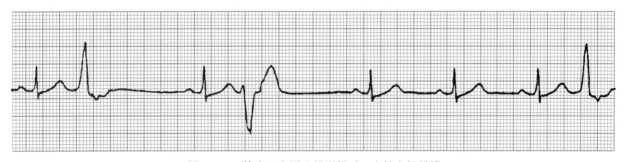

图 67-2　体表心电图 II 导联提示双向性室性早搏

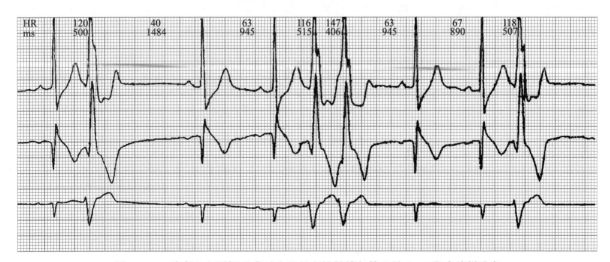

图 67-3　动态心电图提示成对出现的室性早搏与第 II 导 S-T 段尖峰样改变

【心电图诊断】　Brugada 综合征。

【心电图分析】　Brugada 综合征系西班牙学者 Brugada P 和 Brugada J 两人于 1992 年所报道的一组新病症，其重要性在于患者常有多源性室性早搏及持续性室性心动过速，可导致晕厥，甚至发生心室颤动、死亡，故应引起临床医生关注。Brugada 综合征的诊断要点包括：①心源性晕厥发作；②右束支传导阻滞；③$V_1 \sim V_3$导联 S - T 段呈尖峰状抬高并迅速降到等电位线的下方（图 67 - 1）；④心电图出现多源性室性早搏（图 67 - 2）或短阵室性心动过速，Q - T 间期正常；⑤排除其他心脏疾病。患者虽有发生头晕，但未发生晕厥，即便如此，仍可认为诊断成立。不仅因为符合②~⑤标准，更主要的是心电图具有特征性的 S - T 段改变，此项改变是 Brugada 综合征的重要标志。患者心电图有此改变，动态心电图记录中亦有如此改变（图 67 - 3），故诊断无疑。

Brugada 于 1992 年报道一组 8 例患者，其临床特点为反复发作性晕厥，无发作先兆，患者多为中年人，个别人有家族史。经临床、实验室、X 线胸片、超声心动图、CT 等检查可排除已知的心脏与脑部疾病。其心电图特点是：①完全性右束支传导阻滞或不全性右束支传导阻滞；②$V_1 \sim V_3$导联的 S - T 段抬高，其形态不同于心肌梗死时的凹面向下，也不同于急性心包炎时的凹面向上，而呈尖峰状，然后急剧下降，心肌酶谱则无升高；③Q - T 间期正常，④常规与动态心电图可见多源性室性早搏、短阵室性心动过速，晕厥发作时心电图记录为持续性多形性室性心动过速、而不出现尖端扭转现象。少数患者室性心动过速可自行终止，而多数患者需用药物或电击方能恢复窦性心律。这位患者从未发生晕厥，心电图也从未出现室性心动过速，但在动态心电图记录中已有成对出现的室性早搏频发，因此非常值得注意，可能以后会出现晕厥与室性心动过速。

Brugada 综合征应与下述疾病鉴别：①急性前间壁心肌梗死；②急性心包炎；③特发性心室颤动；④"J 波异常"所致的室性心律失常与猝死。急性心肌梗死时出现常见的 S - T 段凹面向下抬高，与 T 波融合成单向曲线，且多出现胸痛与心肌酶谱上升，可资鉴别。急性心包炎有发热、倦怠、心前区疼痛，有时发生气促、紫绀、肝大、奇脉等，二维超声对诊断很有作用，鉴别不难。特发性心室颤动病因不明，可呈尖端扭转型室性心动过速和 Q - T 间期延长，不伴恒定的右束支传导阻滞及 $V_1 \sim V_3$导联 S - T 段抬高，鉴别不难。"J 波异常"致室性心律失常必有 J 波改变，不伴右束支传导阻滞，可呈尖端扭转型室性心动过速，心脏电生理检查易发现心室肌延迟后除极现象。

这种病征的治疗包括药物治疗，如 β 受体阻滞剂、胺碘酮、苯妥英钠等。必要时安装心脏除颤起搏器（AICD）。预后以安装心脏除颤起搏器较安全，Brugada 报道 8 例中有 3 例出现猝死或心室颤动，4 例安装心脏除颤起搏器者均健在。

由于这位患者无尖端扭转现象，亦无 Q - T 间期延长，室性心动过速均发生于短偶联间期，故 Brugada 认为室性心动过速系心室内功能性折返所致，而不是由心室内异位节律点兴奋性增高伴单个折返环形成所引发，其电生理机制显然不同于长 Q - T 综合征，后者常发生尖端扭转型室性心动过速，系因心室肌延迟后除极所致。

Brugada 综合征在美国、日本等国已有报道，临床表现属心脏急症，预后比较严重，应引起心脏内科和心电图医师高度重视。

68.　Brugada 综合征

【临床提要】　患者，男性，42 岁。因阵发性心悸 3 个月，多在夜间出现，近日发生晕厥 1 次住院。

【临床诊断】　Brugada 综合征。

【心电图诊断】　Brugada 综合征。

【心电图分析】　患者住院前心电图为右束支传导阻滞，室性早搏（图 68），心脏 X 线胸片及心脏彩色多普勒超声心动图未见异常。发生在心脏正常人的心室颤动和猝死已被临床认识。Brugada 等报道了 1 组患者因多形室性心动过速或心室颤动的意外事件导致猝死的病症。其临床及心血管检查多无器质性心脏病证据，发作且无明显诱因，并命名为 Brugada 综合征。这位患者符合 Brugada 综合征的特征。

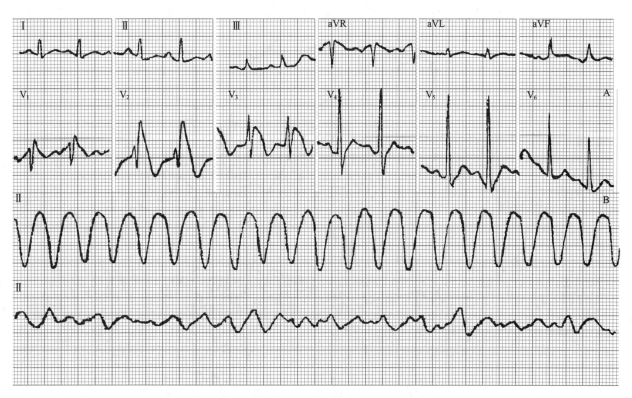

图68　Brugada 综合征典型心电图表现
A：完全性右束支传导阻滞 S－T 在 V$_1$ ~ V$_3$ 导联抬高；B：心室扑动和心室颤动

Brugada 综合征的确切机制尚未阐明，一般认为系常染色体控制的遗传性疾病，并非单个基因异常所致，但发生离子流改变的原因可能是其主要离子机制。而心室内功能性折返可能是发生心室扑动及心室颤动的电生理原因。Brugada 综合征已引起临床重视，其右束支传导阻滞伴 S－T 在 V$_1$ ~ V$_3$ 导联抬高被视为猝死的高危信号，安放植入型心律转复除颤器可能是目前最有效的治疗方法。

69. Brugada 综合征呈右束支传导阻滞伴 S－T V$_1$ ~ V$_3$ 抬高与心脏性猝死

【临床提要】　患者，男性，33 岁。因头晕，呕吐 1 天，晕厥 1 次住院。

【临床诊断】　Brugada 综合征。

【心电图诊断】　右束支传导阻滞伴 S－T V$_1$ ~ V$_3$ 抬高。

【心电图分析】　患者当时心电图提示右束支传导阻滞伴 S－T V$_1$ ~ V$_3$ 抬高，Q－T 间期 0.38 秒（图 69－1）。X 线胸片、超声心动图未见异常、血清肌酸激酶增高，心肌酶和谷草转氨酶正常，血清钾 3.6mmol/L。住院第 2 天患者又突发晕厥伴抽搐，心电监护显示多形室性心动过速（图 69－2），予以体外成功电复律，经休息静脉滴注钾镁溶液治疗 5

天后，眼部出血消退，肌酸激酶降至正常，心电图提示Ｓ－Ｔ抬高稍有变化，但仍抬高。动态心电图提示偶发房性早搏和室性早搏。活动平板运动试验

阴性，²⁰¹铊心肌显像未见异常。家族中其弟弟心电图见类似现象，但无临床表现。患者同意近期行心脏除颤起搏器（ICD）治疗。

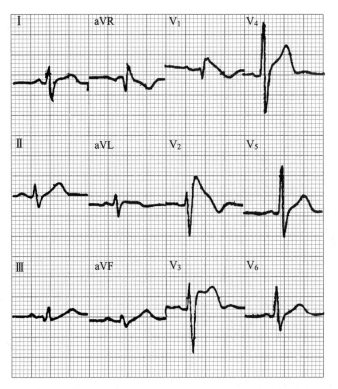

图69－1　右束支传导阻滞伴Ｓ－Ｔ V₁～V₃抬高

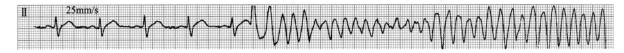

图69－2　患者晕厥发作时监护心电图提示多形性室性心动过速，室性早搏诱发

【心电图诊断】　右束支传导阻滞伴 V₁～V₃ 导联Ｓ－Ｔ段抬高。

【心电图分析】　在当地医院心电图提示为"多形性室性心动过速"，晕厥5次均自行恢复，8次用药物（利多卡因、胺碘酮）治疗无效，经体外直流电转复，为明确病因转条件好的医院检查。心电图提示右束支传导阻滞伴Ｓ－Ｔ抬高 V₁～V₃，Ｑ－Ｔ间期0.40秒，Ｘ线胸片、超声心动图、动态心电图、活动平板运动试验和²⁰¹铊心肌显像均未见异常。无特殊家族史。因经济困难不同意行 ICD 治疗，给予维拉帕米口服治疗。

综合分析心电图征象符合上述临床诊断标准。1991年 Brugada P 和 Brugada J 报道4例无器质性心脏病的猝死患者有共同临床表现和心电图的特征，右束传导阻滞伴Ｓ－Ｔ V₁～V₃抬高。

近期报道63例具有右束支传导阻滞伴Ｓ－Ｔ V₁～V₃

抬高特征的无器质性心脏病者，27例有猝死家族史，猝死事件发生率达74.6%，46例行电生理检查，30例诱发心室颤动，7例诱发出现多形性室性心动过速。治疗情况：35例进行 ICD 治疗，15例药物治疗（β受体阻滞剂或胺碘酮），13例未治疗，随访（34±32）个月，ICD 治疗组11例有心脏事件发作，ICD 发挥作用，无1例死亡，药物治疗组5例有心脏事件发作，4例死亡，无治疗组4例因心脏事件死亡。结果提示心电图右束支传导阻滞伴Ｓ－Ｔ V₁～V₃抬高是无器质心脏病者发生心脏性猝死的一个预测标志，药物对这类心律失常患者事件发作及死亡率的降低无作用，ICD 是唯一有效的治疗措施。

心电图右束支传导阻滞伴Ｓ－Ｔ V₁～V₃抬高形成的机制目前仍不清楚，Brugada 发现这一心电图征象会自行变化，可以一过性正常，普鲁卡因胺可使心电

图正常的患者和部分患者亲属重现右束支传导阻滞伴 S – T $V_1 \sim V_3$ 抬高。Miyazaki 等发现自主神经活性药物对这类患者 S – T 抬高 $V_1 \sim V_3$ 有影响；Sicouri 等发现丙吡胺可使这种心电图征象更为显著，却使心律失常不易诱发，提示药物抗心律失常作用，不能通过对心电图异常变化的影响来评价。近来认为 M 细胞在心肌复极化中起重要作用，在 Brugada 综合征其作用待进一步研究。

Brugada 报道的病例中有 1 例流感样热病症后，心律失常事件连续发作，这位患者出现不明原因呕吐、眼部出血后，接连两次发作心脏性晕厥，热病是否为此病诱因之一，尚待进一步研究。

70. 长 Q – T 间期综合征伴多种心电现象

【临床提要】　患儿，男性，5 岁。因反复晕厥 2 年住院。

【临床诊断】　长 Q – T 间期综合征。

【心电图诊断】　窦性心律；长 Q – T 间期综合征（LQTS）伴 T 波电交替；阵发性 2∶1 房室传导阻滞；室性早搏；短阵多形室性心动过速。

【心电图分析】　患儿住院时心电图（图 70 – A）提示窦性心律，律齐，心率 73 次/分。P – R 间期 0.14 秒，QRS 波群时间 0.08 秒，S – T 段无明显偏移。Q – T 间期 0.50 秒与 0.64 秒长短交替，Q – Tc 间期分别为 0.55 秒、0.70 秒。T 波宽大畸形，由浅倒置→深倒置→直立交替变化。24 小时动态心电图

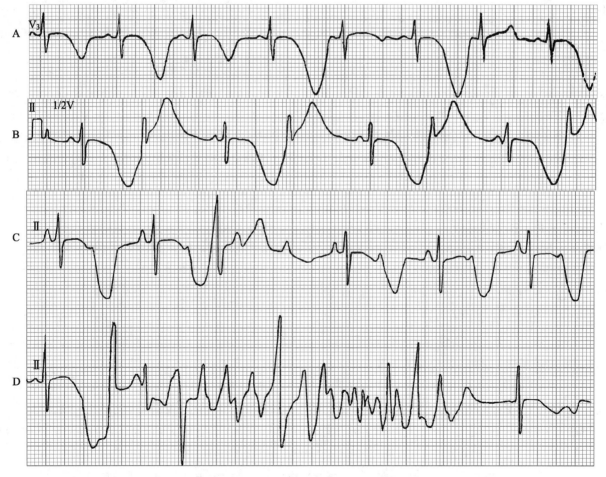

图 70　患儿的心电图及动态心电图

监测上午 9:49 分（图 70-B）提示，窦性心律，心率 68 次/分，Q-T 间期明显延长达 0.66 秒，可见频发室性早搏二联律，其 T 波与窦性 T 波方向相反，形成 T 波电交替。上午 12:49 分（图 70-C）提示，窦性心律，心率 120 次/分，呈 2:1 房室传导，心室率 60 次/分，偶见室性早搏。次日凌晨 5:54 分（图 70-D）可见多次短阵多形性室性心动过速，Q-T 间期 0.64 秒。

长 Q-T 间期综合征是指心电图上 Q-T 延长、T 波和/或 U 波形态异常，临床多表现为晕厥、猝死的一组综合征。一般分为先天性和获得性两大类。获得性长 Q-T 间期综合征，临床常见于药物，低钾、低镁血症，饥饿，中枢神经疾病，心动过缓，心肌炎，肥厚型和扩张型心肌病，急性心肌梗死后等引起。患儿无上述因素，应属于先天性长 Q-T 间期综合征。

长 Q-T 间期综合征诱发 T 波方向性电交替是一种少见的异常心电现象，目前其发生机制尚不完全清楚，多数学者认为可能是由于交感神经介质释放失调，是心脏交感神经受损致心室复极过程延长以及复极时间差异性增大，造成心室复极不一致。其特点是 Q-T 间期明显延长，Q-Tc 间期多大于 0.48 秒，T 波在胸导联出现巨大倒置，并在各导联由正向波变为负向波交替出现。T 波电交替与室性心律失常，特别是恶性室性心律失常关系密切，是预测发生室性心律失常与心脏性猝死独立的指标之一。先天性长 Q-T 间期综合征中 T 波电交替和多形性室性心动过速相继出现，似乎说明了这点。此外，长 Q-T 间期综合征合并一过性房室传导阻滞较少见，出现 2:1 房室传导阻滞或室内传导阻滞是预后不良的标志，其病理基础为传导系统复极明显延长所致。

71. Q-T 跨越 P-P 的 Q-T 延长综合征

【临床提要】 患儿，女性，出生 3 天。因在母体妊娠 7 个月时发现胎儿心动过缓，出生后 3 天描记心电图异常住院。患儿足月顺产，体重 3.30kg，身长 53cm，哭声洪亮，无发绀，未闻及心脏杂音。

【临床诊断】 长 Q-T 间期综合征。

【心电图诊断】 窦性心律不齐；室相性窦性心律不齐；二度房室传导阻滞 2:1 下传；长 Q-T 间期综合征；Q-T 跨越 P-P 间期。

【心电图分析】 心电图提示 P 波顺序发生，时限、形态、电压正常，P-P 间期 0.52~0.68 秒（心率 88~115 次/分），夹有 QRS 波群的 P-P 间期小于未夹有者（互差 >0.02 秒）。P-R 间期固定于 0.10 秒，P 波呈 2:1 下传，未下传的 P 波位于 T 波升支上。Q-T 间期长达 0.78 秒，以 S-T 段水平延长为著。Q-T>P-P 间期。T 波在 Ⅰ、Ⅱ、aVL、V₅ 导联高大增宽，T 波在 Ⅲ、aVL 导联和主波方向相反，T 波在 V₁、V₃ 导联呈"负正双向"。出生后 1 个月复查心电图（图 71-2）仍和（图 71-1）类同，仅心房率增快至 142~157 次/分，为窦性心动

过速，二度房室传导阻滞（呈 2:1 下传），Q-T 间期 >P-P 间期，Q-T 跨越 P-P 的 Q-T 延长综合征并存。患儿于 7 个月时，因凌晨 4 时再次发作阿-斯综合征猝死。其母亲健康，孕期无感冒、风疹病史，家族中有心动过缓、晕厥、猝死者，无先天性耳聋者。

两次心电图记录的 P-P 间期略有不同，而两次 P-P 间期各自固定，可判为二度房室传导阻滞而非三度房室传导阻滞。另外，Q-T 长度应随 P-P 间期的变化而变化，当 Q-T 显著延长，特别是 Q-T>P-P 间期时，则不能用"T 波波峰前作为有效不应期的标志"来作为判定干扰抑或阻滞的依据。在胎儿期有心动过缓，出生后 3 天即有房室传导阻滞，应考虑为先天性房室传导阻滞，而非 Q-T 延长所致交界区性干扰呈 2:1 传导。先天性房室传导阻滞不伴其他先天畸形者少见，发生率仅为 0.5/万至 1.0/万，多见于婴幼儿，有遗传倾向，可能通过常染色体显性遗传。体征和 B 超不支持有先天性畸形合并存在。患儿同时存在 Q-T 跨越 P-P

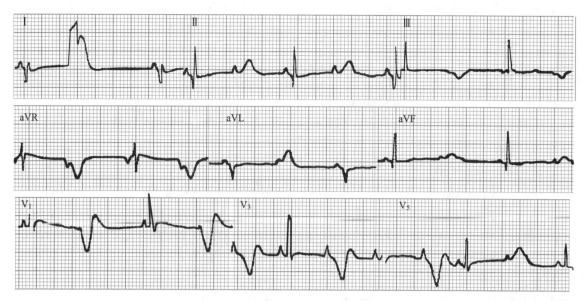

图 71 – 1　患儿出生后 3 天描记的心电图

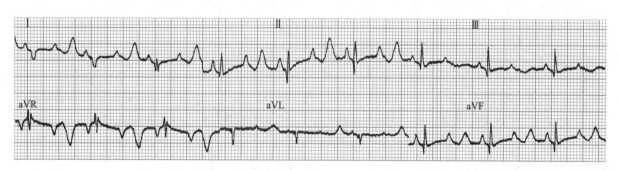

图 71 – 2　患儿出生后 1 个月描记的心电图

的 Q – T 延长综合征更少见。据国际小儿长 Q – T 综合征 287 例分析，15 例（5.2%）有房室传导阻滞，其中 13 例为二度房室传导阻滞。而这患儿按 Schwartz 标准已达 4.5 分，可诊断为先天性长 Q – T 间期综合征。此种无耳聋的先天性长 Q – T 间期综合征也属常染色体显性遗传，因此它和先天性房室传导阻滞并存决不会是巧合，可能有其共同的发病学基础。基因检测和心电图特点的对比研究已取得可喜进展，现可据心电图 ST – T 特征性改变，推断其致病基因类型，可靠性达 70%～100%。女性，婴儿，多在夜间睡眠时发病，心电图特点为 S – T 段长而平直，T 波起始较晚，T 波高尖，符合长 Q – T 间期综合征Ⅲ型特点，由于复极时间延长，出现 2∶1 房室传导阻滞从理论上可以解释。

72.　特殊二联律伴室性早搏逆向双径路传导

【临床提要】　患者，女性，43 岁。因劳力后心悸，双膝关节疼痛 1 年住院。

【临床诊断】　风湿性关节炎？

【心电图诊断】　室性逸搏 – 室性早搏二联律。

【心电图分析】　这份心电图为（图 72 – 1）V₁导联连续记录，在心电图中可见 3 种 QRS 波群：第 1 种呈 rS 型（$R_{1,3,5～9,22,23}$），时间 0.08 秒，其前有 P 波（呈双向，以正向为主），P – R 间期 0.14 秒。P – P 间期 0.92～1.33 秒，为窦性搏动；第 2 种提前出现，呈 QS 型（$R_{2,4,10,12,14,16,18,20}$），时间 0.12 秒，

其前无 P 波，继发 T 波改变，为室性早搏，联律间期 0.46 秒，在 S – T 段上可见直立略尖的 P 波，R′ – P 间期 0.16 秒，P – P′ 间期 1.01 ~ 1.07 秒，与窦性搏动周期无倍数关系。从第 4 个室性早搏（R_{14}）起，P′ 波呈正负双向，重叠于 T 波上，使 T 波形态发生改变，P′ – P′ 间期为 0.28 秒，P′ 波和 P′ 波及窦性 P 波均不相同，aVR 导联的 P′ 波和 P′ 波直立，Ⅱ、Ⅲ、aVF 导联的 P′ 波和 P′ 波倒置，为室性早搏逆传夺获心房，并使窦房结提前发放冲动、重整其节律（梯形图 S 行中，中空圆圈为窦房结预期发放激动点）；第 3 种亦呈 QS 型（$R_{11,13,15,17,19,21}$），宽大畸形，时间 0.14 秒，继发 ST – T 改变，与窦性 P 波无关，均在室性早搏的长代偿间歇后出现，为室性逸搏，与室性早搏组成特殊的室性逸搏 – 室性早搏二联律，室性逸搏前间期 1.22 ~ 1.30 秒。

而这份心电图（图 72 – 2）为不同时间 V_1 导联连续记录，与图 72 – 1 不同之点是室性早搏前无论是窦性搏动还是室性搏动，室性早搏夺获心房均呈短 R′ – P 间期（0.15 ~ 0.18 秒），室性逸搏前间期 1.14 ~ 1.20 秒，R_{11} 与 R_{23} 为窦性搏动与室性逸搏构成的室性融合波（见梯形图）。

在图 72 – 2 中提示室性逸搏后室性早搏夺获心房的 R′ – P′ 间期略长于窦性搏动或室性融合波后室性早搏夺获心房的 R′ – P′ 间期 0.02 ~ 0.03 秒，但 P′ 波形态一致，考虑室性逸搏激动可能逆传至交界区内产生了隐匿传导，致使紧接而来的室性早搏逆传经过交界区时速度略有减慢所致。而图 72 – 1 中室性逸搏后室性早搏夺获心房 R′ – P′ 长达 0.28 秒，比窦性搏动后室性早搏夺获心房的 R′ – P′ 间期长 0.12 秒，且各自固定，P′ 波与 R′ 波形态也不相同，不能以室性逸搏激动在交界区产生隐匿传导来解释，应考虑房室结逆向双径路传导的存在，经食道心房调搏，虽然呈连续房室传导曲线，但不能因此排除逆向双径路的存在，因为这类患者快径路的前向不应期短于慢径路的前向不应期，所以激动始终由快径下传，其房室传导曲线不中断，室性早搏有两种固定的 R′ – P′ 间期（相差 ≥ 0.05 秒），并各有形态不同的 P′ 波可诊断逆向双径路。通过对心电图分析认为符合诊断条件，故考虑室性早搏伴逆向双径路传导。

心电图的图 72 – 2 中室性逸搏后室性早搏夺获心房因隐匿传导仅显示 R′ – P′ 间期轻度延长，而图 72 – 1 中却显示逆向双径路传导，我们认为，以频率依赖性逆向双径路传导阻滞来解释较为合理，因为图 72 – 1 中室性逸搏前间期较图 72 – 2 中的长，较长的室性逸搏前间期在逆向双径路中产生较长的不应期。而这类患者慢径路的逆向不应期比快径路的逆向不应期短。当紧接而来的室性早搏逆传时，快径路仍处于不应期，室性早搏只能经已脱离不应期的慢径路逆传，故呈长 R′ – P′ 间期；而图 72 – 2 中由于室性逸搏前间期较短，在逆向双径路中产生的不应期亦短，当短于快径路不应期时，室性早搏便得以从快径路逆传，故呈短 R′ – P′ 间期。

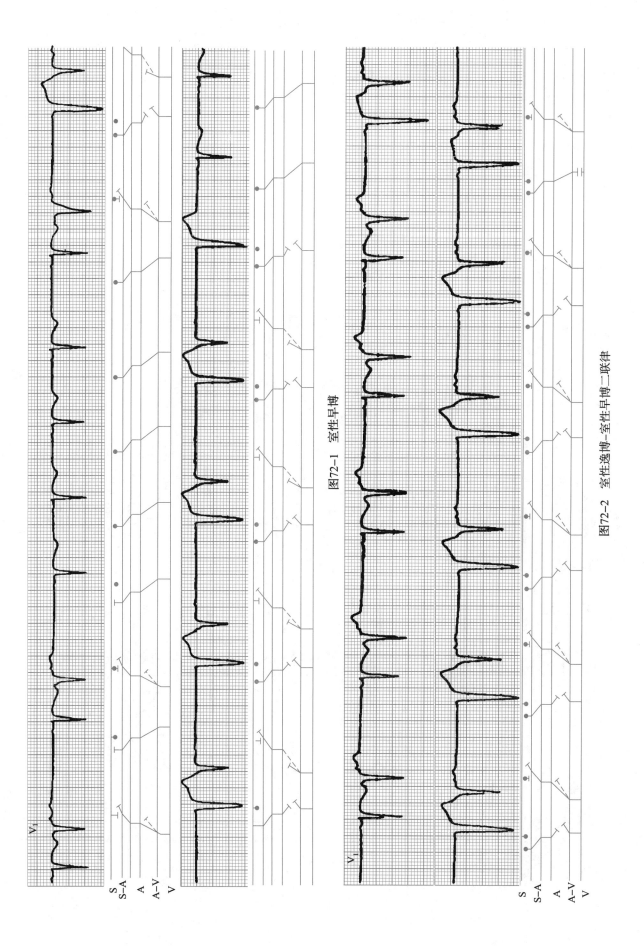

图72-1 室性早搏

图72-2 室性逸搏-室性早搏二联律

73. 特发性室性心动过速的室房传导

【临床提要】 患者，男性，23岁。因反复阵发性心悸5年，心动过速持续3天住院。

【临床诊断】 左心室特发性室性心动过速。

【心电图诊断】 特发性室性心动过速。

【心电图分析】 心电图（图73第1行）提示宽QRS波群心动过速，R-R间期0.37秒，QRS波

群时限0.13秒，初看QRS波群呈右束支传导阻滞伴心电轴显著左偏，在每个QRS波群后均可见P'波，R-P'间期0.18秒，并考虑为房室折返性心动过速伴室内差异性传导。经用食管心房起搏终止，同时进一步做电生理检查。但因放置导管后患者咽部异物感明显，难以合作；且此时心电图（图73

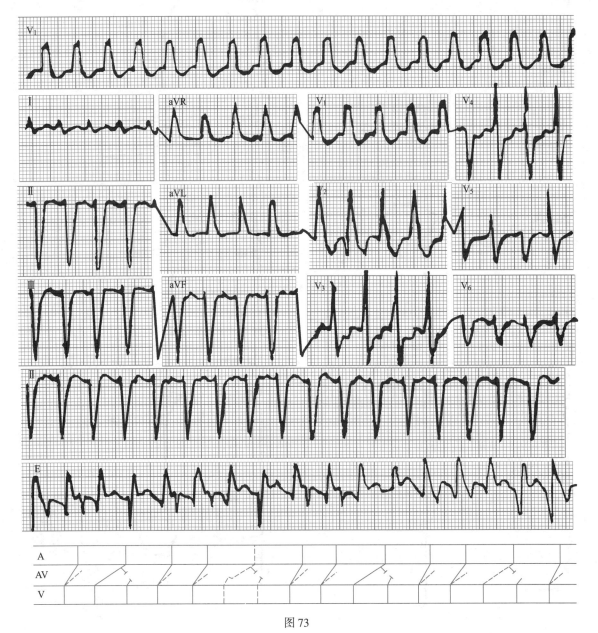

图73

第1行为患者住院时描记的心电图显示宽QRS波群心动过速，每个QRS波群后可见P'波，R-P'0.18秒。第2~6行为放置食道导管（刺激咽部）后描记的心电图，提示室房逆传的非典型文氏现象（梯形图为用房室结双径路逆传的文氏现象加以解释）

第2~6行），R－R间期无明显变化，但R－P′间期逐渐延长，至连续至两次R波后看不到P′波结束周期，显示室房逆传的非典型文氏现象，可排除房室折返性心动过速，结合QRS波群在V₁导联细看呈qR型，V₆导联呈RS型且R/S<1，而考虑为室性心动过速。经用普罗帕酮治疗，在终止前随心室率减慢出现房室分离和心室夺获，结合心脏检查未见异常。

在临床左心室特发性室性心动过速多见于年轻且心脏检查无异常的患者，发作时心电图呈右束支传导阻滞伴心电轴左偏（有人称为分支型室性心动过速），当伴有1:1逆传心房时容易误诊为房室折返性心动过速伴室内差异性传导，结合临床诊断过程需要注意下列2点有助于鉴别：①首先要注意QRS波群的形态；虽然呈右束支传导阻滞图型，但V₁导联不呈典型3相波（如心电图呈qR型），V₅导联或V₆导联R/S≤1，应想到室性心动过速的可能；②选用刺激迷走神经的方法，如R－R间期不等，而改变了R波与P′波的1:1传导关系，可排除房室折返性心动过速，支持室性心动过速。临床在给患者放置食道导管后出现室房逆传的不典型文氏现象使诊断得以明确。

下面就室房逆传不典型文氏现象进行分析，初一看室房逆传酷似每组均以连续两次逆传受阻结束文氏周期（第一次逆传受阻的冲动实际是隐匿地除极了交界区，而使第2次连续受阻）。但仔细看Ⅱ导联连续记录（见图73第5行），每组没有逆行P′波的第2个QRS波群初始的r波均明显降低（R₃、R₁₀和R₁₇波），结合食管导联（见图73第6行）可清楚看到在这些QRS波群初始部均重有一个逆行P′波，并非以连续两次逆传受阻结束文氏周期，如图73第6行每组文氏周期的第1个R－P′间期为0.14秒，第2个R－P′间期为0.17秒，第3个R－P′间期突跃延长为0.36秒，第4个R波后P′波脱漏，符合突跃延长的文氏周期。其产生目前多用房室结双径路的文氏现象来解释，如图73第6行中每组文氏周期中第1次心室冲动经快径路逆传心房，第2次经快径路延迟逆传；第3次快径路阻滞，经慢径路逆传R－P′间期突跃延长，并隐匿地除极了快径路，第4次快、慢径路均阻滞结束文氏周期，详见梯形图解，提示患者可能有房室双径路、平时心动过速发作有时可用增加迷走神经张力的方法终止，提示可能伴有室上性心动过速，这些均支持上述分析的结果。

74. 束支性并行节奏点与窦性心律同步而致的正常QRS波群室性四联律

【临床提要】 患者，男性，21岁。因劳累后心悸、气短3年住院。

【临床诊断】 风湿性心脏瓣膜病，二尖瓣狭窄伴关闭不全。

【心电图诊断】 窦性心律；完全性右束支传导阻滞；束支性并行节奏点心律；配对间期固定的正常化室性搏动四联律。

【心电图分析】 心电图（图74）上、下帧选自非同时记录的V₁导联的心电图，上帧图可见规整出现P－P间期1.02~1.08秒，下传P－R间期0.20秒，传导心室波呈rsR′型、宽0.20秒，为完全性右束支传导阻滞。另见畸变程度不一的QRS－T综合波（R′₂,₅,₆,₉,₁₀波），具下列特点：①与P波无关者（R′₅,₉波）的QRS波群宽0.18秒，呈完全性左束支传导阻滞型，为室性异位搏动；与P波相关者（R′₂,₆,₁₀波），P－R间期0.18~0.20秒，QRS波群0.12~0.16秒，形态界于窦性下传的QRS波群与室性异位搏动QRS波群之间，乃为室性融合波。②配对间期不固定（0.76~1.00秒）相差>0.08秒。③室性异位搏动的间期是最大公约值142±0.02的倍数，变异系数±1.4%，在±5%以内。因此，这一异位激动属于起源于右束支传导阻滞平面下的右束支性并行节奏点性心律，其频率42~43次/分。患者住院22天，记录的心电图

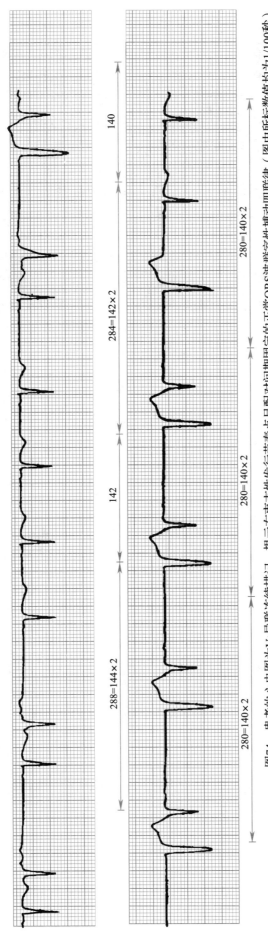

图74 患者的心电图为V₁导联连续描记，提示右束支性发行节奏点呈配对同期固定的正常QRS波群室性搏动四联律（图中所标数值均为1/100秒）

（见图 74 下帧）提示规整 P – P 间期 0.70 秒，并每 3 个窦性搏动后有呈 rS 型的形态一致的窄 QRS 波群（宽 0.10 秒）提前 0.04 秒发生，而其 P – R 间期却相应缩短 0.04 秒，在 0.06 秒之内。因原有右束支性并行节奏点，且这次窄 QRS 波群的间期亦系最大公约值 142 ± 0.02 的倍数，故可确定这组 QRS 波群属同源性并行节奏点伴正常化的室性融合波，其配对间期固定 0.66 秒，过早搏动之间的间期保持 2.80 秒。因此，心电图表现为并行节奏点的搏动，其图形貌似不完全隐匿性右束支内 4:3 文氏型传导阻滞。故应诊断为束支性并行节奏点与窦性心律同步而致的正常 QRS 波群室性四联律。

经实验研究及临床观察资料证明，在有自律性的心肌纤维中，舒张期（4 相）自动除极不仅可以产生激动，而且也可以阻止激动传入及传出。因而，在引起前向传导阻滞的束支的病损处或其附近，某些细胞可能存在 4 相除极异常加快而释放自主激动，并同时单向地保护激动起源区免受外来（窦性）激动的侵入，从而在受累束支中维持其并行节奏点的活动。并且，显示的异位 QRS 波群常呈对侧束支传导阻滞图形；但若同侧束支性并行节奏点发生于舒张晚期，并与沿对侧束支下传的窦性激动形成室性融合波时，则因两侧心室基本是如正常情况同步除极，而其他融合的 QRS 波群正常或趋于正常化。

另外，这种典型的并行节奏点变为具有固定配对间期的四联律，是由于在两次心电图中的 P – P 间期改变了，即 P – P 间期由 1.02 ~ 1.08 秒缩短至 0.70 秒，使被保护的异位间期（2.80 秒）与窦性间期（0.70 秒）的长度比为 4:1，或者被保护的异位间期（1.40 秒）为窦性间期的两倍，故便导致配对间期固定，并形成早搏四联律。由此可见，并行节奏点与主导节律偶然的同步，成为简单的倍数关系，是并行心律中可产生固定配对间期的多种原因之一。

75. 比例不等的室性融合波酷似左束支内文氏现象

【临床提要】　患者，男性，70 岁。因胸闷，心悸 3 年，加重伴憋气 1 天住院。

【临床诊断】　高血压 3 级（极高危），高血压性心脏病。

【心电图诊断】　窦性心律；2:1 房室传导阻滞；完全性右束支传导阻滞；室性逸搏心律；不完全性干扰性房室脱节；不同比例的室性融合波酷似左束支内文氏现象。

【心电图分析】　心电图（图 75）为 V₁ 导联的连续记录，P 波规律出现，心率 79 次/分，大部分房室传导呈 2:1，R₆ ~ R₈ 波呈 "R" 型，时限 0.14 秒，P – R 间期固定为 0.20 秒，为完全性右束支传导阻滞。A 条开始的 5 个 QRS 波群及 R₉ ~ R₁₉ 波均宽大畸形，与 P 波无关，为室性逸搏，R – R 间期为 1.54 秒。R₉ ~ R₁₄ 波的形态多变，由不完全性右束支传导阻滞→波型 "正常化"→不完全性左束支传导阻滞→完全性左束支传导阻滞；P – R 间期由 0.20 秒逐搏缩短至 0.16 秒。R₉ ~ R₁₄ 波为比例不等的室性融合波。其前后出现的 P 波均未下传，乃由室性逸搏干扰所致。其余未下传的 P 波均位于 T 波之后，这些 P 波未能下传是由于二度房室传导阻滞所致。P₁₀ 与 P₃₇ 波下传引起心室夺获，结束了逸搏心律。D 条最后三个 QRS 波群为心室夺获，又恢复为完全性右束支传导阻滞。

这位患者表现为 2:1 房室传导阻滞伴完全性右束支传导阻滞，表现为双水平阻滞。其阻滞部位通常在希氏束中部或远侧端。附图提示 R₉ ~ R₁₄ 波呈不完全性右束支传导阻滞→波形 "正常化"→不完全性左束支传导阻滞→完全性左束支传导阻滞逐搏演变。P – R 间期开始固定，以后略有缩短，酷似左束支内直接显示型文氏现象（R₈ ~ R₁₁ 波酷似左束支内直接显示型反向文氏现象）。直接显示型文氏现象，心电图表现为成组的 QRS 波群时限逐渐由窄变宽，最后呈完全性束支传导阻滞图形，P – R 间

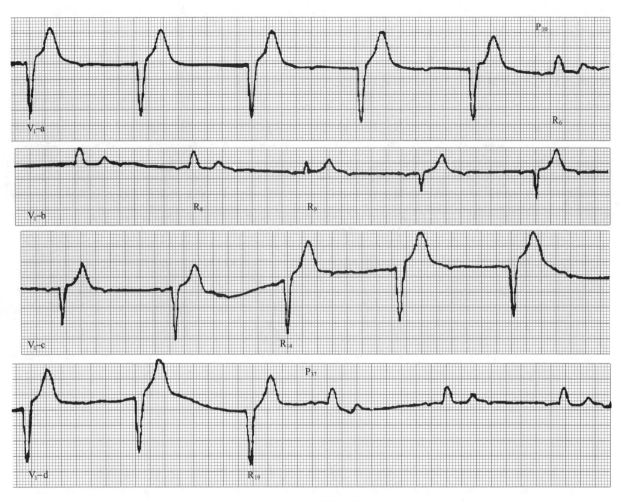

图 75　患者 V₁ 导联描记的心电图

期则固定不变。故考虑 R₉ ~ R₁₄ 波是由窦性搏动与室性逸搏同时或几乎同时在心室内传播，并各自激动心室的一部分，形成比例不等的"正常化"的室性融合波。其发生机制为：①室性逸搏周期与两倍窦性搏动周期十分接近，造成频率上的偶合；②室性逸搏点起源于右束支传导阻滞平面以下；③室性逸搏控制心室的比例逐搏增加，直至完全控制心室。由于室性逸搏与窦性激动在房室交界区内连续发生干扰，产生不完全性房室脱节，故造成阻滞程度加重的假象。

76.　室性并行灶周围外出交替性文氏周期

【临床提要】　患者，男性，62 岁。因间断性心悸、胸闷 6 年住院。

【临床诊断】　冠状动脉粥样硬化性心脏病。

【心电图诊断】　窦性心律不齐；频发室性早搏、室性融合波，偶见室性逸搏，为室性并行心律伴并行灶周围外出交替性 A 型文氏周期（近端 2:1 阻滞远端 3:2 文氏现象）。

【心电图分析】　交替性文氏周期多发生在房室交界区，而出现在室性并行灶周围则较罕见，且使心律失常复杂化。这份心电图（图 76 - 1，图 76 - 2）为 V₁ 导联连续记录，标准电压 0.5mV，提示窦性 P - P 间期 0.91 ~ 1.08 秒，其中第 2 个窦性 P 波落在室性早搏的 T 波下降支终末部而未能下传，可能在房室交界区发生隐匿性传导且提前兴奋了下级起搏点，出现长达 1.56 秒的 R – R 间期，QRS 波群形态有 3 种：①呈 rS 型，P – R 间期 0.17 秒，系窦性搏动；②呈 QS 型，时限 0.12 秒，其前无 P 波或相关 P 波，属室性异位搏动；③呈 rS 型，其形态介于上述两者之间，P – R 间期 0.15 ~ 0.16 秒，为不同程度室性融合波。室性异位搏动有 4 个特点：①配对间期不等，部分以逸搏形式出现；②频发室性融合波；③相邻两个异位搏动的 R′ – R′ 间期为 0.46、1.26、1.56、1.64、2.92 秒，大部分以 1.26、1.56、1.64 秒交替出现；④推算各个文氏周期的长度为 $\frac{1.26 + 1.64}{3} \approx 0.97$ 秒，$\frac{1.26 + 1.62}{3} = 0.96$ 秒，基本上为最短 R′ – R′ 间期 0.46 秒的两倍，故异位灶发放激动的基本周期为 0.46 ~ 0.485 秒，其均值为 $\frac{0.46 + 0.48}{2} = 0.473$ 秒，均值变异范围为 ± $\frac{最大值 - 均值}{均值} \times 100\% = \frac{0.48 - 0.47}{0.47} \times 100\% = 2.5\%$，符合并行心律特点。

【临床提要】　患者，男性，54 岁。因间断性胸闷四年，便血 2 个月住院。

【临床诊断】　冠状动脉粥样硬化性心脏病；直肠癌。

【心电图诊断】　窦性心动过缓；频发交界区性逸搏或加速性交界区性逸搏；频发室性早搏或加速性室性逸搏，为室性并行心律伴并行灶周围外出交替性 A 型文氏周期或外出 4∶1 传导；不完全性干扰性房室分离。

【心电图分析】　这位患者的心电图为 II、III 导联系手术前同时记录，提示有 3 个节律点控制心室：①$II_{R4、R8}$ 及 III_{R6} 其前有窦性 P 波，P – R 间期 0.12 秒，为窦性搏动，其 P – P 间期规则为 1.04 秒，心率 58 次/分；②$II_{R2、R6}$ 及 $III_{R1、R3、R7}$ QRS 波群延迟出现，其形态与窦性一致，逸搏周期 0.80、0.89、1.19 秒，心率 50 ~ 75 次/分，两个异位搏动之间无最大公约数，属交界区性逸搏或加速性交界区性逸搏；③II 导联提早或延迟出现的 R 型及 III 导联 Rs 型宽大的 QRS – T 波群，系室性异位搏动。这种室性异位搏动的发生有三个特点：①配对间期表现为短、长两种即 0.51、0.92 秒，以早搏或加速性逸搏形式出现；②II 导联 R′ – R′

间期呈 1.40、1.71 秒短、长交替出现，表明异位搏动存在 3∶2 外出文氏现象，异位灶的文氏周期为 $\frac{1.40 + 1.71}{3} = 1.04$ 秒，恰好与窦性周期一致；③III 导联相邻的两个异位搏动的 R′ – R′ 间期分别为 2.13、0.51、2.06 秒，其中 2.13、2.06 秒分别为 0.53、0.515 秒的 4 倍，为室性并行心律伴外出 4∶1 传导（近端与远端均 2∶1 传导阻滞），其发放激动的基本周期为 0.51 ~ 0.53 秒，均值 0.52 秒，刚好为 II 导联并行灶文氏周期 1.04 秒的一半，表明 II 导联并行灶发生的激动在并行灶周围近端呈 2∶1 传导阻滞，远端呈 3∶2 文氏现象，符合并行灶周围外出交替性 A 型文氏周期。

综合分析上述这两份心电图为室性并行灶周围外出交替性文氏周期其特点是：①室性异位搏动的配对间期不等；②R′ – R′ 间期由长→短→突长或由短→长→突长或短 – 长交替出现，周而复始；③由 R′ – R′ 间期推算出来的文氏周期恰好为并行灶基本周期的两倍；④若并行灶周围近端 2∶1 传导阻滞，远端文氏现象，出现连续 3 次并行灶激动受阻，则为 A 型交替性文氏周期；反之，近端文氏现象，远端 2∶1 阻滞，出现连续两次并行灶激动受阻，则为 B 型交替性文氏周期，以 A 型多见。这两份均符合 A 型交替性文氏周期。第一份最后 1 个 E – E 周期长达 2.92 秒，系室性并行灶周围远端发生顿挫型 3∶2 文氏现象所致。第二份应与下列心律失常相鉴别：①室性早搏伴心室内双径路折返。室性异位搏动的配对间期呈短 – 长两种，酷似室性早搏伴室内双径路折返，但经慢径路折返引起长达 0.92 秒配对间期则较罕见，结合 III 导联两个异位搏动之间能以成对出现的短 R′ – R′ 间期测得倍数关系，表明室性异位搏动系起源异常，而不是传导异常所致，可予以排除室内双径路折返，配对间期呈短 – 长两种，系室性并行灶发放激动的基本周期 0.52 秒与窦性周期 1.04 秒呈倍数关系所引起的偶然的巧合所致。②心室内有两个源起搏点。配对间期的异位搏动为折返型室性早搏，配对间期长的则为加速性室性逸搏，此时异位搏动的 QRS 波群形态应该不一致，两个异位搏动之间亦应无倍数关系，而这位患者则刚好相反，故可以排除。

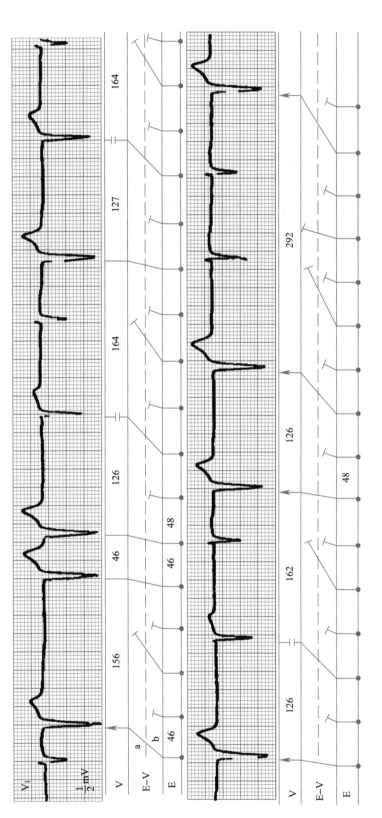

图76-1　患者的V₁导联心电图描记与梯形示意图

（注：图中所标数值为 $\frac{1}{100}$ 秒，V：心室，E-V：异-肌连接处即并行灶周围，E：室性并行灶，V栏中 $\frac{1}{T}$ 为室性融合波，E-V栏中a、b分别为并行灶周围远端和近端，E栏中小黑点为并行灶所发放的激动。图76-2同此）

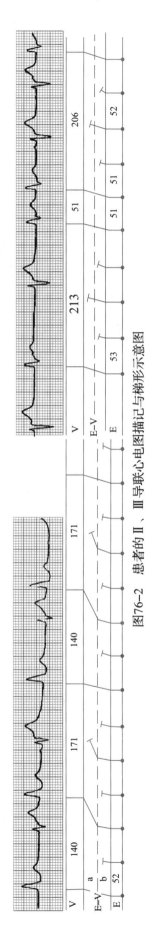

图76-2　患者的Ⅱ、Ⅲ导联心电图描记与梯形示意图

77. 非阵发性室性心动过速呈急性心肌梗死图形

【临床提要】 患者，男性，30岁。因发作性心前区闷痛2天，持续性闷痛10小时住院。

【临床诊断】 急性前壁心肌梗死。

【心电图诊断】 急性前壁心肌梗死。

【心电图分析】 早在1943年Dressler提出，右束支传导阻滞时可根据室性早搏的Q波诊断急性心肌梗死，并经尸检证实。随后一些研究表明，室性早搏的异常Q波（QR或QRS型Q波＞0.04秒）有助于心肌梗死的诊断。那么非阵发性室上性心动过速的异常Q波是否有助于心肌梗死的诊断呢？现分析这位患者当时的心电图（图77－1）为非阵发性室性心动过速，I、aVL导联呈QR型，S－T段弓背向上抬高＞1.0mV，V_1～V_4导联呈QS型，T波高尖。经按急性心肌梗死予以处理，第2天复查心电图为窦性心律，急性前壁心肌梗死，心肌酶学测定符合急性心肌梗死的动态变化。住院一周后行冠状动脉造影术，显示左冠状动脉前降支远端完全闭塞。

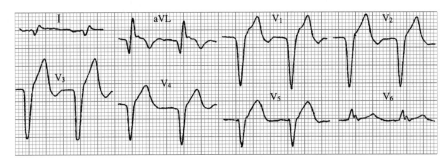

图77－1 患者入院时心电图为非阵发性室性心动过速

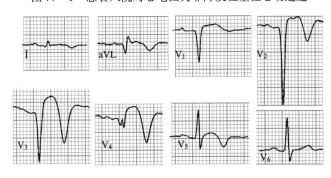

图77－2 患者住院第二天心电图提示广泛前壁心肌梗死

非阵发性室性心动过速由于其原发性心脏除极变化以及继发性复极变化，使得其心电图形态变化多样，对其中可能存在的原发心脏复极变化和心脏固有的除极变化（如病理性Q波）很难作出判断。以往的文献报道，窦性心搏时QRS波群T波正常，而室性早搏时呈梗死图形则高度提示急性心肌梗死的存在。但以非阵发性室性心动过速呈急性心肌梗死图形而诊断为急性心肌梗死者目前尚未见文献报道。急性心肌梗死时，由于心肌电生理发生了变化，自律性增高的起搏细胞主要是坏死周边的缺血损伤带细胞，而中心带坏死区则无心电活动，故无论从何处开始除极，那么除极向量都背离梗死区，形成病理性Q波。如果梗死灶较小或心肌尚未坏死时，那么室性搏动可产生病理性Q波从而及时做急性心肌梗死的诊断。其可能的原因是室性搏动提前到达缺血损伤区使其尚未恢复除极状态（由于缺血、细胞外高钾，故其有效不应期限延长）。因此，当患者心电图为非阵发性室性心动过速，且其QRS波群T波呈急性心肌梗死图形时，应高度警惕急性心肌梗死之可能，临床要积极治疗处理。

第五部分　传导阻滞

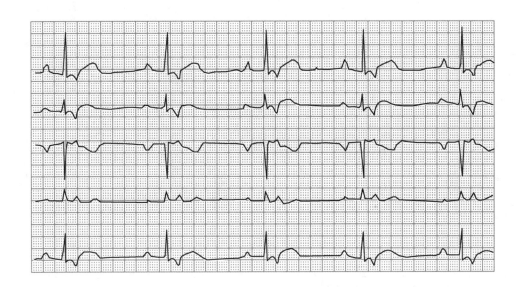

78. 房间束2:1传导阻滞伴左房逆向激动

【临床提要】 患者，男性，59 岁。因间断性下肢水肿 10 年，胸闷、气短加重 1 个月住院。

【临床诊断】 扩张型心肌病，心功能Ⅳ级。

【心电图诊断】 窦性心律；房间束莫氏Ⅱ型 2:1 传导阻滞伴左房逆向激动；心室内传导阻滞。

【心电图分析】 心房内传导阻滞（包括房间传导阻滞、左房内传导阻滞和右房内传导阻滞或后结间束传导阻滞等），这已引起临床高度重视，它从一个侧面反映了心肌病变的严重性，为心房颤动的促发因素之一。超声心动图提示左室前后径 63mm，横径 58mm，上下径 85mm，EF 29%。X 线胸片心脏呈普大型。心电图提示窦性心律，低电压，Ⅰ、aVL 和 $V_4 \sim V_6$ 导联呈 QR 或 qRs 型，q 波 >1/4 R 波，Q 波时限 >0.04 秒，QRS 波群时限 0.12 秒。图 78 为模拟Ⅱ导联记录，1mV = 20mm。图 78 提示窦性心律，心率 67 次/分。P - P 间期为 0.89 秒，P 波形态和极性呈规则逐搏交替性变化。$P_{1,3,5,7,9}$ 波直立，时限 0.11 秒，P - R 间期 0.14 秒。$P_{2,4,6,8,10}$ 呈正负双向，主波向下，时限 0.12 秒，P - R 间期 0.14 秒。QRS 波群呈 rSR′型，R′波上升支有切迹，QRS 波群时限 0.16 秒。Q - T 间期 0.44 秒，T 波倒置。

过去人们常把"二尖瓣型 P 波"和"肺型 P 波"分别看成左心房和右心房肥大的特征性表现。现在认为，房间束传导阻滞或左房内传导阻滞亦可导致 P 波增宽切迹，类似"二尖瓣型 P 波"；而结间束（尤其是后结间束）传导阻滞或右房内传导阻滞可导致 P 波增高，类似"肺型 P 波"。1985 年 Luna 等提出，心房较高水平（Bachmann 束区）传导阻滞时，窦性冲动有时可先抵达右心房底部，经房间隔下部向左，而后向上逆传除极左心房，从而产生伴左房逆传激动的房间束传导阻滞（interatrial conduction disturbances with left atrial retrograde activation, IA CD－LARA）。Puech 提出了这种理论的心电图诊断标准：①P ≥ 0.12 秒；②$P_{Ⅱ,Ⅲ,aVF}$ 导联呈正负双向。引起上述表现有两种可能，其一为左房肥大，P 波心电轴左偏所致；其二为心房传导阻滞，传导顺序发生改变所致。两者可同时存在，但如 P 波改变间歇发生，则后者的诊断可成立。P 波形态和极性交替变化，不能用左心房肥大解释，符合后者。但尚须与 P 波心电交替、房性早搏二联律和游走节律相鉴别。P 波心电交替指 P 波形态交替性变化，但两种 P 波的额面心电轴均指向左下方，无极性改变，与这份心电图不符。而附图中主波向下的 P 波并不提前出现，其后亦无代偿间歇，P - P 间期固定为 0.89 秒，可除外房性早搏二联律。最后Ⅱ导联图形以两种 P 波交替出现，其间无过渡型 P 波，可除外游走节律。

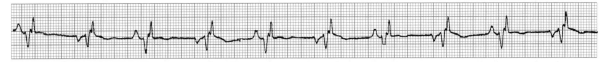

图 78 患者Ⅱ导联描记的心电图

79. 结间束间歇性不完全性传导阻滞

【临床提要】　患者，女性，45 岁。因胸闷、乏力 3 年住院。

【临床诊断】　扩张型心肌病。

【心电图诊断】　结间束间歇性不完全性传导阻滞。

【心电图分析】　第一份心电图（图 79 – 1）提示 P 波有两种形态变化：①$P_{1,2,5,6}$ 波呈"肺型 P 波"，时间 0.07 秒，高 0.3mV；②$P_{3,4}$ 波呈"二尖瓣型 P 波"，时间 0.09 秒，前峰略高于后峰，P – P 间期 0.05 秒，高 0.1mV。两组 P 波交替、顺序出现时，P – P 间期均为 0.76 秒（心率 79 次/分）、互相转变时也无频率改变，完全整齐。两种 P 波的 P – R 间期均为 0.14 秒，随后继正常 QRS 波群（qR 型）和 ST – T 改变。

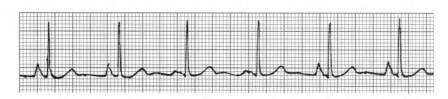

图 79 – 1　Ⅱ导联描记提示两种 P 波形态

【临床提要】　患儿，男性，8 岁。因心电图异常住院。

【临床诊断】　慢性克山病。

【心电图诊断】　结间束间歇性不完全性传导阻滞。

【心电图分析】　第二份心电图（图 79 – 2）提示有三种 P 波：①$P_{1,3,7,9}$ 波近似"肺型 P 波"，时间 0.06 秒，高 0.2mV；②P_2 波仍直立，高度明显变低，为 0.1mV；③P_8 波呈"负正"双向，总振幅 0.1mV。三种 P 波顺序交替出现，P – P 间期 0.49 秒（心率 122 次/分），互相转变时 P – P 间期不变，提示 P 波形态改变与频率完全无关。P – R 间期都是 0.12 秒，QRS – T 波群均相同。

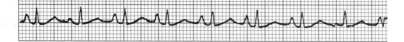

图 79 – 2　Ⅱ导联描记提示三种 P 波形态

　　临床对这两份心电图进行综合分析，如果结间束中出现一支或多支间歇性的传导阻滞，其主要表现为一过性 P 波形态改变，并不同时伴有频率和节律变化。P 波是体表心电图借以判定心律起源的重要依据之一，结间束在 P 波形态的形成中有重要作用。这种传导阻滞即心房内传导阻滞，如为不完全性传导阻滞和心房肥厚不易区别。三条结间束通路均切断时，可引起完全性房室传导阻滞。1963 年 James 首先提出心房内特殊传导系统并命名为结间束，且从组织学上证实前、中、后三束的解剖走向。1968 年 Meredith 等人又提出房间束的概念，推论并经实验证实某一支的病变可使 P 波异常。P 波一般较小，外形易受多种病理、生理改变的影响（如呼吸、运动、体位、心房内压、胸腔内压、缺氧性疾病等），故心房心电图形态在心脏病学的诊断上是易于被忽视的区域。Brody 认为 P 波外形改变可能有以下三种机制的一种或多种组合：①节奏点的转移；②心房内优先通路的暂时性传导阻滞；③窦房结变换出口位置。Bachmann 首先提出当 Bachmann 氏束的肌纤维脂肪浸润、断裂、变性或纤维化，可出现类似二尖瓣型 P 波。图 80 – 1 提示由"肺型 P 波"转变为"二尖瓣型 P 波"可推断其改变和 Bachmann 束的变化有关，可判为一度房室传导阻滞，因前结间束下传到交界区仍正常，故无 P-R 间期延长。图 80-2 的 P 波改变仅见于 Ⅱ 导联，无法判定其确切部位。所以这两份心电图未见频率改变，可判为结间束间歇性不完全性传导阻滞；但有频率改变时，也不能完全排除。结间束的病变虽可用类似左、右束支产生 QRS 波群改变来解释 P 波的变形，但因结间束和左、右束支的走向、分布、终末交接有所不同，就使 P 波的改变不如左、右束支对心室影响之常见。结间束病变主要发生在较广泛的心肌炎、心肌病和进展性动脉粥样硬化性心脏病基础上，这两例患者均有心肌病变，故此种 P 波改变具有相当的临床意义，值得引起重视。

80. 与窦性心率快－慢有关的房室传导阻滞

【临床提要】 患者，女性，66 岁。因心悸、头晕伴阵发性胸闷 10 天住院。

【临床诊断】 高血压 2 级（高危），冠状动脉粥样硬化性心脏病，晕厥原因待查。

【心电图诊断】 三度房室传导阻滞？室性逸搏心律。

【心电图分析】 患者住院时的心电图（图 80-A）提示，窦性 P 波规律出现，P-P 间期 0.76~0.78 秒；QRS 波群宽大畸形（呈左束支传导阻滞型），节律匀齐，R-R 间期 1.48 秒，P 波与 QRS 波群无关。住院第 6 天心电图提示（图 80-B），窦性心律，P-P 间期 0.72~0.74 秒，房室传导呈 2:1 传导，P-R 间期 0.18 秒，QRS 波群呈右束支传导阻滞形，心电图提示二度房室传导阻滞（2:1），右束支传导阻滞。第 7 天心电图提示（图 80-C），窦性心律，P-P 间期 0.92 秒，1:1 房室传导，P-R 间期 0.18 秒，QRS 波群呈右束支传导阻滞形，房室传导似乎恢复正常；第 8 天描记心电图提示（图 80-D），窦性心律，P-P 间期为 0.74~0.76 秒；房室传导呈 2:1~7:1（下传 QRS 波群呈右束支传导阻滞形），在 7:1 房室传导中连续出现 3 个呈左束支传导阻滞形的室性逸搏，R-R 间期 1.48 秒，并见两个正常的 QRS 波群（第 1 个和最后 1 个）为窦性下传和室性逸搏形成的室性融合波。心电图提示为二度房室传导阻（呈 2:1~7:1），右束支传导阻滞，室性逸搏心律。房室传导阻滞程度比前两天加重，这与患者临床情况不符，为进一步明确房室传导阻滞的原因，在两小时内临床间断描记十余次心电图。

当 P-P 间期为 0.84~0.92 秒时，记录到 1:1 房室传导阻滞（图 80-C），当 P-P 间期为 0.68~0.74 秒时，记录到 2:1 房室传导阻滞（图 80-B），当 P-P 间期为 0.74~0.80 秒，逸搏间期为 1.48~1.50 秒时，记录到完全性或不完全性房室分离（图 80-A、80-D）。

患者在住院时心电图为三度房室传导阻滞，第 6 天为二度房室传导阻滞（2:1），第 7 天为 1:1 正常房室传导，似房室传导阻滞逐渐恢复，但第 8 天房室传导阻滞程度似乎加重。特别是在病情无变化的两小时内，P-P 间期、房室传导阻滞程度并没有变化。结合 2:1、1:1 房室传导及不完全房室分离时窦性夺获的 P-R 间期均为 0.18 秒，应诊断为二度 Ⅱ 型（2:1）房室传导阻滞。阻滞区有效不应期病理性延长的程度 >0.80 秒（是 2:1 传导阻滞时间最长的 P-P 间期），<0.84 秒（1:1 传导的最短 P-P 间期）。在窦性心律变化时，当逸搏间期 <2 倍 P-P 间期时，由于逸搏干扰即可在 2:1 传导阻滞基础上形成完全性或不完全性房室分离，造成传导阻滞程度加重的假象（图 80-C、80-D）；反之，当窦性心律减慢，P-P 间期 >传导阻滞区有效不应期时，房室传导阻滞可被掩盖，形成房室传导阻滞伪改善（图 80-C）。患者尽管有时可出现 1:1 房室传导，但由于传导阻滞部位在心室内双束支水平（能下传的 QRS 波群呈右束支传导阻滞，而室性逸搏呈左束支传导阻滞形，提示右束支三度并左束支二度 2:1 传导阻滞），而且患者有晕厥，这时应尽早安装心脏起搏器。

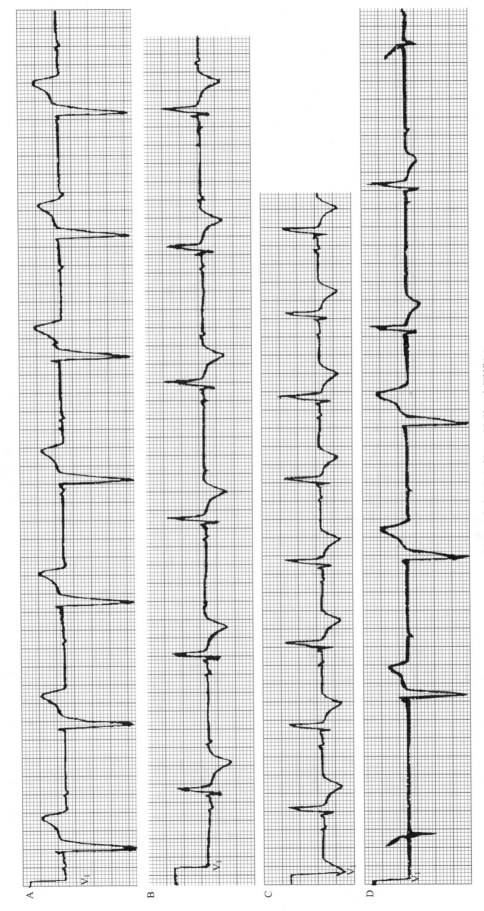

图80 患者不同时间V₁导联心电图描记
A：住院时 B：住院第6天 C：住院第7天 D：住院第8天

· 154 ·

在患者不应期病理性延长程度没有改善的情况下，表现出房室传导阻滞程度多变。提醒我们在房室传导阻滞的心电图分析中，应注意以下几点：①依 P 波与 QRS 波群的关系做出的一、二、三度房室传导阻滞的诊断，不能完全代表房室传导系统不应期病理性延长的程度，其同时受心房频率和逸搏干扰的影响；②在病情稳定时反复出现的传导阻滞程度突然加重或减轻，应注意心房频率和逸搏干扰的影响；③对传导阻滞程度与临床病情同步变化的急性房室传导阻滞（急性心肌梗死、心肌炎），房室传导阻滞可能随病情好转而消失；对慢性房室传导阻滞，在临床病情病化中出现的传导阻滞程度的改变，还应注意临床症状与房室传导阻滞的关系（冠状动脉造影提示患者左冠状动脉第 1 对角支 - 非左束支供血动脉狭窄，传导阻滞程度不会随冠状动脉粥样硬化性心脏病的改善而减轻），临床出现传导阻滞程度变化不能排除心房频率和逸搏干扰的影响。

81. 立位性一度房室传导阻滞

【临床提要】　患者，女性，13 岁。因心悸、膝关节疼痛 20 天住院。

【临床诊断】　急性风湿性心肌炎。

【心电图诊断】　立位性一度房室传导阻滞。

【心电图分析】　心电图（图 81）卧位时为窦性心律，心率 51 次/分，P - R 间期 0.15 秒，QRS 波群时间 0.07 秒，呈 qRs 型，S - T 段未见下移。迅即改立位时仍为窦性心律，心率增快至 78～83 次/分，P - R 间期延长至 0.24 秒，为一度房室传导阻滞。经治疗三周后卧位心电图提示窦性心律，心率 80 次/分，P - R 间期 0.16 秒，迅即改立位时心电图提示窦性心律，心率 100 次/分，P - R 间期 0.17 秒，已恢复正常。

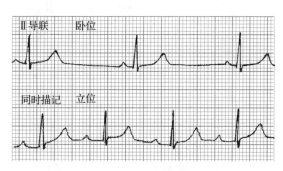

图 81　患者卧位、立位时描记的心电图

临床分析认为，卧位时迷走神经的兴奋占优势，而改坐、立位或运动后交感神经的兴奋性增高。后者可表现为心率加快，不应期缩短，传导加速，某些迷走神经兴奋所致的功能性 P - R 间期延长，可恢复正常。而卧位时心率较慢，P - R 间期正常，迅速改立位后心率加快，P - R 间期反而延长，说明房室交界区的相对不应期已有所延长，传导功能已有所减退。心率慢时，房室交界区延长后的不应期可能仍短于窦性心律周期，故窦性冲动到达时，其已脱离不应期，表现为 P - R 间期的正常；而心率加快时，其不应期可能接近或长于窦性心律周期，故窦性冲动到达时，房室交界区尚未从前一次传导所致的不应期状态中完全恢复过来，这就出现了 P - R 间期的延长。可见一度房室交界区传导阻滞的表现形式可为显性的，亦可为隐性的。这种在卧位时呈潜伏状态，而在立位等情况下，心率加快时方能显示的传导功能减退，似可称之为"立位性房室传导阻滞"，以区别于卧位性房室传导阻滞。如临床怀疑风湿性或病毒性心肌炎时，可加做坐位、立位或运动后的心电图，有利于立位性房室传导阻滞的发现，有助于疾病的诊断和疗效的观察。

82. 一度房室传导阻滞合并交替性完全性预激综合征

【临床提要】 患者，男性，72岁。因头晕、心悸1天住院。

【临床诊断】 冠状动脉粥样硬化性心脏病。

【心电图诊断】 窦性心律；一度房室传导阻滞；交替性预激综合征A型。

【心电图分析】 通过临床心电图（图82）分析提示，窦性P波规律出现，心率96次/分，P-R间期长-短交替出现，长者0.26秒，短者0.11秒；长P-R间期下传的QRS波群形态、时间正常，短P-R间期下传的QRS波群宽大、畸形，起始部有δ波，两种形态的QRS波群交替出现，酷似舒张晚期室性期前收缩二联律，但仔细观察不难发现，宽大、畸形的QRS波群起始部模糊、迟钝，QRS间期增宽达0.15～0.16秒，伴有继发性ST-T改变。正道呈一度房室传导阻滞，旁道2:1下传心室时"掩盖"了一度房室传导阻滞。预激综合征与非预激综合征心搏的P-J间期并不相等，且相差甚远。

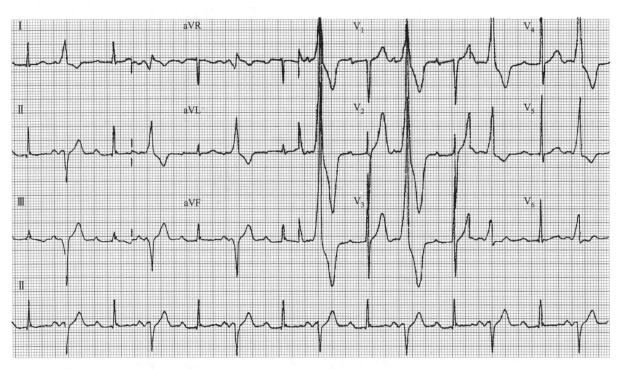

图82 患者住院时的心电图

预激综合征是心脏激动传导异常的一种表现，它的发生是因房室间激动传导，除经正常的传导途径外，同时经由房室旁路绕过房室结下传，使一部分心室肌预先激动。心电图的提示窦性心律十分齐，P-R间期及QRS波群呈2:1交替。产生交替性预激综合征的原因是旁路发生了2:1顺向传导阻滞，说明旁路不应期较正常房室传导系统不应期长。

83. 二度房室传导阻滞合并干扰引起房室脱节

【临床提要】 患者，女性，76岁。因间断性胸闷，心前区不适3年加重伴头晕1个月住院。

【临床诊断】 冠状动脉粥样硬化性心脏病；心律失常。

【心电图诊断】 二度房室传导阻滞合并干扰引起房室脱节。

【心电图分析】 这份心电图（图83甲、乙、丙）为住院当日先后三次描记的图。甲为第一次描记提示窦性心律，心房率60次/分，P-P间期为0.16秒，房室间呈1∶1传导；乙为5分钟后描记提示心房率64次/分，房室间呈2∶1传导，下传的P-P间期为0.16秒，为二度Ⅱ型房室传导阻滞；丙为服用阿托品0.6mg，一小时后描记，心房率75次/分，心室率38次/分，除P_2夺获心室（P-P=0.16秒），其余均为房室脱节，貌似几乎完全性房室传导阻滞。在住院期间多次描记心电图，这三种图形反复交替出现。心房率60次/分时，房室间为1∶1传导，可推测交界区的绝对不应期<0.96秒（从P波开始后0.04秒至下次P波开始即1秒减0.04秒）。图83乙心房率为64次/分时，房室间呈2∶1传导，说明交界区的绝对不应期已有病理性延长，其值>0.90秒（心房率为64次/分时，P-P间期为0.94秒，从P波开始0.04秒到下次P波开始为0.90秒），通过附图甲分析测量交界区的绝对不应期在0.90~0.96秒，当心房率低于60次/分时，每个P波均脱离交界区的绝对值不应期，故以1∶1下传；而心房率≥64次/分时，第2个P波下传到交界区时，交界区尚未脱离前一次激动的绝对不应期，因而出现2∶1房室传导阻滞。附图中虽仅有P_2夺获心室，其余P波均未能下传心室，酷似几乎完全性房室传导阻滞，但仔细分析发现$P_{3,5,7,9}$波因落在交界区病理性延长的绝对不应期被阻滞；而$P_{4,6,8}$波虽已脱离不应期理应下传心室，此时由于交界区性逸搏频率加快，逸搏周期（1.56秒）短于两个P-P间期（1.60秒），当其尚未下传心室之前，交界区性逸搏已发出，激动了心室，而与心房激动在交界区内发生干扰，使其不能下传心室，产生房室脱节。房室传导阻滞多系不应期有病理性延长，其心电图表现主要决定于不应期延长的程度，但有时也与心房率有明显关系，如心率增快时出现房室传导阻滞，而心率减慢时房室传导阻滞消失。有些作者称为"潜伏性房室传导阻滞"或"隐性房室传导阻滞"。近年来也有些作者称之为"第三相阵发性房室传导阻滞"。其可能是由于交界区的绝对不应期（或相对不应期）虽有一定的延长，但当心率慢时，窦性冲动均落后于交界区的非不应期，因而正常下传；而心率快时窦性激动传到交界区时恰好落在交界区病理性延长的绝对（或相对）不应期内，因而出现二度或一度房室传导阻滞。但在心房率等于或低于60次/分时未出现房室传导阻滞图形，而当心率增快时（达64次/分）即显示二度房室传导阻滞图形，且在此期间多次描记心电图，传导阻滞反复出现，均符合上述规律。所以属于二度房室传导阻滞。二度房室传导阻滞（特别是2∶1）合并房室干扰引起房室脱节的特点是：①心房率高于两个心房周期之和；②落于生理不应期后（T波结束后）的P波不能下传，且其P-P间期超过已知的第一度房室传导阻滞的P-R间期，或T波之后连续有两个未下传的P波；③在房室脱节前后心电图可出现第二度房室传导阻滞。心电图的上述三点符合，所以附图丙虽提示似乎完全房室传导阻滞，但实际为第二度房室传导阻滞合并房室干扰引起房室脱节。

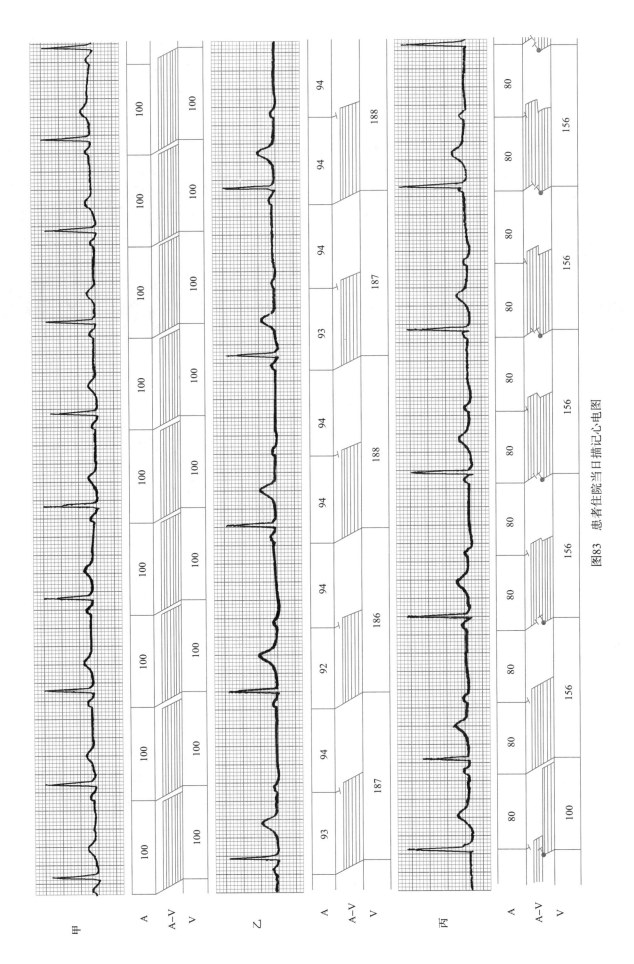

图83　患者住院日录异日描记心电图

在图83甲中,未见房室传导阻滞图形,而在附图乙中提示为二度房室传导阻滞,附图丙中酷似几乎完全房室传导阻滞,并不说明患者的病情有动态变化,而是同一病情即交界区的绝对不应期有一定程度的延长(约在0.90~0.96秒),在心房率和逸搏周期不同的情况下表现不同而已。当心率慢时处于潜伏状态,在心率加快时得以显现;而当逸搏周期小于两个心搏周期之时由于并有房室干扰产生酷似房室传导阻滞加重的假象,对此类心电图形态变化应认真仔细分析,正确判断其临床意义。

84. 二度Ⅱ型窦房传导阻滞伴二度Ⅰ型房室传导阻滞

【临床提要】 患者,男性,46岁。因间断性心悸、胸闷10年住院。

【临床诊断】 病毒性心肌炎后遗症,心律失常。

【心电图诊断】 二度Ⅱ型窦房传导阻滞;多源性房性逸搏;二度Ⅰ型房室传导阻滞。

【心电图分析】 这份临床心电图(图84-1)均为Ⅱ导联记录,其中图84-1A为连续记录。图84-1A与C提示前两个P-R间期逐渐延长,第3个P波之后无相应的QRS-T波群;图84-1中P$_{6\sim11}$波的P-P间期匀齐,P-R间期逐渐延长,P$_{11}$波之后无相应的QRS-T波群,为二度Ⅰ型房室传导阻滞。图84-1A、D中其余的均伴随着P-R间期延长直到脱落一组P-QRS-T波群,长P-P间期内夹有1个或两个异位房性激动,P'波形态不同,为不同源的房性逸搏。长P-P间期是基本P-P间期的4倍或5倍,表明分别有3个或4个窦性激动传出受阻。惟有图84-1A下行中P$_{18\sim19}$波与P$_{19\sim20}$波间期相同,P$_{19}$波仍为一次下传的窦性激动。附图2为次日的一次记录,基本P-P间期相同,P-R间期相同,长P-P间期为基本P-P间期的两倍,表现为6:5传出的窦房传导阻滞,这表明图84-1A中P$_{19}$波前后各有一次窦性激动传出受阻是有可能的。

通过临床心电图分析有以下特点:①二度Ⅱ型窦房传导阻滞,窦性节律匀齐,QRS-T波群的脱落或P-QRS-T波群脱落而出现的长P-P间期都是基本窦性P-P间期的整数倍,两倍、4倍、5倍,符合二度Ⅱ型窦房传导阻滞的诊断标准。②多源性房性逸搏,连续4个窦性激动传出受阻时出现2次房性逸搏。P'波形态各异,有的酷似窦性P波。③二度Ⅰ型房室传导阻滞,P-P间期匀齐的出现,且在脱落的QRS-T波群前有相应的窦性P波。更多的表现为由于窦房传导阻滞的P'波脱落掩盖了房室传导阻滞的QRS-T波群,或一个文氏周期不同时间遇窦房传导阻滞,使二度Ⅰ型房室传导阻滞中断,未能完整表现,表现为传导比率不固定的不完整的文氏周期。

由于以上诸多因素各自发生的时相不同,彼此相遇、相间或互相掩盖,多种心律失常的合并存在,使各种简单的心律失常复杂化,造成诊断上的困难,需要排除的有:①P-R间期延长之后出现的文氏型心房回波;②被房性早搏所终止;③被室性早搏所掩盖;④伴有显著的窦性心律不齐。如此长的记录中无一次房性早搏和室性早搏的发生,仔细观察QRS波群的ST-T平整光滑,无畸形变化;连续下传的窦性心律始终较匀齐,可相鉴别。患者始终未有黑矇和晕厥等症状,其原因为房性逸搏较容易发生。而患者有急性病毒性心肌炎的病史,出现上述心律失常,通过临床分析认为是心肌炎症导致心脏传导系统的纤维变性所致。

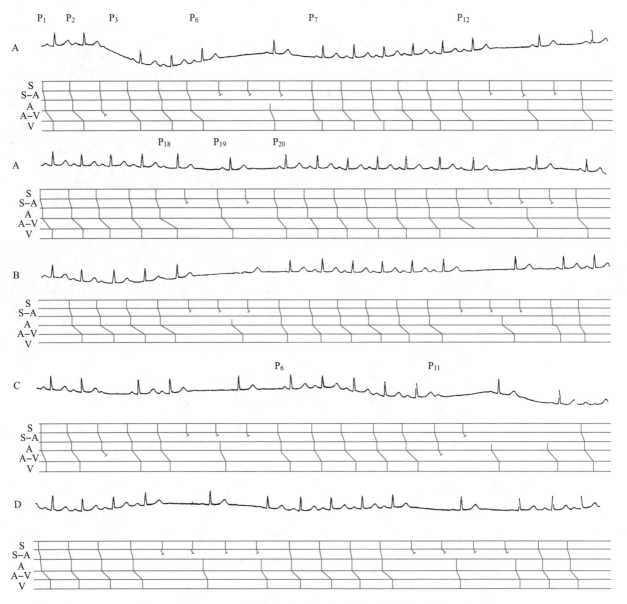

图 84 - 1 患者体表心电图 II 导联描记及梯形示意图

(提示窦房传导阻滞及二度 I 型房室传导阻滞)

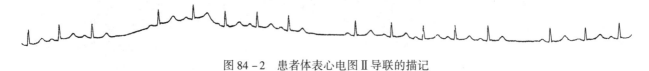

图 84 - 2 患者体表心电图 II 导联的描记

85. 二度 II 型房室传导阻滞

【临床提要】 患者，女性，47 岁。因阵发性心悸、气短、心前区疼痛近 2 年住院。

【临床诊断】 冠状动脉粥样硬化性心脏病。

【心电图诊断】 窦性心律；双侧束支传导阻滞；二度 II 型房室传导阻滞。

【心电图分析】 心电图（图 85 - 1） I 导联中，P 波直立，P - P 间期不等，间有 QRS 波群的 P 与 P 间期短于无 QRS 波群的 P - P 间期，为时相性窦性心律不齐。心房率平均为88次/分，心室率44次/分，呈2∶1房室传导，P-R间期0.18秒。QRS波群时限正常（0.08秒）。同步记录的希氏束电图提示，在A波能下传的心搏中，A-H 110毫秒，

H-V 70毫秒；在脱落的心搏中A-H 110毫秒，其后无V波，说明传导阻滞部位在希氏束分叉以下。这份心电图（图85-2）为Ⅰ导联的窦性心律（图85-2a）及心房起搏心律（图85-2b、d）。

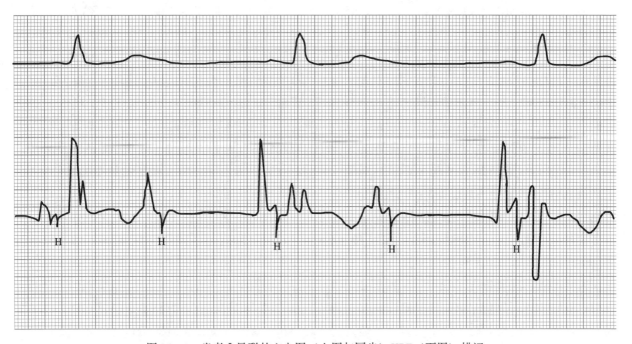

图85-1　患者Ⅰ导联的心电图（上图与同步）HBE（下图）描记

H为希氏束电位改变，纸速50毫米/秒

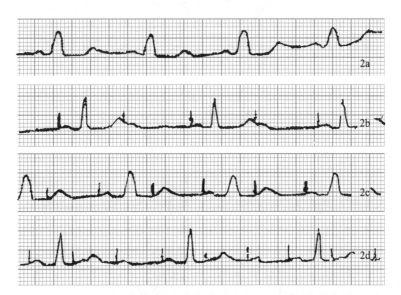

图85-2　患者Ⅰ导联的心电图为窦性心律及心房起搏心律改变

↓为心房调搏电信号，纸速25毫米/秒

由心电图（图85-2）可见如下改变：①在窦性心率60次/分时，P-P间期匀齐，P-R间期0.18秒。房室传导呈1∶1，QRS波群增宽达0.12秒，呈完全性左束支传导阻滞图形。说明右束支已能下传，左束支尚处于不应期中，两侧束支传

导性不同。室上性激动沿右束支下传到右心室，然后沿心肌除极左心室，进而逆行除极左束支，并保持"蝉联"现象（Linking），故出现左束支传导阻滞图形。从图形分析提示，左束支的不应期（用P-P或R-R间期代表）应长于1.00秒，

右束支的不应期应短于1.00秒（图85-2a）；②心房调搏心律，起搏位置在右心房上部，心率88次/分时，每个电刺激信号之后均有直立P′波，P′-R间期为0.20秒，房室传导呈2:1，QRS波群时限正常，说明在QRS波群后，第一个P′波时，双侧束支均处于绝对不应期中，室上性激动受阻于双侧束支中，不能下传到心室，故QRS波群脱落，在QRS波群后第二个P′波时，双侧束支均脱离其不应期，室上性激动能同时等速下传到双侧心室，故P′-R间期与QRS波群时限均在正常范围。附图中提示左、右束支不应期至少为0.68秒（用QRS波群前P′波到QRS波群后第一个P′间期为代表），而不超过1.36秒，（用两个下传的P′波之间距离为代表）可（图85-2b）；③在心房调搏频率为115次/分时，房室呈2:1传导，P-R间期0.24秒，呈完全性左束支传导阻滞图形，说明激动在房室传导过程中，左束支处于不应期中不能传导，故呈左束支传导阻滞并保持蝉联现象。房室间的传导时间较前延长，可能是房室结及/或右束支的传导时间延长所致。从心电图中测量左束支不应期长于1.1秒（以下传的P′-P′或P-R间期为代表）（图85-2c）；④心房调搏频率为125次/分时，P-R间期0.24秒，房室传导呈3:1，QRS波群时限正常，考虑未下传的P′波被阻滞于双侧束支，能下传的P′波则沿双侧束支同步等速下传，P-R间期延长为0.24秒，可能为房室结及/或双侧束支传导时间延长所致，从心电图中测得左、右束支的不应期长于0.94秒，短于1.36秒（图85-2d）。

综合以上分析提示左、右两侧束支不应期，右束支为0.94~1.00秒，左束支为1.00~1.36秒，应当指出，测定束支的不应期，最好用程序刺激技术，根据H_1-H_2间期来判断。临床上根据P-P或R-R间期，只能是粗略计算一个范围。

在双侧束支传导阻滞中，QRS波群形状可有多变性，这与双侧束支不应期长短不一，从而使传导速度不同有密切关系。双侧束支传导速度相等时，激动从两侧同时下传到心室，QRS波群形状正常；当一侧束支传导速度慢于另一侧时，则出现传导减慢束支传导阻滞图型，当双侧束支均处于绝对不应期时，则室上性激动不能下传到心

室。这份心电图表现符合上述改变。据分析认为，左束支的不应期长于右束支。当室上性激动间隔短于0.94秒时，双侧束支均处于绝对不应期中，故QRS波群脱落。室上性激动间隔长于1.00秒时，右束支已脱离不应期，左束支仍处于不应期中，激动传导延迟或受阻，故呈现左束支传导阻滞图形；当室上性激动间隔长于1.36秒时，双侧束支均已脱离不应期，能等速传导，故QRS波群正常。上述QRS波群变化顺序为，QRS波群脱落→一侧束支传导阻滞图形→QRS波群形态正常，与双侧束支都处于绝对不应期→单侧束支处于绝对（或相对）不应期→双侧束支都处于应激期的电生理变化相对应。

二度Ⅱ型与二度Ⅰ型房室传导阻滞均可引起2:1房室传导。可借助改变心房率，使房室传导发生相应改变，来鉴别两者，当心房率中度过速时，Ⅰ型的阻滞程度减轻而Ⅱ型反而加重。患者在心房调搏过程中，当心率60次/分时呈1:1传导，出现左束支传导阻滞图形；心率88次/分时呈2:1传导，QRS波群正常；心率115次/分时呈2:1传导，出现左束支传导阻滞图形；心率125次/分时呈3:1传导，QRS波群又正常。这些变化符合二度Ⅱ型房室传导阻滞，结合同步希氏束电图分析，阻滞发生在希氏束分叉以下，又无P-R间期逐渐延长现象，无疑为二度Ⅱ型房室传导阻滞。关于在心房率中度增速时，二度Ⅰ型的传导得以改善而二度Ⅱ型房室传导阻滞加重时，有人认为，由于Ⅱ型房室传导阻滞绝对不应期延长明显，相对不应期基本不变；而Ⅰ型房室传导阻滞相对不应期比绝对不应期延长显著。心率增加可缩短不应期。但主要是相对不应期，而激动下传中更多遇到绝对不应期。故当心率增加时，Ⅱ型房室传导阻滞原来延长的绝对不应期，并不因为心率增加而缩短，阻滞程度加重；但在Ⅰ型房室传导阻滞，原来延长的相对不应期随心率增加而缩短，阻滞程度减轻。所以有人提出，治疗二度Ⅱ型房室传导阻滞时，适当地减慢心率，对于改善房室传导功能可能有益。当患者心房率在60次/分左右时，可以保持1:1房室传导。

根据心电图判断房室传导阻滞部位有一定局限性。一般认为如果QRS波群形态正常，其阻滞部位

在房室交界区水平；QRS 波群宽大畸形，则阻滞在希氏束分叉以下（双侧束支）。希氏束电图证明，上述认识可能遇到例外。如心电图 2∶1 传导时 QRS 波群形态正常（0.08 秒）；但希氏束电图显示在漏搏时，A－H 固定（110 毫秒），其后无 V 波，有力地说明阻滞部位在希氏束分叉以下。因此，仅凭心电图的 QRS 波群的宽与窄来判断阻滞部位，并不十分可靠。而希氏束电图却对判断阻滞部位起着决定性作用，具有独特的方面。

双侧束支传导阻滞，多见于冠状动脉粥样硬化性心脏病、心肌病、原发性传导系统退行性病变等，预后差，往往发展成完全性房室传导阻滞。由于心室起搏点位置低而不稳定，易发生心室停搏或心室颤动而死亡。早期确诊及时安装心脏起搏器是最有效的措施。

86. 完全性房室传导阻滞伴发隐匿性韦金斯基现象

【临床提要】 患者，男性，59 岁。因发作性晕厥 4 年住院。

【临床诊断】 冠状动脉粥样硬化性心脏病；心律失常，完全性房室传导阻滞。

【心电图诊断】 窦性心律；室性自主心律，心室内有两个起搏点；完全性房室传导阻滞伴发隐匿性韦金斯基现象。

【心电图分析】 韦金斯基现象偶见于高度房室传导阻滞，属于一种超常传导。然而在完全性房室传导阻滞伴发隐匿性韦金斯基现象十分罕见。患者安装起心脏搏器前作心电图描记（图 86）。

1. 窦性 P 波，律不齐，心率 75 次/分左右，QRS 波群心率 31 次/分，R－R 间期匀齐，呈 R 型，心电轴右偏，QRS 波群增宽（0.11 ~ 0.12 秒）。P 波与 QRS 波群无固定关系，为完全性房室传导阻滞。

2. 仍为完全性房室传导阻滞，所不同处在于 QRS 波群呈 QS 型，心电轴左偏。心室频率较前快（36 次/分），最后一个 QRS 波群之后有逆行 P′波。

3. 仍为完全性房室传导阻滞，QRS 波群呈两种形态，QRS 波群 1、2 呈 R 型与第一相同，R－R 间期为 2.16 秒；QRS 波群 3 ~ 5 呈 QS 型与第二条相同，R－R 间期为 2.06 秒。

4. 完全性房室传导阻滞伴发两组韦金斯基现象。QRS 波群 1 ~ 3 为第一组，第一个 QRS 波群为室性搏动，作为强刺激逆传至阻滞区，降低其应激阈值，使 P_2 波得以下传，即为韦金斯基易化作用。其后 P_3 波仍能下传，则为韦金斯基效应。室性搏动至 P 波的间期（$R_1 \sim P_2$）为 0.36 秒，下传的 P－R 间期为 0.16 秒。QRS 波群 4 ~ 7 为第二组，第 4 个 QRS 波群为室性搏动，作为强刺激逆传至阻滞区，降低应激阈值，使 P_6 波虽未能下传到心室（其后无 QRS 波群）但其电兴奋在阻滞区已下达到一定的深度，为一次隐匿性传导，从而仍起到韦金斯基易化作用，其后 $P_7 \sim P_9$ 得以连续下传则为韦金斯基效应。室性搏动到 P_6 间期（$R_4 \sim P_6$）为 0.38 秒，下传的 P－R 间期为 0.16 秒。在完全性房室传导阻滞的过程中，一般情况下，心室起搏点规则地发放冲动，R－R 间期匀齐，QRS 波群形态一致，时限相同。但在少数情况下，R－R 间期可不规则，QRS 波群形态亦有变异，其可能的原因有：①室性期前收缩；②心室起搏点的周围有外出传导阻滞；③起搏点本身节律不稳定；④心室内有两个或两个以上的起搏点竞相控制心室；⑤由于超常期传导或韦金斯基现象暂时改善传导功能，使原来不能下传的室上性激动得以下传，而使 R－R 间期不齐。心室自主心律之所以不齐，是由于后两个因素。心电图提示心室内有两个频率接近的起搏点竞相控制心室，但未见到过渡图形 - 室性融合波。心电轴右偏时，心室内起搏点的位置可能位于左心室；心电轴左偏时可能位于右心室。一般认为心室自主节律的 QRS 波群增宽，频率慢及/或两个以上的心室起搏点，多见于完全性双束支传导阻滞，其预后差，

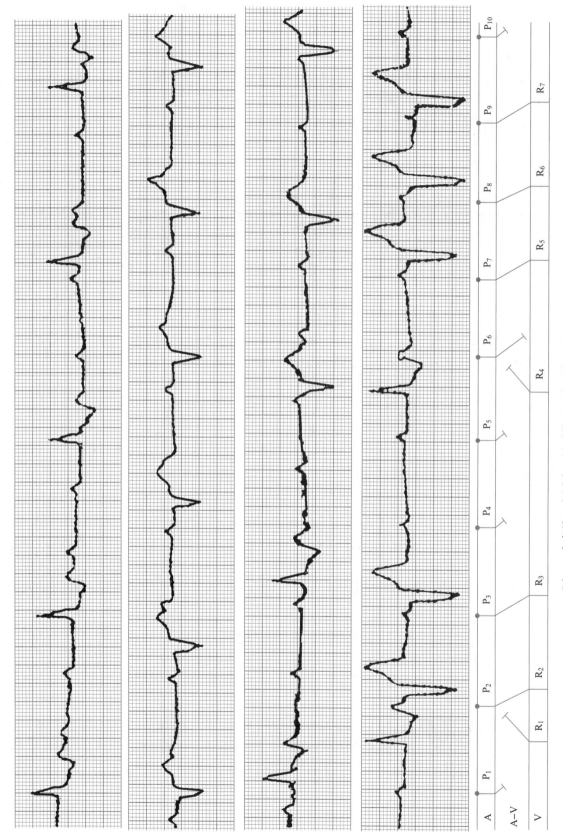

图86　患者的心电图为Ⅱ导联描记，前后描记时间约20分钟

因为起搏点位置低而不稳定，较易发生心脏停搏或心室颤动猝死。因此，为这类患者安置永久性心脏起搏器，是必要的有效措施。

韦金斯基现象已为人们熟知，其发生机制无需追溯，它包括易化作用和效应两个部分。易化作用促进传导功能的改善，而效应则使已经改善了的传导功能在短时间内得以维持。韦金斯基现象能否发生取决于两个因素：①房室传导阻滞区所受到逆向刺激的强度；②窦性冲动到达的时间，即P波与室性或交界区性逸搏的时间（R-P间期）。只有R-P间期在一定范围内的窦性P波方能下传心室，而较早或较晚到达的窦性冲动均受到阻滞；根据两组韦金斯基现象中，第一组在室性逸搏后的R-P间期为0.36秒，其他各R-P间期均大于或小于此值。由于到达适时，连续两次窦性冲动得以下传，产生QRS波群，无疑是一组较为典型的韦金斯基现象；第二组在室性逸搏后的第一个窦性冲动虽未能下传到心室，但其后的连续3个窦性P波后却均继以QRS波群。在完全性房室传导阻滞的情况下，如何解释这种传导功能改善的现象？仔细

测量室性逸搏后的R-P间期为0.38秒，较第一组R-P间期大0.02秒，由于这微小的时差，使阻滞区的应激阈值已略有升高，进入"亚超常反应"状态，从而使窦性冲动传入房室传导阻滞区内并有一定深度，但未能完全穿过，出现隐匿性传导（见梯形图P$_6$）提示，但却起到韦金斯基效应那种暂时维持传导功能的作用。其后的连续3个窦性冲动能够下传，反过来证明了这一点。根据这份心电图特征，初步提出隐匿性韦金斯基现象的心电图改变如下：①在一次室性（或交界区性）逸搏的窦性P波虽未下传，但其后连续几个窦性P波却能下传到心室；②在同一次或以往的心电图中有较典型的韦金斯基现象；③未下传的R-P间期与产生典型的韦金斯基现象时的R-P间期相近或略微不等。上述诊断条件，有待更多的临床实践和心脏电生理研究来充实和修正。韦金斯基现象能暂时地改善心脏传导功能，使之免遭停搏，无疑这是一种保护性机制。患者曾发生晕厥16次之多，但每次都能复苏，显性及/或隐匿性韦金斯基现象可能起了一定的作用。

87. 病情稳定出现房室传导阻滞明显变化

【临床提要】 患者，女性，69岁。因在当地医院几次检查发现房室传导阻滞变化程度不一，为进一步检查住院。

【临床诊断】 冠状动脉粥样硬化性心脏病；房室传导阻滞。

【心电图诊断】 房室传导阻滞。

【心电图分析】 常规心电图（图87-1）记录第1行提示为窦性心律，P-P间期0.66~0.72秒；在Ⅱ导联连续46秒的心电图中只记录到5次窦性下传心搏，P-R间期均为0.16秒；心律基本为交界区性逸搏心律，逸搏周期1.29秒。按常规心电图诊断标准符合高度房室传导阻滞，但逸搏周期<两倍P-P间期，亦可能为2:1房室传导阻滞伴逸搏干扰引起。仔细分析R-P间期与房室传导的关系，在R-P间期≤0.99秒时P波均不能下传心室，提示

有效不应期≥1.15秒（0.99+0.16秒）；5次下传的R-P间期≥1.04秒，提示有效不应期<1.20秒（1.04+0.16秒）。支持2:1房室传导阻滞伴逸搏干扰致伪高度房室传导阻滞。为进一步证实诊断，嘱患者活动后描记心电图。活动后11秒内（图87-1第2行），P-P间期为0.56~0.57秒，此时两倍P-P间期<有效不应期，在11秒内只有两次窦性P波下传心室，其余均为交界区性逸搏，逸搏周期为1.24秒。在运动后11~49秒（图87-1第3行），P-P间期为0.58~0.62秒，提示2:1房室传导阻滞，P-R间期0.16秒，R-R间期1.16~1.23秒。运动后49~64秒（图87-1第4行），出现15秒的房室分离，交界区性的逸搏周期为1.24秒。以后P-P间期恢复到运动前水平，房室传导同常规描记的心电图（图87-1第1行）。通过上述心电

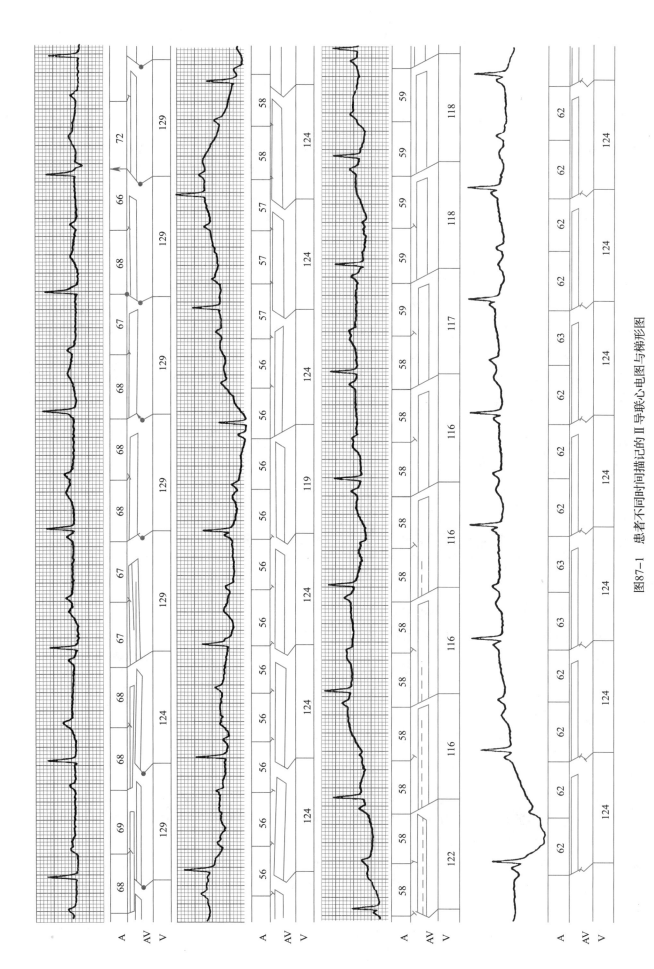

图87-1　患者不同时间间断记的Ⅱ导联心电图与梯形图

图连续记录对照分析认为，可估测患者房室交界区性有效不应期为 1.15 秒，由于 P-P 间期的变化和逸搏的干扰而出现不同房室传导比例的变化。

【临床提要】 患者，女性，76 岁。因心电图异常而住院。

【临床诊断】 冠状动脉粥样硬化性心脏病；心律失常

【心电图诊断】 房室传导阻滞。

【心电图分析】 心电图（图 87-2）第 1、2、3 行分别为患者住院当日两小时内（无心绞痛症状）描记的 3 次心电图。其中第 1 行为心电图（Ⅰ、Ⅱ导联）的描记，提示为窦性心律，P-P 间期 1.06~1.10 秒，P-R 间期 0.16 秒，房室传导正常。第 2 行为患者走回病房，自述心跳减慢所描记的心电图（Ⅱ导联）提示 2:1 房室传导阻滞，R-R 间期 1.86~1.89 秒。第 3 行为口服阿托品 0.6mg，一小时后描记的心电图（Ⅱ导联），偶有心室夺获，几乎为完全性房室传导阻滞。但将两小时内 3 次描记的心电图对照分析：第 1 行 P-P 间期 1.06~1.10 秒，呈 1:1 下传，提示交界区有效不应期 <1.06 秒；第 2 行 P-P 间期 0.92~0.96 秒，呈 2:1 房室传导阻滞，推测交界区 1.06 秒 > 有效不应期 ≥0.96 秒，为快心率依赖性二度房室传导阻滞；第 3 行用阿托品后 P-P 间期缩短（0.79~0.84 秒），交界区性逸搏也缩短（1.58~1.60 秒），致逸搏周期 ≤两倍 P-P 间期，由于逸搏干扰而产生几乎完全房室传导阻滞的伪象（图 87-2 梯形图解）。

在房室传导阻滞时，传统心电图常以房室传导比例表示房室传导阻滞的严重程度。但房室传导比例并不能真实反映有效不应期延长的程度。因房室传导比例不仅取决于有效不应期，同时受心房周期影响和逸搏周期干扰。这点在心房扑动和房性心动过速的心电图分析中已引起应有的重视，但在房室传导阻滞的心电图分析中常被忽视。综合分析上述两份心电图均为房室交界区性有效不应期病理性延长，但是在延长程度无变化的情况下，由于心房频率或逸搏周期的变化而在短时间内出现房室传导比例的明显变化，表现有房室传导正常（图 87-2）第 1 行，2:1 房室传导阻滞（图 87-1）第 3 行和附图 2 第 2 行，高度或几乎完全性房室传导阻滞（图 87-1）第 1、2 行和图 87-2 第 3 行，甚至出现一过性完全性房室分离（图 87-1）第 4 行。这就提醒临床医师和心电图医师在房室传导阻滞的心电图分析中不能只依房室传导比例判定房室传导阻滞的严重程度，必须结合心房周期、逸搏周期分析不同房室传导比例时有效不应期延长的程度。房室传导比例与有效不应期、P-P 间期和逸搏的关系：①1:1 房室传导比例，只表示 P-P 间期 > 有效不应期，并不能反映有效不应期没有延长，可掩盖心率依赖性房室传导阻滞；②2:1 房室传导比例，P-P 间期 < 有效不应期 < 两倍 P-P 间期 < 逸搏周期；③3:1（或 3:1 以上），房室传导比例，即可见于有效不应期 > 两倍 P-P 间期，同时也可见于 P-P 间期 < 有效不应期 < 两倍 P-P 间期，伴逸搏周期 < 两倍 P-P 间期。在逸搏周期 < 两倍 P-P 间期时，应想到后者的可能，这时可选用加快窦性心律的方法（如活动），使两倍 P-P 间期 < 逸搏周期，有助于两者的鉴别诊断。

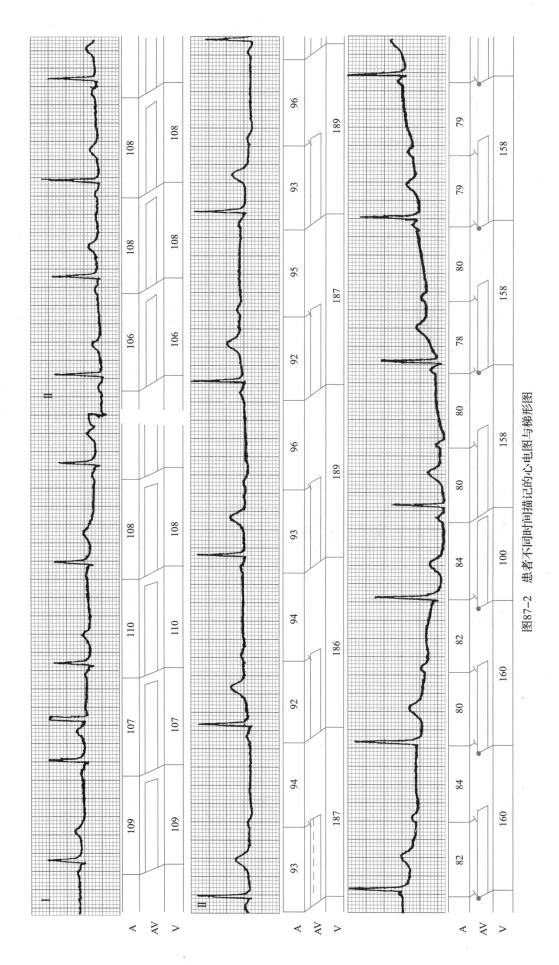

图87-2　患者不同时间描记的心电图与梯形图

88. 慢频率依赖性间歇性房室传导阻滞伴心室静止

【临床提要】 患者，女性，72岁。因反复发作性晕厥1年住院。

【临床诊断】 冠状动脉粥样硬化性心脏病，心律失常。

【心电图诊断】 慢频率依赖性间歇性房室传导阻滞伴心室静止。

【心电图分析】 心电图提示窦性心律，心率在90～120次/分。窦性心律规则时无房室传导阻滞，一旦出现房性早搏，随后即诱发3～18秒不等的房室传导阻滞，直至出现1个或数个右束支传导阻滞形或左束支传导阻滞形室性逸搏，且窦性P波落入室性逸搏的T波降支或T波结束时方可恢复窦性P波下传心室；若窦性P波落入室性逸搏中或T波升支时则不能恢复窦性P波下传心室。诱发房室传导阻滞的房性早搏，P′－P间期较未下传的窦性P－P间期延长，但与前后窦性心律的P－P间期相比无明显关系（图88－A、B）。增加静脉滴注异丙肾上腺素的量似可缩短心室静止时间。若心室静止时间超过15秒即发生阿－斯综合征。后在静脉滴注异丙肾上腺素中行食道心房调搏电生理检查，用等于和高于窦性心律的S_1S_1间期起搏心房，当单个S_1夺获心房或S_1S_1由短变长，或起搏心房终止时即可诱发房室传导阻滞（图88－C、D）。从而验证该阵发性房室传导阻滞系慢频率依赖性。停用异丙肾上腺素15分钟后，行窦房结及房室传导功能测定，显示窦房结恢复时间0.78秒，校正窦房结恢复时间0.18秒，窦房传导时间0.10秒，房室相对不应期0.38秒、功能不应期0.32秒、有效不应期0.28秒，心房有效不应期0.22秒。经对症处理一月余晕厥发作逐渐减少。

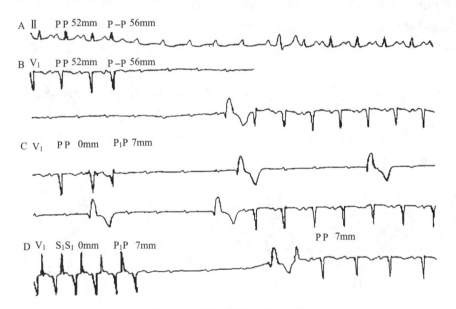

图88　患者住院描记的心电图

文献报道，大多数慢频率依赖性阵发性房室传导阻滞伴心室静止患者心脏有严重病变，且多继发于心脏已有单或双束支传导阻滞基础上。患者的心脏物理检查未发现异常，且食管心房调搏电生理检查提示窦房结及房室传导功能亦正常，仅在房性早搏、心房起搏频率改变、起搏心房终止时即心房率减慢而被诱发，临床实属少见。有关慢频率依赖性阵发性房室传导阻滞伴心室静止的发生机制目前多用舒张期自动去极化并阈电位升高解释，亦即频率减慢使病变部位舒张期去极化，导致膜电位降低、传导发生障碍，同时阈电位向0电位升高，使舒张期去极化不能到达阈电位引起扩布性兴奋，而致长时间心室静止。然而，为何频率减慢使舒张期去极化的同时伴有阈电位升高，以及房室传导功能正常而房室交界区性逸搏持续不显现，仅以左、右束支形室性逸搏形式出现，其机制有待进一步研究。

89. 房室通路与旁路同时发生高度传导阻滞、旁路超常传导

【临床提要】 患者，女性，33岁。因反复心悸、胸闷17年，活动后气短1年，晕厥1次住院。

【临床诊断】 肥厚型心肌病；心功能Ⅲ级（左心）；预激综合征；高度房室传导阻滞。

【心电图诊断】 窦性心律；高度房室传导阻滞；房室交界区性逸搏及交界区性逸搏心律；房室旁路几乎完全性阻滞；旁路超常传导。

【心电图分析】 根据当时12导联心电图提示（图89-1），窦性心律，心率71次/分，P-R间期0.10秒，QRS波群宽大畸形0.16秒，起始部可见明显δ波，继发性ST-T改变，为显性预激综合征。监测导联心电图（图89-2），为窦性心律，轻度室相性窦性心律不齐，心房律75次/分，大部分QRS波群呈qrS型，R-R间期不等，部分QRS波群系前面的P波下传（R_2、R_4、R_7、R_{10}、R_{13}、R_{16}、R_{19}、R_{22}、R_{30}、R_{34}、R_{37}），其余属交界区性逸搏，考虑为高度房室传导阻滞，房室交界区性逸搏及交界区性逸搏心律；另有两个QRS波群呈RS型（R_{14}、R_{23}），宽大畸形，其前有P波，但无P-R

段。结合住院时预激综合征的心电图（图89-1）表现，考虑图89-2中R_{14}、R_{23}波为窦性搏动经旁路下传激动心室所致，而其他时间的旁路也几乎完全性阻滞。仔细分析P波经旁路下传的情况，凡P波落在心室舒张期早期（即T波之前），窦性搏动下传也均在心室舒张期稍后（即T波结束之后），窦性搏动下传，故属旁路的超常传导。超声心动图提示：左房左室扩大，室间隔肥厚，呈节段性运动异常，左侧乳头肌肥厚，心尖有瘤样膨出呈亚铃形，左室功能下降，左室射血分数＜35%，提示心肌病伴左心功能不全。食管电生理检查为显性预激综合征，提示右侧旁路。为明确诊断，进一步行冠状动脉造影，结果显示左右冠状动脉正常，左室造影显示心尖呈瘤样扩张，心肌活动减弱。在右室心尖部取心肌活检，病理检查为心肌细胞肥大伴脂肪浸润。心内电生理检查，确诊为右侧旁路，窦性激动均由旁路下传，于右侧5点30分处旁路消融术成功（图89-3），随后植入永久性双腔心脏起搏器。

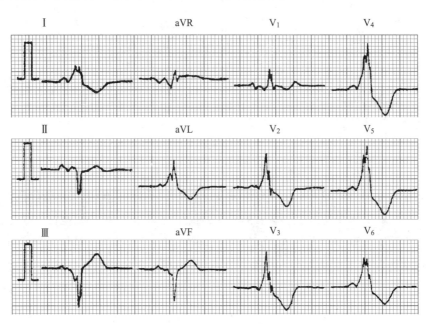

图89-1 患者住院时12导联的心电图

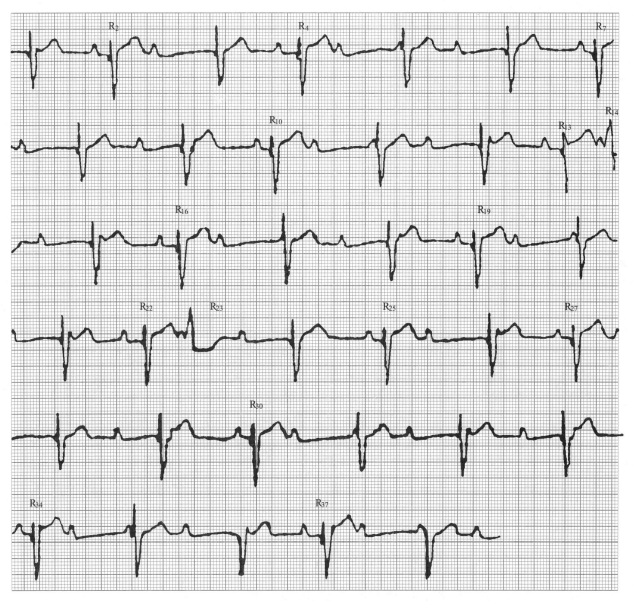

图 89 - 2 患者监测导联的心电图

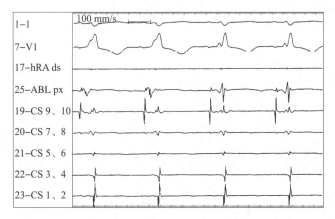

图 89 - 3 患者射频消融术前后的心内膜电图

预激综合征并房室传导阻滞临床上较少见，而同时发生旁路传导阻滞更为罕见。此时患者的临床与心电图表现取决于房室通路与旁路传导阻滞的程度，当旁路一度传导阻滞合并完全性房室传导阻滞时，心电图表现 P－R 间期延长的完全性心室预激综合图形，患者可无症状；旁路二度Ⅰ型传导阻滞合并完全性房室传导阻滞时，心电图上 QRS 波群呈完全性心室预激综合征，随着 P－R 间期逐渐延长，P 波后有 QRS 波群脱落；旁路二度Ⅱ型传导阻滞合并完全性房室传导阻滞时，心电图表现为 P－R 间期固定，有的 P 波后有 QRS 波群脱落，下传的 QRS 波群呈完全性心室预激综合征；旁路与房室结同时发生完全性房室传导阻滞时，心电图上无心室预激综合征波形，呈交界区性或室性逸搏心律，可出现晕厥、黑蒙症状。给患者心电监测时提示旁路几乎完全阻滞。心室反应依赖于交界区性逸搏及部分经房室结下传的激动，因此未出现症状且能维持一定的心室率。考虑到旁路传导特性的不稳定性，推测患者晕厥可能与旁路和房室结同时发生三度传导阻滞有关。

预激综合征是射频消融术的适应证，但在手术前必须评价房室结的功能。曾有报道，预激综合征患者在成功消融旁路且未损伤希氏束的情况下，出现完全性房室传导阻滞。该患者住院时心电图 QRS 波群宽大畸形达 0.16 秒，心内电生理检查时，心房程序和分级递增刺激心室，预激综合征程度未发生改变，提示完全性预激综合征，窦性激动全部经旁路下传，但心电监测却曾发现旁路几乎完全阻滞，房室结也存在高度阻滞。因此临床处理发现时，在消融术后立即给患者按置了永久心脏起搏器。

超常传导系指心肌细胞受抑制时出现的一过性反常的传导改善现象。Lewis 与 Master 首先报道 1 例高度房室传导阻滞患者发生超常传导。该现象可发生在心脏传导系统的任何部位，但临床上以房室结和希氏束多见，发生在 Kent 束内罕见，目前国内未见报道。完全性或高度房室传导阻滞发生超常传导时，局限在心动周期早期较短一段时间内出现的室上性激动能下传夺获心室，而迟于或早于此段时间发生的室上性激动均被阻滞。这份心电图符合以上特点，两次超常传导均发生在窦性激动经房室结下传之后，推测以上心室激动（图 89－2 中 R_{13}、R_{22}）逆行隐匿性传导房室旁路，使旁路前向传导改善，下一个窦性激动即发生超常传导，而且发生超常传导的 P 波距前一心搏 QRS 波群时限（R－P 间期）为 0.48 秒，小于或大于此间期的 P 波均不能下传。

90. 束支传导阻滞伴发韦金斯基现象

【临床提要】 患者，男性，25 岁。因淋雨着凉后发热，周身酸痛，咽痛伴咳嗽 1 周，胸闷、心悸 2 天住院。

【临床诊断】 病毒性心肌炎。

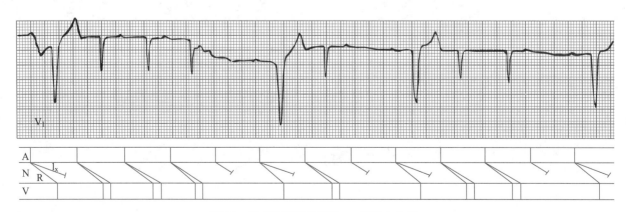

图 90 患者住院时描记的 V_1 导联心电图

【心电图诊断】 室相窦性心律不齐；二度Ⅰ型房室传导阻滞；完全性左束支传导阻滞伴发韦金斯基现象或双侧束支二度Ⅰ型传导阻滞。

【心电图分析】 临床心电图提示，韦金斯基现象（Wedensky phenomenon）仅出现在心脏传导阻滞的患者，对心室停搏的自然恢复具有重要意义。它可发生在房室交界区、心室束支或心肌内。也有人认为它属于一种超常传导。完全性房传导阻滞伴发韦金斯基现象已有报道。束支传导阻滞伴有韦金斯基现象报道很少。这份心电图（图90）为住院时描记的 V_1 导联。窦性P波不齐，心率约70次/分，夹有QRS波群的P-P间期略短于不夹有QRS波群的P-P间期，为室相性窦性心律不齐。P-R间期逐渐进行性延长，继而心室波群脱落一次，P-R间期为 0.32~0.36 秒，表明二度Ⅰ型房室传导阻滞（3:2~5:4）。每一组文氏周期，第一个QRS波群呈 rS 型，QRS波群宽达 0.12 秒，为完全性左束支传导阻滞，而其余的QRS波群时间与形态均正常，提示左束支传导阻滞暂时得到改善，即出现束支传导韦金斯基现象。由附图可见，出现两组典型的束支传导韦金斯基现象。开始即第一组文氏周期，P_1 波因完全性左束支传导阻滞，激动循右束支下传到右心室，然后沿心肌除极左心室，同时这一激动作为强刺激逆传到左束支传导阻滞区，降低其应激阈值，使阻滞区近侧继之而来的 P_2 波经左束支得以下传，即为韦金斯基易化作用。这次下传的激动又刺激了左束支传导阻滞区，使阻滞区的应激阈值又能暂时降低，自同侧继之而来的 P_3 波又得以通过它而下传，此为韦金斯基效应。其后 P_4 波仍能下传则为韦金斯基效应的继续。同理，在后一组即第3组文

氏周期中，P_9 波的激动逆行传到左束支阻滞区作为强刺激降低其应激阈值，使 P_{10} 波下传则为易化作用，P_{11} 波下传则为韦金斯基效应。

另外在第二组文氏周期中，由于房室传导阻滞的原因，仅出现束支传导韦金斯基易化作用，并未能连续出现韦金斯基效应。此可认为不典型的韦金斯基现象。在完全性房室传导阻滞伴发韦金斯基现象时，室性或结性逸搏常作为易化作用的强刺激。而这份心电图则是窦性激动本身在心室内逆行传导阻滞区，作为易化作用的强刺激。

临床需注意与伴发室内差异性传导鉴别。心肌的不应期与其前的 R-R 间期平方根成正比。因此，室内差异性传导常发生在长周期之后的第一个心室波（Ashman 现象），而这位患者却相反，只见于长周期本身的心室波，显然与室内差异性传导的规律不符，可予排除。但心电图也可能为双侧束支二度Ⅰ型传导阻滞（同步，每组第一个搏动左侧传导比右侧慢），以最后一组文氏周期为例，左侧与右侧束支均为 4:3 的Ⅰ型传导阻滞，但左侧束支的第一个搏动较右侧者延迟达 0.04 秒或更长，故呈完全性左束支传导阻滞图形，第 2~3 个搏动的左束支与右束传导时间（均比第一个搏动延长）相差不超过 0.02 秒，故 QRS 波群时间和形态正常，而第4个搏动同步漏搏，故心电图亦可为双侧束支二度Ⅰ型传导阻滞。实际上房室传导阻滞合并束支传导阻滞常常是双侧束支传导阻滞的表现。一般认为，心电图上传导阻滞即意味着功能上或解剖学上相应部位的病变。根据病史临床诊断为病毒性心肌炎，心电图改变提示炎症累及传导系统，炎症消退后心电图即恢复正常。

91. 四相位束支传导阻滞

【临床提要】 患者，男性，68岁。因慢性咳喘 10 余年，受凉后咳嗽，气喘加重 1 周住院。

【临床诊断】 慢性支气管类，肺源性心脏病，肺气肿，心功能Ⅲ级（右心），轻度肺性脑病。

【心电图诊断】 窦性心律；偶发房性早搏；重

度右心室肥厚伴劳损；右心室传导延迟；四相性右束支传导阻滞（间歇型）。

【心电图分析】 患者住院当日记录的心电图（图91）提示心电轴明显右偏，重度右心室肥厚伴劳损，偶发房性早搏。截取Ⅲ导联之一部分，可见

随 P – P 间期不同，其后的 QRS 波群有明显差异。每当 P – P 间期 = 0.71 ~ 0.84 秒时（结合 V₅ 导联连续记录，Ⅲ 导联 P₃、P₆ 波为房性早搏），其后的 QRS 波群振幅较小，宽度 0.10 ~ 0.11 秒（见图 91 中Ⅲ导联 R₁,₃,₄,₆,₇ 波）；每于 P – P 间期 = 1.02 秒（或 R – R ≈ 1.04 秒）时，则出现异常宽大畸形的 QRS – T 波群，QRS 波群时限宽达 0.16 秒（见图 91

Ⅲ 导联 R₂、R₅），其前方 0.18 秒处各有窦性 P 波，结合 aVF 导联分析，亦有反复变化。这种心动缓慢时出现延迟的窦性下传呈畸形 QRS 波群，因前有窦性 P 波规律出现，故可除外交界区性逸搏伴"非相性"心室内差异性传导和预激综合波。结合 V₅ 导联，这种畸形 QRS 波群可判定为完全性右束支传导阻滞图型。

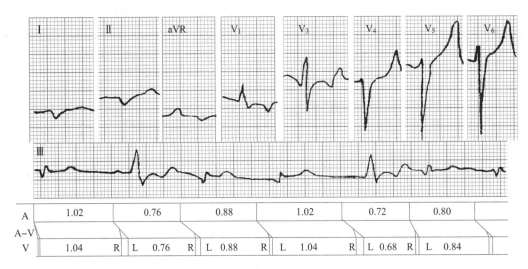

A	1.02		0.76		0.88		1.02		0.72		0.80	
A–V												
V	1.04	R L	0.76	R L	0.88	R L	1.04	R L	0.68	R L	0.84	

图 91　患者住院当日描记的心电图

"四相位传导阻滞"一词似较生疏，国内文献报道较少，常为多数临床医生忽略。近年来多数学者认为"相位传导阻滞"即"频率依赖性阻滞"。按阻滞发生的心电生理时相，可包括"三相位传导阻滞"和"四相位传导阻滞"。前者系指提前于三相位时到达的冲动发生传导障碍；后者指延迟的冲动发生于四相位时出现传导障碍，也即缓慢心率依赖性传导障碍。这两种时相性传导阻滞可连续发生，亦可间歇或单发，随心动周期的变化出现或消失。尽管发生机制尚有争议，但多数学者认为三相位传导阻滞同差异性传导，四相位传导阻滞较为少见。实际上早于 1915 年 Wilson 对缓慢频率依赖性束支传导阻滞曾予描述，近 60 年来许多学者对其发生机制进行了多方探讨。国内近年仅见颜氏两篇 7 例报道。这一患者为间歇性四相位右束支传导阻滞，其心电图特点完全符合 Massumi 修订诊断标准：①异常 QRS 波群前必须有 P 波，P – R 间期 0.12 ~ 0.16 秒；②不发生在心房颤动、心房扑动患者；③可反复发生且 P – R 间期不变；④必须除外不完全性双束支传导阻滞；⑤正常传导的波群不发生在超常期内。图中除延迟出现的畸形 QRS 波群外，其

余 QRS 波群亦较正常为宽，考虑系因重度右心室肥厚使心室内传导延缓，右束支受牵拉损伤。缓慢心率依赖性传导阻滞的发生机制，一般认为是由于舒张晚期极化不全和/或阈电位增高。一些临床观察和实验研究不主张用单一机制来解释，但都强调阈电位的重要性。至于造成四相位传导阻滞的缓慢心率的临界周期，有的学者认为在 1.50 ~ 8.00 秒。颜氏 7 例中有两例临界周期分别在 0.95 及 1.04 秒。这份心电图临界周期在 1.04 秒。而 EI – Sherif 等认为临界周期不一定很长，可因病情而有明显差异。Sherif 发现间歇性完全性房室传导阻滞（一侧束支完全传导阻滞，另侧束支呈四相位传导阻滞），即心率缓慢时出现完全性房室传导阻滞，此时长的周期常会出现于窦性心动过缓或早搏之后的长间歇时。而这位患者四相位传导阻滞系出现于房性早搏后的代偿间歇期之后，与上述观察结果相符。相位性传导阻滞可发生在束支分叉以上，亦可发生在各束支分叉内或两侧束支同时受累。其病因多为器质性心脏病，可见于急性心肌梗死、心绞痛、心肌炎、心肌病、主动脉瓣膜病，亦有原因不明或见于实验研究中，有报告因低氧血症或继发于心肌缺血

后，因心肌细胞外高钾而导致发病。但因肺源性心脏病所致的报道较少。患者可能因急性感染，心肌严重缺氧受损，右心室负荷过重，造成暂时性右束支损害加剧，使局部代谢障碍发生异常心电生理变化，致右束支不应期异常延长。经治疗后反复查心电图，除右心室肥厚等表现外，QRS 波群时间恢复正常，四相位传导阻滞亦消失。

92. 四相位阵发性高度房室传导阻滞

【临床提要】　患者，女性，81 岁。因恶心、呕吐伴胸闷、胸痛 1 天住院。

【临床诊断】　冠状动脉粥样硬化性心脏病，高血压 3 级（极高危）。

【心电图诊断】　窦性心律；完全性右束支伴左前分支传导阻滞；一度房室传导阻滞；T 波倒置；Q-T 间期延长。

【心电图分析】　患者住院时心电图心肌酶谱均正常，血钾 3.1mmol/L。住院后心电图（图 93）提示窦性心律，P-R 间期 0.26 秒，QRS 波群时间 0.16 秒，心电轴左偏 63 度，Q-T 间期 0.60 秒，QRS 波群 II、III、aVF 导联呈 rS 型，aVL 导联呈 qRs 型，V_1 导联呈 M 型。T 波 I、$V_3 \sim V_6$ 导联倒置。超声心动图检查提示：左心房轻度增大，轻度肺动脉高压，左心室前壁节段性活动减弱，左心室射血分数 65%，左心室舒张功能降低。住院后次日动态心电图检查提示：$P_1 \sim P_4$ 波规律出现，$P_4 \sim P_5$ 间期 1.80 秒。考虑为窦性停搏。P_5、P_6、P_7 波后 QRS 波群脱落，$R_4 - R_5$、$R_5 - R_6$、$R_6 - R_7$ 间期分别为 2.12、2.12 及 2.16 秒，且 R_5、R_6、R_7 波之前均无相关窦性 P 波。$R_5 \sim R_7$ 波为房室交界区性逸搏心律，故 P_5　P_7 波发生了短阵高度房室传导阻滞。动态心电图诊断为窦性停搏，短阵高度房室传导阻滞伴房室交界区性逸搏心律。结合其常规心电图表现，为完全性右束支伴左前分支传导阻滞伴一度房室传导阻滞，当出现窦性停搏心率减慢后（$P_4 \sim P_5$ 间期），四相位房室交界区性传导阻滞，导致短阵高度房室传导阻滞。

传导阻滞长间歇发生，其中频率依赖性传导阻滞发生在心律过缓时称慢性频率依赖性或四相位传导阻滞。后者又可分为四相位束支和房室传导阻滞。其发生机理为希氏束纤维舒张期电压会逐渐降低，所以落在舒张期后期的激动由于膜电位显著减小，所产生的 0 相上升速度与电压均减小，致使这一激动不能传导或只能以较慢速度传导。四相位传导阻滞十分罕见，几乎都有病理意义。逸搏 QRS 波群畸形和原有束支传导阻滞者的四相位束支传导阻滞，因双侧束支或三分支都已经受累，大多数患者有较重的心脏病变，多见于冠状动脉粥样硬化性心脏病，一旦发生心室脱漏逸搏心律不稳定，预后较差。这位患者有三分支传导阻滞，且短阵高度房室传导阻滞时房室交界区性逸搏心律极其缓慢，心率仅 27 次/分左右，故预后较差。

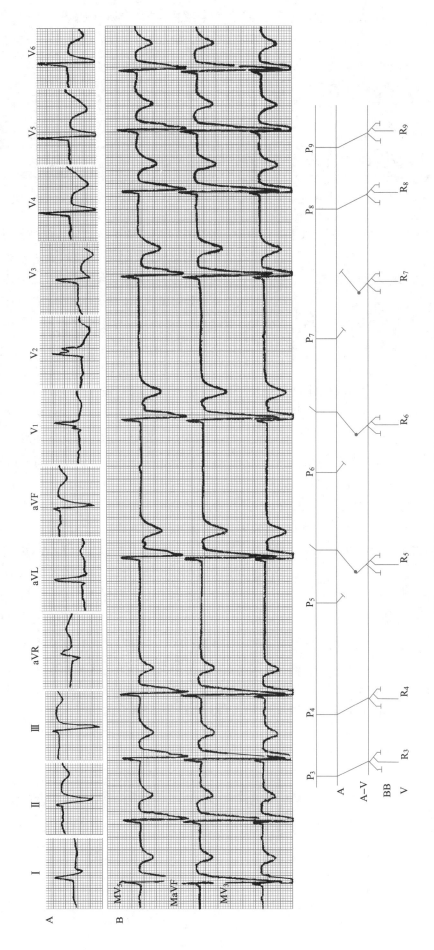

图92 患者心悸发作时的心电图（A）和转为窦性心律后动态心电图（B）

93. 发作性中隔支传导阻滞

【临床提要】 患者，男性，57岁。因发作性剧烈心前区疼痛半年，加重1个月住院。

【临床诊断】 冠状动脉粥样硬化性心脏病，不稳定性心绞痛，2型糖尿病。

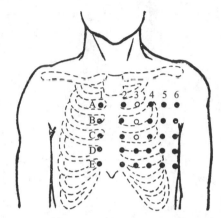

图93-1 心前区多导联心电图电极位置示意图

环形电极处为 A_3、B_3、C_3 导联

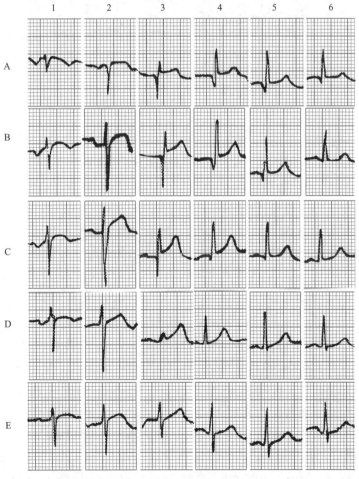

图93-2 心绞痛发作时心电图

A_3、B_3、C_3 呈 QR 型 D_3 呈 M 型

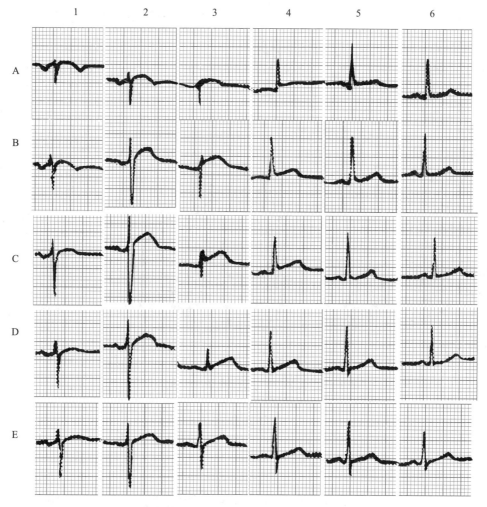

图 93-3　心绞痛相对缓解时复查心电图

A₃、B₃、C₃ 导呈幅度不等的 M 型波

第 1、4、5 段记录中心室复合波呈 QR 型及 M 型，符号发作性限局性中隔支传导阻滞。第 2 段记录呈大 R 型，R = 1.2mV 大于发作同时的 R_{V_6}（0.9mV）符合典型的中隔支律导阻滞。第 6 段记录恢复为 R5 双相型，符号正常心电图。

【心电图诊断】　中隔支传导阻滞。

【心电图分析】　自 1968 年 Rosenbaum 介绍了心室三个束支的传导概念以后，临床心电图学除了过去沿用的左、右束支传导阻滞外，已普遍增用了左前分支、左后分支、双束支及三束支传导阻滞等诊断名称。1973 年美国芝加哥召开的有关心脏传导系统订名会议上曾指出，左束支除有左前上支及左后下支外，至少还应承认有第三分支，即中支或隔支。大量的临床和实验工作均说明心脏的三个束支概念已嫌过于简化。Nakaya 等（1978）分析了大系列心电向量图，发现有显著 QRS 波向量向前增大的患者中，除了常见的由右心室肥大、后壁心肌梗死、A 型预激综合征等病外，还有的可因中隔支传导阻滞所引起。一般认为心脏前壁除极延缓致使横面向量环上起始部及中部向量明显向前增大和延迟是中隔支传导阻滞的主要特征。学者们提出了一些诊断指标，如横面环上最大向量角 >45°，X 轴前部环的面积大于总面积的 2/3；Qz/Rz≥1.2 等，无非是反映了向量环前移经与大量正常值相比后得出的有统计学依据的诊断标准。上述向量的改变反映在心电图上为右胸导 R 波电压增高，如 V_2 导联的 R/S > 1 或 R_{V_2} > R_{V_6} 等。Uhley 还提出当中隔支阻滞时，心室除极起始的自左向右的小向量消失，故在 V_5、V_6 导联无 q 波。

Gambetta（1973）报告了两例局限性中隔支传导阻滞。患者曾分别有过侧壁及下壁心肌梗死病史。追随观察中根据右胸导联反复出现一过性 Q 波却没有临床及酶学证据足以表明有新的前隔部心肌梗死，认为这种一过性 Q 波乃因局限性中隔支阻滞后，局部传导途径改变所致。

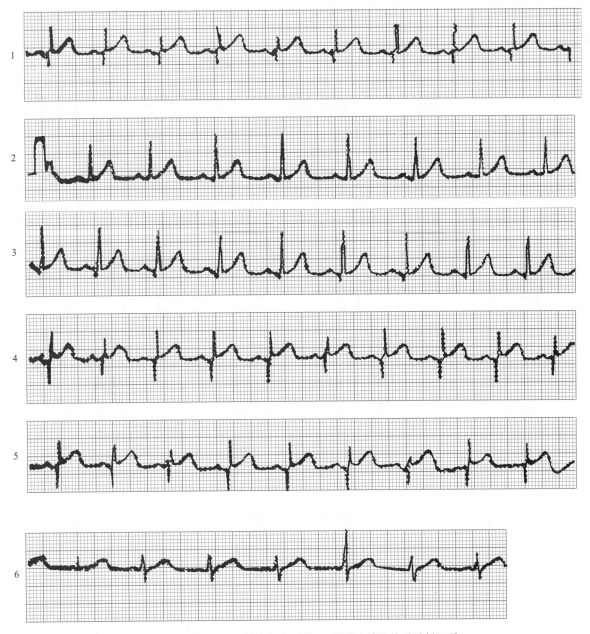

图 93 - 4　两次于心绞痛发作时做 C_3 导联连续监护及选择记录

临床分析患者住院前半年来描记十余次心电图，其中两次有心电轴左偏40°，有过一次 T 波 V_3 ~ V_5 导联倒置，其余各次心电图波形及心电轴均在正常范围内。患者住院时常规心电图检查加做过 $V_{7~9}$ 导联均未见异常变化。住院后第三天心绞痛发作时作 C_3 处导联监测，发现 QRS 波群由正常的 RS 双相型突然变为 QR 型，当即查常规及心前区的导联心电图（图 93 - 2），V_3 及 A_3、B_3、C_3 导联均呈 QR 型，V_5、V_6 导联 q 波消失。经用硝酸甘油后心绞痛逐渐缓解，于6小时后复查常规心电图已恢复正常。住院期间于心绞痛发作时重复检查，见附图 A_3、B_3、C_3 可重复得到相似的 QR 波型，而在相对缓解时复

查又可重复得到幅度不等的 M 型波（图 93 - 3），常规心电图 V_3 导联可恢复为正常 RS 双相型。我们曾在 C_3 处置监测导联连续观察，随着心绞痛的发作与缓解记录到一系列迅速转变波型的 QRS 波群（图 93 - 4），包括 QR、大 R、qR、M 型及至最后又恢复为正常的 RS 双相型。

患者在反复发作剧烈心绞痛时，于右胸 V_3 及其上部 A_3、B_3、C_3 导联出现一系列迅速多变的波型。当 C_3（相当于 V_3 高半肋间）处连续监测导联观察到 QRS 波群呈大 R 型时，其 R 波幅大于当时 V_6 导联的 R 波，同时 V_5、V_6 导联的 q 波消失，符合所谓典型的中隔支阻滞。而多数发作时表现为一

过性异常 Q 波呈 QR 型，当疼痛逐渐缓解时变为不同的 M 型，最后可恢复为正常的 RS 双相型。这一系列改变又可用发作性局限性中隔支传导阻滞加以解释。在发作性中隔支传导阻滞时，根据右胸导联心电图上一系列特征性波型表现及迅速多变而确定诊断。

多数学者认为缺血性心脏病是产生中隔支传导阻滞的最常见病因，特别是合并糖尿病及高血压患者。Burchell 及 Hoffman 等认为左冠状动脉前降支阻塞可能是造成中隔支传导阻滞的最主要原因，甚至可作为唯一原因。Demoulin 通过对 8 例有慢性左前分支传导阻滞及 8 例无传导障碍者，经一系列组织学切片观察，发现 49 岁以上的人虽无临床的传导阻滞，实际上其传导系统可能已经有不同程度纤维化，特别是左前分支，其次为中隔支。他认为在某些病例中这是一种原因不明的慢性进行性过程。患者有冠状动脉粥样硬化性心脏病、心绞痛、糖尿病，以往心电图有左前分支传导阻滞史。从病因学及临床资料两方面均支持中隔支传导阻滞的诊断。

HacKcee 及 Gambetta 认为发作性传导阻滞是由于缺血心肌产生的代谢产物暂时性地影响了局部传导系统的功能所致。由于心绞痛剧烈发作时出现特征性波形表现也支持这一发病理论。即由于中隔支的某一部分或全部发生了传导阻滞，这时由中隔支所供应的心肌除极途径改变，于是波型改变。当仅为局限性传导阻滞时，可表现一过性 Q 波或 M 型波，当大部或全部阻滞时，心脏的自动除极延迟整个向量环前移形成右胸导联的大 R 波型。这种迅速地由 QR 型、M 型及大 R 型以至又恢复为正常 RS 双相型的多种变换是难以用心室的所谓 "电寂静" 来加以解释的。

鉴于心电图异常波形主要出现在 V_3 导联上方的 C_3、B_3 及 A_3 处，建议对疑难病例，如剧烈心绞痛而常规 12 导联心电图正常、冠状动脉粥样硬化性心脏病合并左前分支和/或右束支传导阻滞、严重乳头肌功能紊乱、变异型心绞痛等又有左冠状动脉前降支病变基础，即易波及中隔支传导组织的患者；或常规心电图上右胸导联 V_2、V_3 呈 M 型或大 R 型等可疑患者，加做高 1、2 肋间的 B_3、C_3 等导联心电图以便提高对中隔支传导阻滞的诊断。

94. 左束支传导阻滞并韦金斯基现象

【临床提要】 患者，男性，68 岁。因发作性胸闷 10 天住院。

【临床诊断】 冠状动脉粥样硬化性心脏病，心绞痛。

【心电图诊断】 窦性心律，室性早搏；完全性左束支传导阻滞合并心电轴左偏 45°；韦金斯基现象；左心室劳损。

【心电图分析】 发生在束支内的韦金斯基现象十分罕见。对这份临床心电图进行了分析（图 94）提示 QRS 波群在 I、aVL、V_6 导联呈平顶宽大的 R 型，V_1、V_2 导联呈 QS 型，QRS 波群时限宽达 0.15 秒。II、III、aVF、V_2、V_5 导联均可见提前出现宽大畸形的 QRS 波群，其前面无 P 波，其后代偿完全。此外，II、III、aVF 导联在早搏的长间歇后，各可见一个心室内传导正常的 QRS 波群；V_2、V_5 导联除可见单个心室内传导正常的 QRS 波群外，还出现了一系列的心室内正常传导；V_5 导联两条为连续记录的图形，从中可见到此现象的间歇出现。ST－T 段除继发改变外还合并原发性改变，在 V_5 导联显著。

在左束支传导阻滞时，室性早搏后出现单个心室内传导正常，可有多种解释，可能是超常传导，也可能是室性早搏后有较长代偿间歇，致使左束支脱离了异常延长的不应期而可以正常传导。但这份心电图未见上述情况，而是由于韦金斯基易化作用所致。特别是 V_2、V_5 导联的长条记录中出现了一系列的心室内正常传导，也是发生在室性早搏之后，更加证实这种心电图表现是由韦金斯基易化作用所引起而由韦金斯基效应来维持的左束支内的韦金斯基现象。其基本原理是在室性早搏未出现时，

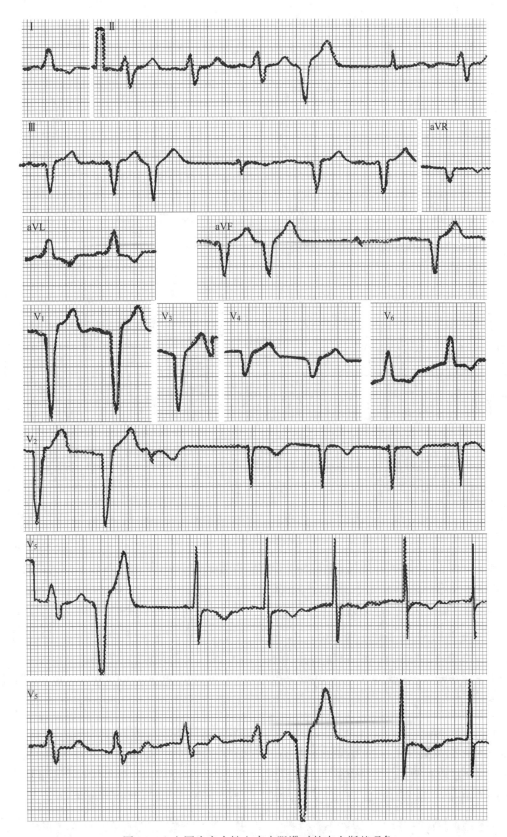

图 94　心电图为完全性左束支阻滞时的韦金斯基现象

左束支为传导阻滞区，其应激阈值提高，致窦性冲动传导受阻，只能沿右束支下传，心电图上呈现左束支传导阻滞的图形。当发生室性早搏时，这一室性异位搏动作为一个强刺激，使已传导阻滞的左束支应激阈值降低，从而使位于强刺激对侧的窦性冲动得以在左束支内正常传导，这就是韦金斯基易化作用。在易化作用后第一个能够下传的窦性冲动自身，又可作为韦金斯基效应的强刺激，使同侧接踵而来的几个窦性冲动接连通过左束支下传，形成一系列的心室内正常传导，称谓韦金斯基效应。附图中 V₅ 导联有间歇性的心室内传导

正常现象，但不能用间歇性或依赖于心率的左束支传导阻滞来解释，因为心率无变化，且间歇现象都发生在室性早搏之后。

95. 间歇性不完全性左前分支传导阻滞

【临床提要】 患者，男性，54 岁。突然发生明显胸痛 1 周住院。高血压史 10 年。

【临床诊断】 高血压 2 级（高危）；冠状动脉粥样硬化性心脏病，心律失常。

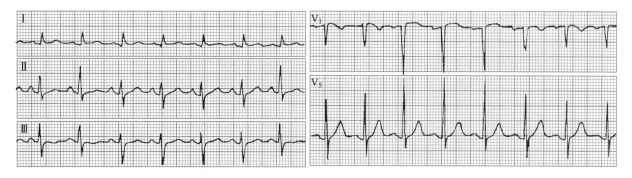

图 95　患者的间歇性不完全性左前分支传导阻滞心电图描记

【心电图诊断】 窦性心动过速；间歇性不完全性左前分支传导阻滞。

【心电图分析】 日常临床工作中较少见到间歇性不完全性左前分支传导阻滞，根据这份心电图（图 95）提示，6 个导联同步记录所见，P 波外形正常，P–P 间期 0.56 秒（心率 107 次/分），P–R 间期固定于 0.16 秒，QRS 波群分属了两种外形：①A 型：Ⅱ、Ⅲ、aVF 导联呈 Rs 型伴 T 波稍低，R_Ⅱ > S_Ⅱ，R_Ⅲ > S_Ⅲ，V₁ 导联呈 rS 型，V₅ 导联呈 Rs 型，心电轴右偏 30°，有肢体导联 R_{1,2,7} 波，胸前导联 R_{1,2,6,8} 波；②B 型：Ⅱ、Ⅲ、aVF 导联呈 rS 型伴 T 波稍高，R_Ⅱ < S_Ⅱ，R_Ⅲ < S_Ⅲ，S_Ⅲ > S_Ⅱ，V₁、V₂ 导联呈 QS 型（S 波较 A 型 S_{V1}、_{V2} 波明显变深），V₅ 导联呈 Rs 型（R 波较 A 型 R_{V5} 明显增高，S 波则变浅），心电轴左偏 30°，有肢体导联 R₃ R₆，胸前导联 R_{3~5}。A、B 两型转换时 P–P 和 R–R 间期固定不变。根据心电图改变主要提示心电轴由 A 型右偏 30° 突然变为 B 型左偏 30°，转换时并无渐变、不伴 P–P 间期变动，可排除左前分支内文氏型传导阻滞。尽管心电轴显著左偏并非是左前分支传导阻滞的同义词，但显著左偏在左前分支传导阻滞中的重

要性已属公认。需要提出的是静息状态下心电轴在同一个正常人可以有 7～10° 的变化，且有人发现作深呼吸时，心电轴可由右偏 9° 变为左偏 36°。即使是左前分支传导阻滞的提出者 Rosenbaum 本人，对左前分支传导阻滞时心电轴指标的数值，也经历了不同的认识。1972 年他本人提出了左前分支传导阻滞的诊断，指心电轴在 0°～左偏 30°，有人称之为不典型左前分支传导阻滞。Rosenbaum 报告的病例和心率突然变快有关。当心电轴在 0°～左偏 30° 时，"动态演变、前后对比、结合临床"是诊断左前分支传导阻滞的重要原则，为 Rosenbaum 所强调，他提出过两例心电图各为左偏 30° 和左偏 35°。对左分支传导阻滞诊断中心电轴数值切不可绝对化。测量心电轴的方法学问题，值得探讨。在多导联同步记录仪尚未问世、单导联记录盛行年代，若仅依赖 I/Ⅲ 导联作为测定的依据，有时会得出不确切的数值。分析者无法对 I 导联某一心搏和 Ⅲ 导联某个心搏作到正确无误、时相上的匹配；而不同呼吸、心跳状态下可使心搏发生变化，据以测定心电轴的原始心搏并不严格处于同步状态。由不匹配的 I 导联和 Ⅲ 导联计算出的心电轴会有大的误差。特别在前

后对比中由以上偏差带来的假性"数值演变"，会导致判断的错误。更主要的是只根据两个导联测定心电轴有其方法学上的根本缺陷。正确的测定心电轴应该综合应有额面六个导联波形，有时尚可发现不定型心电轴偏差（其中有电脑测定为显著左偏者）。这份心电图为六个导联同步记录，P–P和R–R间期恒定而有显著左偏变化（由右偏30°～左偏30°），可以确定有把握地对心电轴演变作正确的认识，间歇性左前分支传导阻滞的诊断应该是可以确定。

96. 左前分支传导阻滞兼有文氏型左后分支传导阻滞

【临床提要】 患者，男性，65岁。因发作性心悸、气促8年，心前区闷痛1周住院。

【临床诊断】 高血压3级（极高危）；冠状动脉粥样硬化性心脏病。

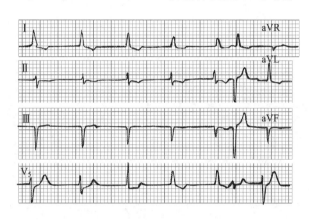

图96 患者住院时描记的心电图

【心电图诊断】 心房颤动；三度房室传导阻滞；交界区性逸搏心律伴左前分支传导阻滞兼有左后分支文氏型传导阻滞；心室夺获。

【心电图分析】 左前分支传导阻滞兼有文氏型左后分支传导阻滞，乃为双分支型的左束支传导阻滞的一种。临床心电图（图96）提示，P波消失，以大小不等的小f波代之，以Ⅲ导联清楚。R–R间期均齐，间期1.40秒，即心室率43次/分，心电图为心房颤动，完全性房室传导阻滞。但同一导联中QRS波群形态不一。第1～5组QRS波群可见，Ⅰ导联从qR型逐渐演变为大R型，R波振幅逐渐变小。QRS波群时限从0.11秒逐渐增达0.14秒。Ⅲ导联为rs波形，S波逐渐变浅。Ⅱ导联从rs型演变为RS型直至Rs。额面心电轴从左偏56°演变为左偏49°直至最后为左偏26°。同步描记之V₅导联的QRS波群，从rs→RS→至大R型，R波呈切迹。QRS波群时限从0.11秒演变为0.12秒直至0.14秒。S–T段V₅导联下移逐渐加重，T波V₅导联从直立逐渐变为倒置。综上可见心电轴左偏逐渐减轻，而QRS波群时限却逐渐增宽，V₅导联QRS波群形态从非左束支传导阻滞型逐渐演变为不完全性左束支传导阻滞型，直至完全性左束支传导阻滞型。提前发生的第6组QRS波群特异，其后无代偿，（V₅导联之联律间期略短于标准导联，考虑为单支笔心电图机自身走纸速度不均齐所致）。从V₅导联可见第7组QRS波群形态又呈第1组QRS波群形态，继之又呈上述周期。

临床中常见的不完全性左束支传导阻滞和完全性右束支传导阻滞是多阻滞部位发生在左束支主干，而这一患者却发生双分支，故亦可称之为左束支双分型阻滞。因为心房由颤动波控制，心室则由交界区性逸搏控制，而束支传导中左前分支传导阻滞兼有文氏型左后分支传导阻滞。此种心律应注意与完全性双支传导阻滞以及竞争心律相鉴别。完全性双侧束支传导阻滞时，逸搏心律起搏点于心室，心室率多少于30次/分，QRS波群宽大、畸形、多变，多无典型束支传导阻滞形态，又易引起心室停搏死亡。心室率 43 次/分，可见不同形态的束支传导阻滞波形，又遵循固定演变规律，而且又未安装心脏起搏器已存活 8 年余，故不应考虑为完全性双侧束支主干传导阻滞。竞争心律多指完全性房室传导阻滞时，心室由两个异位起搏点无一定规律地竞争交替控制，可一个在交界区，而另一个在心室。亦可两个异位起搏点分别是交界区或分别在心室不同部位。此时 QRS 波群在同一导联中可呈两种形态或伴有室性融合波，而无束支演变规律，亦可见 R－R 间期不齐。而在 R－R 间期齐时，则又呈典型束支传导阻滞演变周期，故应考虑为心室由一个被迫的起搏点－交界区性逸搏心律控制。直接显示型分支文氏现象之所以少见，乃因除分支本身发生机会较少外，可能由于其经常合并房室传导系统及其他部位的阻滞（包括房室交界区、希氏束、束支和分支）使文氏现象的显示受到干扰。由于持续性的左前分支传导阻滞，使得左后分支的文氏现象未能直接显示出来（即未呈现心电轴从正常逐渐右偏，QRS 波群从正常 QRS 波群逐渐演变为典型的左后分支传导阻滞型）。但相应

的 V₅ 导联呈现出显示型文氏周期图形，此乃左前分支传导阻滞兼有文氏型左后分支传导阻滞所致，从标准导联 QRS 波群形态，心电轴的改变，可见文氏现象并非发生在左束支主干，如若是发生在左束支主干，则不可能呈现出主干阻滞程度逐渐加重，反而致使左前分支传导阻滞程度逐渐减轻，直至不典型阻滞型。而只有文氏现象发生在左后分支，方可呈现心电轴偏移逐渐减轻，V₅ 导联却呈现显示型文氏周期图形。

提前发生的第 6 组 QRS 波群（室性夺获）终止了这一周期，可能为室性夺获未传及左前分支和左后分支，而右束支被激动，产生了新的不应期，使下一次（第 7 组 QRS 波群）与第 1 组 QRS 波群形态相同，乍一看附图标准导联，心电轴左偏逐渐减轻，典型的左前分支传导阻滞逐渐消失，似反文氏现象，实则为左后分支文氏型传导所致，可谓之左前分支"伪反文氏现象"。一般认为，心电图上束支或分支传导阻滞，即意味解剖学上有相应束支或分支病变，近几年来，有人从实验和临床证明，希氏束内有散在损伤或不应期改变，亦可产生束支和/或分支传导阻滞心电图波型。综合分析心电图的演变过程认为，其病变在双分支部位，且左前分支重于左后分支。

97. 三相位左前分支传导阻滞及四相位左束支传导阻滞

【临床提要】　患者，男性，52 岁。因心悸、气短 10 余天，伴黑矇、晕厥 6 次住院。

【临床诊断】　病毒性心肌炎，心律失常。

【心电图诊断】　窦性心律；室性早搏；二度房室传导阻滞（2:1）；四相位左束支传导阻滞；三相位左前分支传导阻滞。

【心电图分析】　住院时记录心电图为二度房室传导阻滞伴室性逸搏心律。（见图 97 Ⅱ a、Ⅱ b 为连续描记）提示，基本节律为窦性心律，P－P 间期 0.58～0.64 秒。多数 P 波呈 2:1 下传心室。除图 97 Ⅰ a 之 R₄ 波与附图 Ⅰ b 之 R₃ 波系室性早搏外，其余心律皆为窦性心律下传，P－R 间期固定为 0.26 秒。全部窦性激动可分为三种类型：①正常（如Ⅰ导联 R₂、R₄ 波，V₁ 导联 R₂、R₄、R₆ 波，

Ⅱ a 导联中 R₁、R₃、R₆、R₈ 波，Ⅱ b 导联中 R₈ 波），QRS 波群形态正常，时间 0.10 秒，Ⅰ导联呈 Rs 形，S 波较浅；而正常心搏在 R－R 间期 1.18～1.22 秒时出现；②左束支传导阻滞（如Ⅰ导联 R₁、R₃ 波，V₁ 导联 R₁、R₃、R₅、R₇ 波，Ⅱ a 导联 R₂、R₅、R₇ 波，Ⅱ b 导联 R₁、R₄ 波），其 QRS 波群形态呈完全性左束支传导阻滞形，时间 0.14 秒，这类心律皆于 R－R 间期长达 1.22～1.26 秒时出现，提示系四相位左束支传导阻滞；③左前分支传导阻滞（如 aVF 导联 R₃ 波，Ⅱ b 导联 R₅～R₁₁ 波，Ⅱ导联呈 rs 形，S 波较深），心电轴明显左偏且＞30°，QRS 波群时限 0.10 秒，这类心律皆于 R－R 间距 0.58～0.64 秒时出现，提示系三相位左前分支传导阻滞。

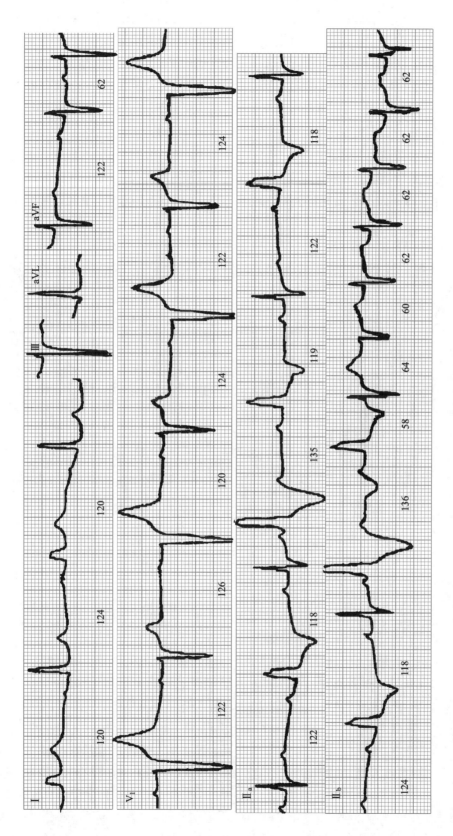

图 97　患者住院时描记的心电图

位相性型束支传导阻滞是近些年来心电学的一个新进展，其多发生于器质性心脏病，临床上一般分为两型：一型是在心率增快至某一临界心率时出现，称为三相位束支传导阻滞（快心率依赖性束支传导阻滞）；另一型是在心率减慢至某一临界心率时出现，称为四相位束支传导阻滞（慢心率依赖性束支传导阻滞）。同一束支既有三相位传导阻滞又有四相位束传导阻滞的病例已有报道。但象这一例是左前分支呈三相位传导阻滞，左束支呈四相传导阻滞的情况未见报道。这份心电图显示左前分支存在一、三相位传导阻滞区，而左束支主干存在一、四相位传导阻滞区。其四相位左束支传导阻滞继发于一度房室传导阻滞及室性早搏形成的长 R－R 间期，否则其四相位传导阻滞将无从显现。三相位左前分支传导阻滞则是靠房室传导暂时改善（Ⅰb 末段）而出现 1:1 房室传导情况，患者一度房室传导阻滞的部位可发生在房室结，亦可在双侧束支。确切的诊断需描记希氏束电图后方可作出鉴别。其 QRS 波群形态正常时而呈左束支传导阻滞或左前分支传导阻滞，但 P－R 间期固定不变，故考虑房室传导阻滞的部位在房室结的可能性大。图 97 中的四相位左束支传导阻滞应与室性逸搏相鉴别。

98. 双束支传导阻滞、房室交界区性逸搏心律伴左束支内文氏现象

【临床提要】 患者，男性，81 岁。因间断胸闷，心悸 6 年，加重伴憋气 1 个月住院。

【临床诊断】 冠状动脉粥样硬化性心脏病。

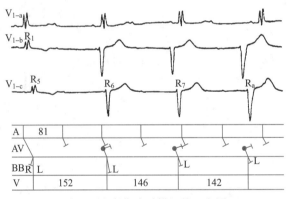

图 98 患者住院时描记的心电图

【心电图诊断】 窦性心律；二度房室传导阻滞呈 2:1 传导；完全性右束支传导阻滞；房室交界区性逸搏心律并发直接显示型左束支内 4:3 文氏现象，窦性激动与房室交界区性逸搏在房室交界区发生干扰现象，酷似高度房室传导阻滞。

【心电图分析】 住院时心电图（图 98）提示 V₁－a 导联 P－P 间期 0.78～0.82 秒，P－R 间期 0.18 秒，P 波与 QRS 波群呈 2:1 传导，QRS 波群呈 RsR′型，时限 0.12～0.13 秒，为完全性右束支传导阻滞。V₁－b、V₁－c 导联连续记录（标准电压 0.5mV），P－P 间期 0.81 秒，除 R₁、R₅ 波呈右束支传导阻滞型及其

P－R 间期固定为 0.18 秒外，其余搏动的 QRS 波群均呈 rS 型，其 P－R 间期长短不一，表明 P 波与 QRS 波群无关；R－R 间期基本规则，为 1.42～1.46 秒，QRS 波群时限由 0.11 秒→0.12 秒→0.16 秒，逐渐增宽，表现为左束支内文氏现象。

常见的双束支传导阻滞心电图表现有以下六种类型：①完全性右束支传导阻滞伴左前分支传导阻滞；②完全性右束支传导阻滞伴左后分支传导阻滞；③间歇性出现右、左束支传导阻滞；④间歇性出现左前、左后分支传导阻滞；⑤完全性左束支传导阻滞并发房室传导阻滞（P－R 间期延长、二度Ⅰ

型、二度Ⅱ型房室传导阻滞，考虑其阻滞部位发生在右束支内）；⑥一部分完全性右束支传导阻滞并发房室传导阻滞（P-R间期延长、二度Ⅰ型、二度Ⅱ型房室传导阻滞，考虑其传导阻滞部位发生在左束支内）。心电图提示 V_{1-a} 导联在完全性右束支传导阻滞基础上，出现2:1房室传导阻滞，而这种传导阻滞部位可能发生在房室结或左束支内，结合 V_{1-b}、V_{1-c} 导联出现高度或二度房室传导阻滞，提示 V_{1-a} 导联2:1房室传导阻滞发生在房室结内。窦性激动下传心室时，诊断束支内文氏现象的前提为：①要求P-P间期规则以排除频率依赖性束支传导阻滞；②要求P-R间期固定及≥0.12秒，以排除室性逸搏、室性融合波及预激综合征。束支内文氏现象有三种类型：①直接显示型，QRS波群形态由正常→不完全性束支传导阻滞→完全性束支传导阻滞，逐渐演变，周而复始；②不完全性隐匿型，QRS波群形态表现为不完全性束支传导阻滞→完全性束支传导阻滞，周而复始；③完全隐匿型，QRS波群呈完全性束支传导阻滞型，时限固定不变，要诊断这一型，需同时存在直接显示型或不完

全性隐匿型，方可诊断，否则，与一般的完全性束支传导阻滞无法区别。

患者的 V_{1-b}、V_{1-c} 导联初看酷似高度房室传导阻滞，结合 V_{1-a} 导联的心电图特点，实际上亦为2:1房室传导阻滞，即P波落在左束支传导阻滞型 QRS波群稍前、之中及T波上升肢上均系生理性干扰所致。从梯形图可见，R_5 波为窦性激动经左束支下传，R_6、R_7 波为不完全性左束支传导阻滞型，系房室交界区性逸搏由右束支下传心室，其左、右束支传导时间互差0.025~0.04秒，R_8 波呈完全性左束支传导阻滞型，为房室交界区性逸搏经右束支下传，其左、右束支传导时间互差>0.04秒，表明左束支传导阻滞程度逐渐加重，提示房室交界区性逸搏心律并发直接显示型左束支内4:3文氏现象。这是双束支传导阻滞系功能性阻滞所致，即由于左、右束支传导时间互差>0.04秒。需要与双源性室性逸搏伴室性融合波相鉴别，即 V_{1-c} 导联的 R_6 波为高位室性逸搏，R_8 波为低位室性逸搏，R_7 波为两者的室性融合波，根据QRS波群形态有规律地重复出现，以房室交界区性逸搏心律并发左束支内文氏现象可能性为大。

99. 三分支传导阻滞

【临床提要】 患者，女性，45岁。因心悸4年住院。无黑矇、晕厥或抽搐病史。

【临床诊断】 冠状动脉粥样硬化性心脏病；心律失常；窦房传导阻滞；陈旧性前壁心肌梗死。

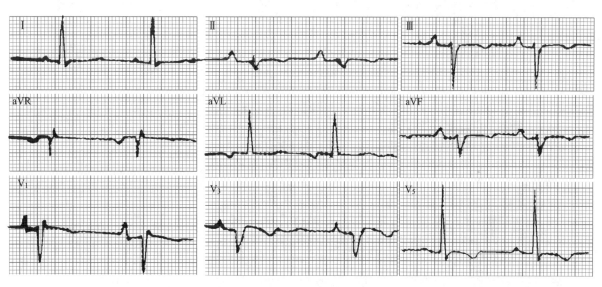

图99-1 患者住院时记录的心电图

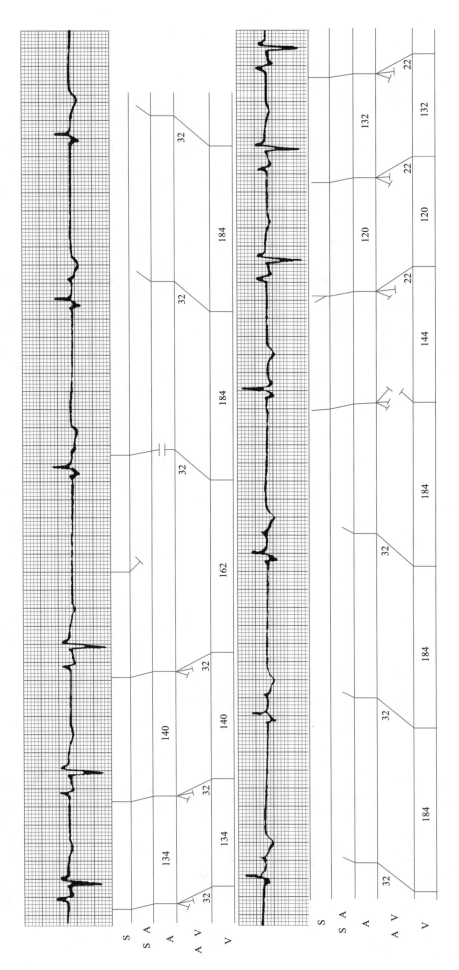

图 99-2 连续描记的 V_1 导联及梯形示意图

【心电图诊断】 窦性心动过缓；窦房传导阻滞；三分支传导阻滞：①完全性右束支传导阻滞；②完全性左前分支传导阻滞；③第一度左后分支传导阻滞（前向及逆行传导均存在）；室性逸搏心律（短暂性）房性融合波；陈旧性前壁心肌梗死；慢性冠状动脉供血不足。

【心电图分析】 心电图（图99-1）提示P波在aVR导联倒置，P′电轴右偏90°，P-P间期0.94～1.40秒，平均心率50次/分。P-R间期0.22秒。QRS波群在Ⅰ、V₅导联呈现出qRs形，Ⅱ导联呈rsr′s′形。Ⅲ、aVF导联呈rS形，S_Ⅲ>S_Ⅱ。V₃导联呈QS型，这三个导联的S波宽，升支有切迹。aVR导联呈Qr形，aVL导联呈qR形，V₁导联呈rSr′形，r′>r。额面平均心电轴左偏45°，QRS波群时间0.12秒。S-T段在V₁、V₃导联稍抬高，V₅导联稍下降。T波在Ⅰ、aVL导联低平，V₅导联倒置。心电图（见图99-2和梯形图）为连续描记的V₁导联，第1、2、3及11、12、13个QRS波群由窦性冲动下传产生，每个QRS波群之前均有窦性P波，P-R间期0.22秒。QRS波群呈rSr′形，时间0.12秒。

第4～10个QRS波群都是过迟发生的，第4个QRS波群距第3个QRS波群的时间为1.92秒，其余R-R间期多为1.84秒。这些QRS波群的形态与窦性不同，呈rsR′形，S波升支有切迹，QRS波群时间0.16秒。第10个QRS波群的R′波幅较高。第4～9个QRS波群之后均有逆行P′波，R-P′间期0.32秒。第4个QRS波群之后的逆行P′波倒置，其余逆行P′波直立。第10个QRS波群之后无逆行P′波。

窦性P-P间期在0.94～1.40秒，相差达0.46秒，平均心率50次/分，有窦性心动过缓及窦性心律不齐存在。V₁导联QRS波群呈rSr′形，有一初始r波，V₃导联呈QS波，其升支有切迹，有前壁心肌梗死存在。Ⅰ导联呈qRs形，aVL导联呈qR形；Ⅱ导联呈rsr′s′形；Ⅲ、aVF导联呈rS形，且S_Ⅲ>S_Ⅱ，心电轴左偏45°，符合左前分支传导阻滞诊断。Ⅰ、V₅导联有终末S波，V₁导联有终末r′波，Ⅱ、Ⅲ、aVF导联有终末S波，表示终末向量向右前上方，有右束支传导阻滞存在。QRS波群时间达0.12秒，因此，是完全性右束支传导阻滞合并左前分支

传导阻滞。P-R间期长达0.22秒，其原因可能是合并有一度房室传导阻滞或一度左后分支传导阻滞，以后者机会多见。

窦房及房室传导（见梯形图）提示，第1、2、3及第11、12、13个QRS波群由窦性冲动下传产生，冲动同时在右束支及左前分支被阻滞，只通过左后分支传导，因此QRS波群呈右束支合并左前分支阻滞图形。由于左后分支也有传导障碍，故P-R间期延长。

第3个QRS波群之后发生了窦房传导阻滞。第4～10个QRS波群呈不典型的完全性右束支传导阻滞图形，其前无相关P波，QRS波群时间达0.16秒，心率33次/分，显示其起搏点在左侧心室。除第10个QRS波群之外，每个QRS波群之后均有逆行P′波，表示室性冲动逆行传导并激动了心房。R-P′间期达0.32秒，有逆行传导障碍。逆行传导阻滞的部位可在左后分支、房室结区或二者皆有。根据前面讨论，传导阻滞部位很可能在左右分支。

第4个QRS波群后的逆行P′波形态与其他逆行P′波不同，是由于窦性冲动与逆行传入心房的室性冲动同时激动心房、产生了房性融合波所致。见房性融合波距其前一窦性P波的时间为2.40秒，其间必有一窦性冲动，因窦房阻滞未能传入心房。

第10个QRS波群的振幅较高，是由于在QRS波群内重叠有一个窦性P波，其后无逆行P′波，是窦性冲动在向房室交界区传导时，室性冲动也逆行传入了房室交界区，两个冲动在房室交界区内互相干扰，结果窦性冲动不能传到心室、室性冲动也不能逆传入心房，故其后无逆行P′波。产生三分支传导阻滞的常见原因有冠状动脉粥样硬化性心脏病，心肌病及原发性束支退行性变。患者年龄虽仅45岁，但心电图表现窦性心动过缓，窦房传导阻滞，三分支传导阻滞，心肌梗死及冠状动脉供血不足（T波、aVL导联低平，V₅导联倒置）。引起这组心电图变化的原因很可能存在冠状动脉病变。右束支及左前分支有完全性传导阻滞，左后分支有一度传导阻滞，室性逸搏频率缓慢，随时都有发生完全性三分支传导阻滞及心室停搏的危险。这样的患者是预防性植入永久性人工心脏起搏器的适应证。

100. 心率依赖性心室内四支传导阻滞

【临床提要】 患者，男性，87岁。因反复晕厥3年，加重1个月住院。

【临床诊断】 冠状动脉粥样硬化性心脏病，心律失常。

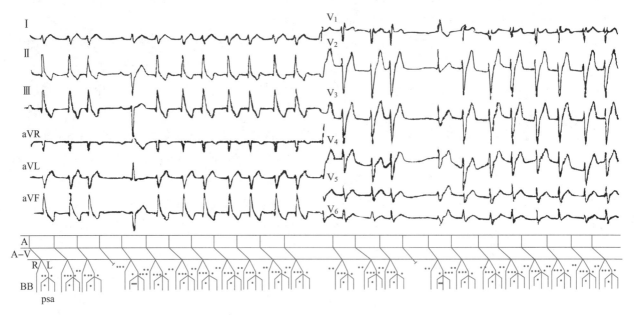

图100 心率依赖性心室内四支传导阻滞患者同步描记的心电图与梯形示意图

A：心房传导，A－V：房室传导，BB：束支传导，R：右束支，L：左束支，p：左后分支，s：左间隔支，a：左前分支；传导阻滞程度：·为轻度，··为中度，···为重度

【心电图诊断】 快心率依赖性左后分支传导阻滞及慢心率依赖性完全性右束支传导阻滞、左前分支传导阻滞及左间隔支传导阻滞。

【心电图分析】 住院时描记的心电图（图100）提示，窦性P波，规律出现，P－R间期0.54秒（心率110次/分），为窦性心动过速。P－R间期延长，由于延长程度不同，长R－R间期与短R－R间期呈交替现象，故为不典型文氏现象，最终造成P波下传受阻，引起QRS波群的脱落。文氏周期开始的第一个P－R间期仍有延长，为0.28秒。由于文氏现象存在，造成了R－R间期不规则，当心室率≥88次/分时，Ⅰ、aVL导联呈rS型，Ⅱ、Ⅲ、aVF导联呈qR型，心电轴右偏96°，为左后分支传导阻滞，此时V1导联呈rSr′型，Ⅰ、V5,6导联有一宽S波，QRS波群时限0.11秒，为不完全性右束支传导阻滞，且伴有二度Ⅰ型房室传导阻滞。当P波下传受阻引起QRS波群脱落时，

出现一长的R－R间期，当心室率≤56次/分时，QRS波群在Ⅰ、aVL导联呈qR型，Ⅱ、Ⅲ、aVF导联呈rS型，心电轴左偏85度，为左前分支传导阻滞，而胸前V1导联的S波消失，V2,3导联的S波明显减小，V1导联的R′增高，V2,4导联出现q波，V2,3导联的R波明显增高，V5,6导联的q波消失，V2导联的R波大于V6导联，QRS波群时限0.14秒，为完全性右束支传导阻滞及左间隔支传导阻滞，此时P－R间期仍是0.28秒，为一度房室传导阻滞。

如图所示，在心室率增快时出现了左后分支传导阻滞图形，心室率减慢时传导阻滞图形消失，呈间歇性出现，可确诊为左后分支传导阻滞。这时伴有二度Ⅰ型房室传导阻滞，传导阻滞部位在右束支、左前分支及左间隔分支，即右束支、左前分支及左间隔支的二度Ⅰ型传导阻滞。当心室率减慢时出现了完全性右束支传导阻滞、左前分支及左间隔

支传导阻滞的图形，心室率增快时传导阻滞图形减轻或消失，亦为间歇性出现，可确诊为右束支、左前分支及左间隔支传导阻滞，同时伴有一度房室传导阻滞，传导阻滞部位考虑在左后分支，即左后分支的一度传导阻滞，心电图随心率的快慢而出现了右束支及左束支的三个分支间歇性的不同步的完全传导阻滞，故可诊断为心率依赖性心室内四支传导阻滞。附图中出现的右束支传导阻滞图形有完全性与不完全性的区别，考虑有两种可能：其一是右束支传导延迟程度不固定；其二是左束支及其分支的传导延迟程度也不固定，但这种传导延迟程度随心率的变化而变化，由于右束支传导阻滞及左前分支、左间隔支传导阻滞，故初始除极由左后分支激动形成向右后下的向量，可形成右心前

导联（$V_{1~3}$）的 Q 波，最大向量应在左前上，出现 V_1、V_2 及 Ⅰ、aVL 导联高的 R 波。心电图出现了慢心率依赖性右心前导联的 Q 波，而频率依赖性右心前导联 Q 波的出现也是间隔支传导阻滞的特征之一。

快心率依赖性束支传导阻滞（三相位束支传导阻滞）出现时，如 R 波落在前一心动的 T 波降支以后，多认为是病理性的，符合病理性传导阻滞。慢心率依赖性束支传导阻滞（四相位束支传导阻滞）同样为病理性的。患者既有三相位也有四相位束支传导阻滞，属于罕见的与心率有关的心室内四支传导阻滞，易发展为完全性房室传导阻滞，且传导阻滞部位低（在分支水平），故预后差，为安装永久性心脏起搏器的适应证。

101. 心脏多层传导阻滞

【临床提要】 患者，男性，48 岁。因心悸，胸闷 1 周住院。

【临床诊断】 急性病毒性心肌炎。

【心电图诊断】 窦性心律；房性早搏伴干扰性窦房传导阻滞；部分引发窦性节律重整；二度房室传导阻滞文氏型；交界区性逸搏；完全性左束传导阻滞（用药后诊断）。

【心电图分析】 经用阿托品治疗前心电图 V_1 导联提示窦性 P 波规律出现，P–P 间期 1.40～1.44 秒，最后一个长 P–P 间期 2.84 秒，是正常 P–P 间期的两倍，为窦房传导阻滞（图 101–1），长 P–P 间期含有两个 R 波，最后一个 R 波前无 P 波，P 波落在 S–T 段的降支，QRS 波群时间 0.18 秒，为交界区性逸搏；其他 P–R 间期为 0.60 秒，平均心率 45 次/分，综合波呈 rS 形，时间 0.15 秒。用药前心电图提示为窦性心动过缓，一度房室传导阻滞伴完全性左束支传导阻滞，偶发性窦房传导阻滞。在用阿托品 2mg 后 11 分钟，描记 V_1 导联心电图提示心率较前成倍增加，心率增快后 P–R 间期由 0.60 秒缩短至 0.52～0.54 秒，房室传导比例由原来的 1:1 变为 7:6

和 3:2（图 101–2）。由此可见，因 P–R 间期递增时间不等，使 P–R 间期和 R–R 间期稍不规则，致使长 P–R 间期所致部分 P 波和 T 波融合或在 S–T 段的升支，个别 P 波融合在 R 波中（如 $P_{4,7}$），导致 P 波形态不一致。$R_{9,11}$ 波分别在长 R–R 间期后出现，长 R–R 间期分别为 1.36 秒和 1.28 秒，P–R 间期分别为 0.26 秒和 0.34 秒，均短于所谓正常 P–R 间期 0.52 秒，因此考虑 $R_{9,11}$ 波与 P 波不相关，为交界区性逸搏，由于交界区性逸搏（R_9）进一步改善了交界区原传导阻滞部位的传导功能，结果使 P_{12} 波以 0.22 秒的时间下传心室。观察用药前后的 R 波形态和时间无改变，表明心室内存在完全性左束支传导阻滞。但是用药后心电图提示为窦性心律，房性早搏伴干扰性窦房传导阻滞，部分引发窦性节律重整，二度房室传导阻滞文氏型，交界区性逸搏，完全性左束支传导阻滞。

通常心脏多层传导阻滞区并存时常会伴有下一级起搏点的代偿而产生异位搏动，图 101–2 提示 7:6 心室首次脱落后，出现房性早搏，由房性早搏引发窦性节律重整或干扰性窦房传导阻滞，而扰乱

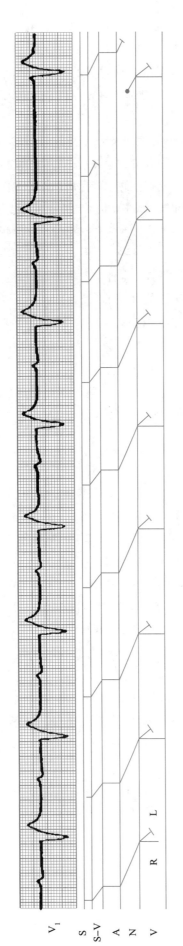

图101-1 患者静脉注射阿托品前描记的V_1导联心电图及梯形示意图

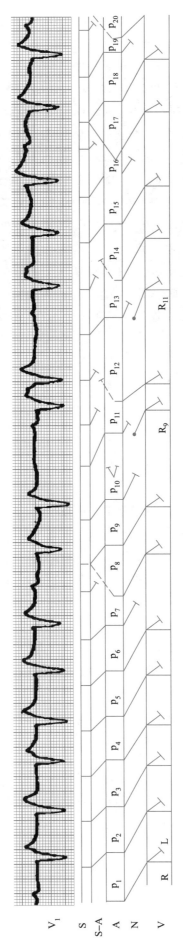

图101-2 患者静脉注射阿托品后描记的V_1导联心电图及梯形示意图

了原房室传导规律，P$_{10}$波本应下传心室，因受隐匿性房性早搏激动影响受阻于交界区，结果引发交界区性逸搏 R$_9$波。R$_9$波进一步导致延缓的窦性激动 P$_{11}$波受阻于交界区，房性早搏 P$_{12}$以 0.22 秒时间下传心室，分析其原因是交界区性逸搏（R$_9$）进一步改善了交界区原传导阻滞部位传导功能的结果。由于房性早搏 P$_{12}$波出现较早，连续遇到了两次窦性激动下传，结果再次引发交界区性逸搏 R$_{11}$波。在此之后连续出现有规律的房性早搏，房室传导比例呈 3∶2 传导。

102. 多层传导阻滞伴左心房逆行传导

【临床提要】 患者，男性，81 岁。因前列腺增生手术住院。

【临床诊断】 冠状动脉粥样硬化性心脏病，老年瓣膜性心脏病；老年性前列腺增生症。

【心电图诊断】 窦性心律；二度Ⅱ型窦房传导阻滞；不完全性左心房内传导阻滞伴左心房逆行传导；二度Ⅰ型伴一度房室传导阻滞；完全性右束支传导阻滞；频发房室交界区性逸搏；T 波改变。

【心电图分析】 根据患者心电图（图 102）提示，Ⅱ、Ⅲ、aVF、V$_3$~V$_5$ 导联 P 波呈正负双相，时限为 0.14 秒，P–P 间期为 0.85 秒，心率 71 次/分，P–R 间期 0.52 秒；V$_1$、V$_2$ 导联 QRS 波群呈 rSR′型，各导联波形增宽，QRS 波群为 0.13 秒，T 波在Ⅰ、Ⅱ 导联低平，V$_5$、V$_6$ 导联浅倒置。V$_2$ 导联心电图为连续记录，提示 P–P 间期长短不一，长 P–P 间期（1.65~1.70 秒）为短 P–P 间期（0.81~0.86 秒）的两倍，R–R 间期延长为 1.45 秒，长间歇后的第 1 个 P–R 间期长短不一为 0.22~0.28 秒，表明 P 波与 QRS 波群无关，但以后 P–R 间期由 0.45 至 0.49 秒逐渐延长。心电图提示Ⅱ、Ⅲ、aVF 导联 P 波呈正负双相，P 波时间增宽达 0.14 秒，符合不完全性左心房传导阻滞伴左心房逆行传导。窦性激动在左心房内从下部向上部除极延缓，形成终末负相 P 波，系上房间束被完全性传导阻滞所致。长 P–P 间期为短 P–P 间期的两倍，P–R 间期逐渐延长（0.45 秒至 0.49 秒），为二度Ⅱ型窦房传导阻滞伴房室交界区性逸搏干扰窦性 P 波下传，导致房室传导不典型文氏现象，表现为长间歇后第 1 个 P–R 间期长达 0.22~0.28 秒，窦性 P 波未下传心室，提示房室交界区存在双层传导阻滞，即上层一度传导阻滞，下层二度Ⅰ型传导阻滞。如临床遇到多层传导阻滞大多发生在房室交界区内，亦可由不同部位单层传导阻滞所致，比较常见有 4 种：①窦房传导阻滞合并房室传导阻滞；②窦房传导阻滞合并束支或/和分支传导阻滞；③三度房室传导阻滞伴房室交界区性逸搏伴束支传导阻滞；④心房内传导阻滞合并房室传导阻滞或束支传导阻滞、分支传导阻滞等。心电图为二度Ⅱ型窦房传导阻滞；不完全性左心房内传导阻滞、房室交界区内双层传导阻滞、右束支传导阻滞。房室交界区多层传导阻滞常见于规则的快速性心律失常，如阵发房性心动过速、心房扑动，偶见于窦性心动过速。是功能性还是病理性应结合临床和心电图进行分析，如心房率≤135 次/分的房性心动过速、心房扑动或窦性心律的多层传导阻滞，提示房室交界区存在病理性房室传导阻滞，而由不同部位单层传导阻滞所致的多层传导阻滞，多见于严重的器质性心脏病病人。

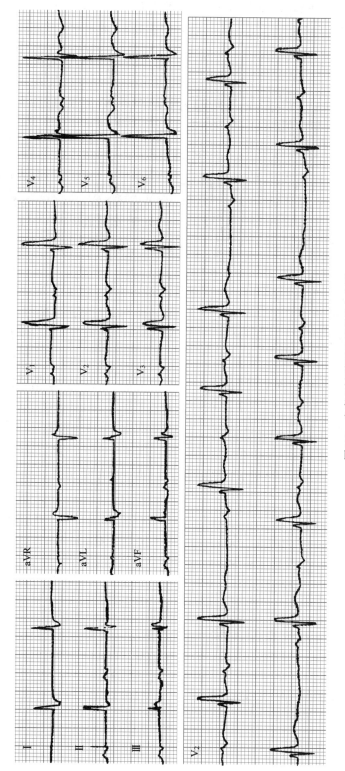

图102　患者12导联和V₂导联的心电图

103. 等频性加速性房性及室性逸搏心律伴传导系统多水平阻滞

【临床提要】 患者，男性，17岁。因活动时心悸、气短15年住院。

【临床诊断】 先天性心脏病，房间隔缺损合并二尖瓣瓣裂。

【心电图诊断】 加速性房性逸搏心律；不完全性房内阻滞；三度房室传导阻滞；加速性高位室性逸搏心律伴外出3:2～4:3不典型文氏现象或外出二度Ⅰ型至二度Ⅱ型传导阻滞；交界区性逸搏心律；不定型心室内传导阻滞。

【心电图分析】 心脏手术前心电图提示窦性P波，心率65次/分，$P_Ⅱ$波在V_2、V_3导联形态高尖，电压分别为0.3、0.45、0.25mV，时限0.10秒，Ptf在V_1导联值为−0.12mV/秒；P−R间期0.23秒；QRS波群间限0.12秒，Ⅰ导联呈qRS型，Ⅲ导联呈rSr′型，心电轴左偏30°，aVR导联呈qR型，q/R<1 V_1导联呈rsR′S′，R′/S′>1，V_5导联呈Rs型，R_{V1} + S_{V5} = 2.1mV，T波aVL导联低平，T波V_6导联浅倒置（图103−1），手术前心电图诊断为窦性心律，右心房室肥大，ptf V_1值增大，提示左心房负荷过重，一度房室传导阻滞，不定型心室内传导阻滞，侧壁T波改变。

这份心电图（图103−2）为心脏手术后第一天记录，P波呈负、正双相，正相波双峰切迹，两切迹间期0.06秒，P波时限宽达0.15秒，与术前$P_Ⅱ$波及术后第8天恢复窦性节律时$P_Ⅱ$波形态、频率均有明显差异，考虑P波激动起源于心房，并且提示存在不完全性房内传导阻滞，P−P间期0.54秒，心率111次/分，符合加速性房性逸搏心律；QRS波群呈rS型，S波钝挫，时限0.12秒，心电轴增至左偏59°，与术前QRS波群形态不一致；R−R间期由0.56→0.63→0.97秒逐渐延长及由0.56→1.06秒逐渐延长，呈交替出现，呈现4:3～3:2不典型文氏现象，其R−R的基本周期即文氏周期为

$$\frac{(0.56+0.63+0.97)}{4} = 0.54 \text{ 秒 （或} \frac{(0.56+1.06)}{3} = 0.54 \text{ 秒）}$$

恰好与P−P间期一致，P−R间期明显延长（最短的为0.54秒，最长达0.66秒），考虑P波与QRS波群无关，存在等频性完全房室脱节；在QRS波群起源部位有两种可能：①起源于高位室性，所发放的激动表现为加速性室性逸搏心律伴异−肌连接处外出3:2～4:3不典型文氏现象；②起源于房室交界区，表现为加速性交界区性逸搏心律伴结−室3:2～4:3不典型文氏现象及左前分支传导阻滞。心房与高位室性或交界区两个节律点频率相等，可能是偶然巧合，也可能是一种特殊的电生理影响"同步化"或"趋同"现象所致，Segers认为两个节律点频率相差<25%时，易出现"同步化"，即慢的频率逐渐增速，接近于快的频率直至相等，形成相同搏动。

另份心电图（图103−3）为术后第二天记录，提示P−P间期0.64秒，心率93次/分，P波形态、时限与附图2一致，前6个QRS波群形态与图103−2一致，其R−R间期分别为0.66、1.25、1.27、0.64、0.64秒，表现为2:1～3:2外出文氏现象，这种起搏点发放激动的基本周期为0.64秒；后两个QRS波群延迟出现，呈rSr′s′型，时限0.12秒，与术后第8天恢复窦性心律时QRS波群形态基本一致，故这两个QRS波群系交界区性逸搏，其心率42次/分，同时亦可确定前6个QRS波群及图103−2的QRS波群为高位室性节律而不是交界区性节律；图103−3后半部分P−R间期不固定，P波落在应激期上亦未能下传心室，呈现三度房室传导阻滞，表明图103−3前半部分及图103−2的完全性房室脱节系传导阻滞性所致，而不是生理性干扰所致，经安置临时起搏器，维持6天恢复窦性心律及一度房室传导阻滞。

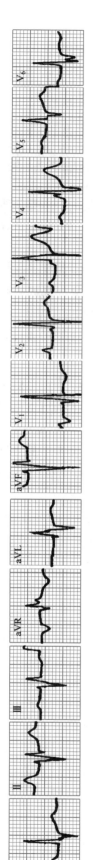

图103-1 患者术前心电图12导联描记（Ⅲ、V2-6均为1/2mV）

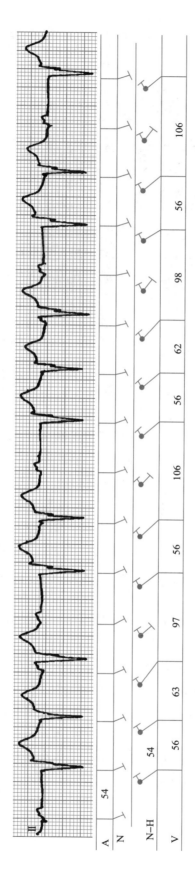

图103-2 术后第一天心电图Ⅱ导联描记（为1/100秒，A：心房，N：房室结，N-H：结-希区，V：心室）

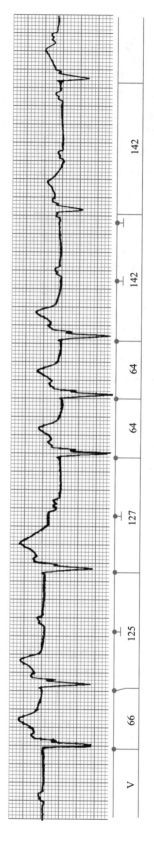

图103-3 术后第二天心电图Ⅱ导联描记

104. 逆文氏型室房传导致文氏型房室传导

【临床提要】 患者，男性，61岁。因头晕、乏力、伴黑矇1个月住院。

【临床诊断】 心脏起搏器综合征。

【心电图诊断】 窦性停搏或完全性窦房传导阻滞；起搏器呈 VVI 工作方式，起搏与感知功能正常；逆文氏型室房传导阻滞致文氏型房室传导；电张力调整性 ST－T 改变。

【心电图分析】 这份为住院后描记的 Ⅱ 导联心电图（图104）为 VVI 起搏方式，起搏和感知功能均正常。附图中未见窦性 P 波，可见7个起搏搏动（R_1、R_3、R_5、R_6、R_8、R_{10}、R_{11}），R_1 后0.62秒、R_6 后0.64秒，R_3、R_8 后0.56秒及 R_5 后0.54秒、可见逆行 P′ 波。P'_1R、P'_4R 均为0.16秒，P'_2R、P'_5R 均为0.22秒，P'_3 及 P'_6 均未下传（其后如无心室起搏，不排除下传的可能性）。室上性搏动的 S－T 段下移约0.10mV，T 波对称性倒置，振幅约0.35 mV。起搏器逸搏间期0.84秒（71次/分）。$R_1P'_1$、$R_3P'_2$、$R_5P'_3$ 及 $R_6P'_4$、$R_8P'_5$、$R_{10}P'_6$ 逐渐缩短，为心室起搏伴逆文氏型室房传导；P'_1R_2、P'_2R_4 及 P'_4R_7、P'_5R_9 逐渐延长，P'_3、P'_6 未下传、为文氏型房室传导（房室传导比3:2）；R_{11} 为下一文氏周期的开始。须指出的是，随 RP′ 长短变化，P′R 发生短长改变：$R_1P'_1$、$R_6P'_4$ 最长（分别为0.62秒及0.64秒）而 P′R 间期最短（均为0.16秒）；$R_3P'_2$、$R_8P'_5$ 稍短（均为0.56秒），其 P′R 延长（均为0.22秒）；$R_5P'_3$、$R_{10}P'_6$ 最短（0.54秒），其 P′波 则未卜传。以上特点符合 R－P 与 P－R 间期的关系，在房室交界区的相对不应期中其传导性减弱，此时，虽能传导激动，但传导速度减慢，表现为 P－R 间期延长。因此，房室交界区的传导中存在着 P－R 间期的长度与前一次搏动的 R－P 间期的长度大致成相反的关系。心电图的特别之处就在于文氏型房室传导的发生，是由逆文氏型室房传导引起的。因此这种图形必须与房室结多径路鉴别。下传 P－R 间期相差 >0.05秒，应考虑有下传双径路，但其与 R－P 间期密切相关，因此不成立。R－P′之间相差 >0.05秒，应考虑有逆传双径路，但 R－P′期总的特点是逐渐缩短并再延长，呈周期性改变，故以逆传及顺传的文氏现象解释为宜。永久性心室起搏时，逆向室房传导的发生率高达40%～60%。而逆向室房传导是引起起搏器综合征的重要原因。通过临床、心电图及心导管检查的结果分析符合起搏器综合征。经更换双腔起搏器（DDD）后，症状明显减轻。

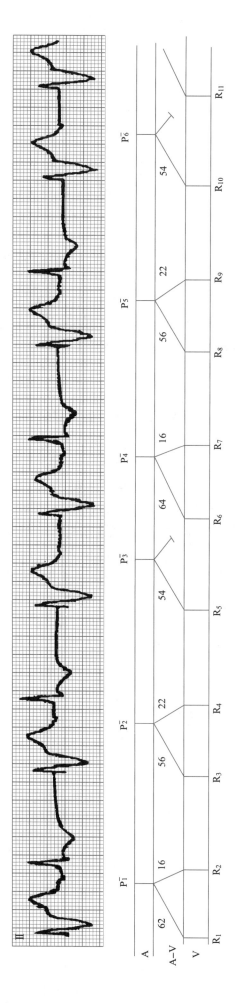

图104 Ⅱ导联心电图

第六部分　其他

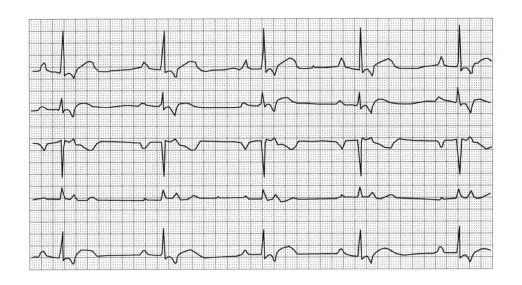

105. 持续性不全性窦房和房内干扰

【临床提要】 患者，男性，68 岁。因反复头晕、胸闷、乏力 3 年，加重 1 周住院。

【临床诊断】 冠状动脉粥样硬化性心脏病，不稳定型心绞痛，病态窦房结综合征。

【心电图诊断】 双重性心律－窦性心动过缓伴窦性心律不齐，房室交界区性逸搏心律伴逆向异－房不典型文氏传导和心室回波，即文氏型异－房传导伴交界区反复搏动；持续性不全性窦房和房内干扰（房性融合波），偶尔发生窦房结－心房完全夺获以及房室交界区性干扰；T 波倒置。

【心电图分析】 患者住院时心电图为 Ⅱ 导联描记（图 105），依梯形图分析，为双重心律。窦性心率频率约 51 ~ 65 次/分，它的冲动多数在窦房交界区及心房内，与房室交界区性逆传来的冲动相遇而发生干扰，干扰发生在心房内则形成房性融合波，附图中 P_{11}、P_{13} ~ P_{17}、P_{19}、P_{23} ~ P_{26} 波呈负正双相；仅有一次窦性冲动下传完全夺获心房（P_{12}），R_8 中可能还埋藏一个窦性 P 波。附图中的另一个节律是房室交界区性逸搏心律，频率与窦性心率十分接近（Ⅱ$_b$ 行窦性和房室交界区性心律频率皆稍有同步增速，但交界区性逸搏的前传和逆传速度相对稳定，故在心房内持续性地发生干扰现象，从而连续形成房性融合波），其前传产生正常形态 QRS 波群，但 T 波倒置，逆传时除 P_6 ~ P_8 波外，皆能夺获心房或部分夺获心房（房性融合波）。

心电图Ⅱa 和Ⅱc 行交界区性逸搏频率较为恒定，其前传速度亦较恒定，故 R－R 间期亦较恒定。由于交界区性逸搏逆传发生了文氏现象，异－房传导逐搏递增，因而使 P′波从落在 QRS 波群之前，逐渐移至 QRS 波群之中、之后，当 R_{24} － P′达到 0.19 秒时，冲动循房室结慢径路下传而产生一次心室回波（R_{25}），形成一次交界区性反复搏动，从而结束了一个异－房

传导的文氏周期，并导致文氏周期的非典型化，而后又重复上述异－房递增性传导。

在某种病态情况下，心脏中同时存在着两个起搏点并独立发放冲动，各自控制心脏的一部分，称双重心律。这两个节律点分别来自窦房结和房室交界区，并且主要在窦房交界区和心房内形成干扰和干扰性窦房脱节。这位病人双重心律的形成是因为窦性频率降低到房室交界区固有频率时，后者就能发放逸搏冲动而形成双重心律。又由于两种心律的频率十分接近，窦性冲动下传与交界区冲动逆传十分容易在窦房交界区和心房内形成干扰，从而形成了心电现象。就两个节律点频率十分接近而言，可将此称为等频性干扰性窦房和房内脱节。造成两个节律点频率相近的原因还可能是一种特殊心电生理现象—"同步化"和"趋同"现象所为。从附图中看房室交界区冲动似乎始终没有侵入窦房结，如果存在则可诊断为窦性并行心律。房室交界区性逸搏理当具有双向传导功能，但传导速度可以不等。现假设逸搏节律整齐，前传速度恒定则 P－R 间期亦恒定，即可 P′波与 QRS 波群的关系特点是 P′波由落在 QRS 波群之前逐渐移入 QRS 波群之中、之后，经分析认为交界区逆传呈文氏现象，当 R－P′间期达到 0.19 秒时，激动可经房室结内一条慢径路折返回心室，产生一个心室回波，此现象文献上已有报告。但这患者发生在窦房结－房室交界区等频性双重心律中实属少见。患者年龄较大，有多年的头昏、胸闷、乏力等症状，动态心电图总心率偏低（24 小时窦性心搏 <8 万次），结合上述常规心电图表现可诊断冠状动脉粥样硬化性心脏病、病态窦房结综合症。经一段时间保守治疗，临床表现若无改善可考虑植入永久性心脏起搏器治疗。

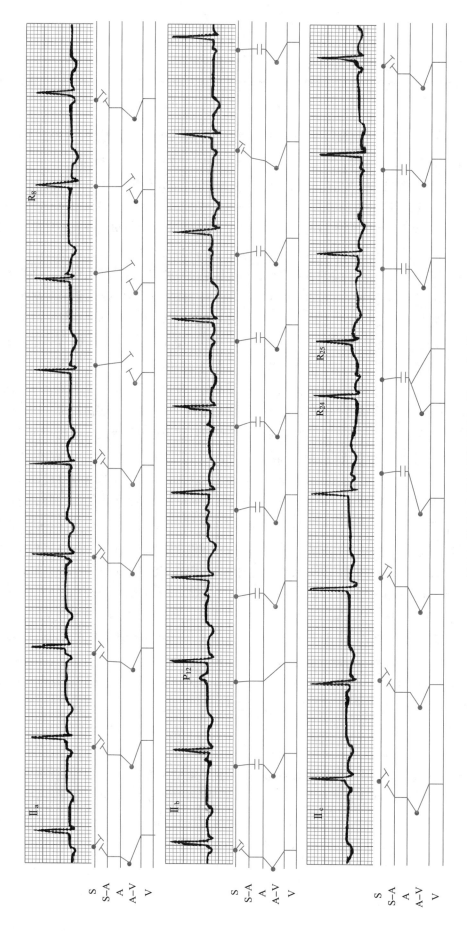

图105　患者心电图 II 导联连续描记提示双重心律

106. 心脏移植术后类似房-房脱节

【临床提要】 患者，男性，39 岁。因心悸、气短 8 年，加重 2 年住院。

【临床诊断】 扩张型心肌病，心功能Ⅳ级。

【心电图诊断】 窦性心律，左房扩大，完全性右束支传导阻滞，双室肥厚伴劳损（图 106-1）。

心脏移植术后心律（受心者的 P_1 波与供心者的 P 波形成房-房脱节），一度房室传导阻滞转为正常房室传导（供心者）（图 106-2）。

【心电图分析】 由心脏移植术前（受心者）心电图（图 106-1）和移植术后（供心者）1 天、4 天、28 天心电图（图 106-2）可见术前受心者基本心律为窦性心律，心率 80 次/分，Ⅱ导联 P 波 0.11 秒，Ptf V_1 导联 < -0.04 毫秒。V_1 导联 QRS 波群呈 rsR′ 型，$V_{3~5}$ 导联呈 RS 型，V_6 导联呈 Rs 型，QRS 波群时限 0.12 秒；长Ⅱ导联可见频发多源性室性早搏。移植术后 1 天（见图 106-2 上帧），供心者窦性 P 波规律出现，心率 68 次/分，P-R 间期 0.21 秒，P 波与 QRS 波群呈 1:1 下传。受心者 P_1 波，心率 83 次/分，Ⅱ导联呈双峰，部分 P_1 波重叠于 P 波的前、中、后。术后 4 天（见图 106-2 中帧），P-R 间期缩短至 0.18 秒。术后 28 天（见图 106-2 下帧）P-R 间期缩短至 0.12~0.13 秒。

患者（受心者）术前心电图改变与其基础病变有关。而心脏移植术后心电图主要表现为房-房脱节的形式。即供心者的心律为基本心律，受心者的心律为单侧房性异位心律。附图 2 中心率 68 次/分的窦性心律是供心者的心律，呈 1:1 下传心室；而心率 83 次/分的 P_1 波为受心者的心律，没有下传心室。同种异体原位心脏移植的手术方式为，切除受体（受心者）心脏部分窦房结组织，但一般需保留部分左、右心房，以便缝合供体（供心者）心脏。移植术后的心房是由供体和受体两部分组成，这就决定了受体心房起搏点与供体的窦性起搏点呈两个不同的频率，分别各自规律发放激动。与其后 QRS 波群无关的 P_1 波是受体窦房结激动保留的部分心房肌所形成的，因此 P_1 波形成较小（可见呈双峰），与术前受体完全除级心房的 P 波形态完全不同，其起搏点的位置可能与遗留组织的部分及电生理特性相关，而与其后 QRS 波群有关的 P 波，是由供体的窦房结激动其心房肌而形成。供体与受体心房肌激动完全脱节。这种特殊心房脱节现象与完全性房内传导阻滞引起的心房脱节现象不同，其鉴别要点在于前者有心脏移植史。据有关文献报道，受体的 P_1 波可随时间的推移，逐渐减小振幅变低，6~8 个月可消失。患者 5 个月复查时，仍可见双峰 P_1 波，但振幅较术后初期有所减低。术后出现胸导联 T 波倒置，直到第 28 天才基本恢复正常。其机制可能在心脏移植过程中，与心脏停跳、体外循环、手术创伤及再灌注损伤等多种因素有关。由于以上原因引起微血管内皮损伤、痉挛、中性粒细胞聚集、微血栓形成、毛细血管通透性增加，心肌细胞能量耗竭，组织及细胞水肿致使心肌内微血管出现无灌流现象，使心肌缺血一过性加重，引起 T 波倒置；随着心肌功能的恢复，心功能改善，心内膜下心肌血流灌注增加，缺血组织减少，T 波逐渐恢复近似正常。

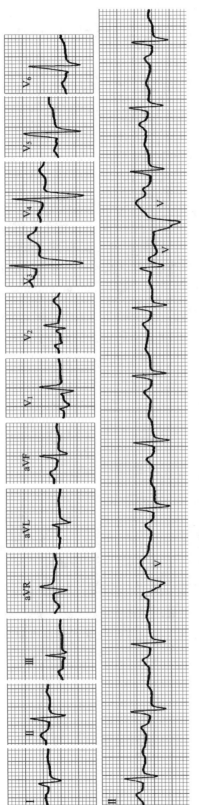

图106-1 心脏移植术前受心者体表心电图描记

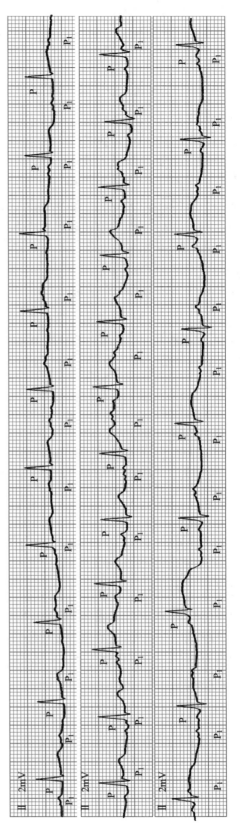

图106-2 心脏移植术后供心者1天（上帧）、4天（中帧）、28天（下帧）心电图II导联描记

107. 心房心肌梗死

【临床提要】 患者，男性，48岁。因间歇性心前区不适，压榨感3天，加重1天住院。

【临床诊断】 急性下壁、后壁及心房心肌梗死。

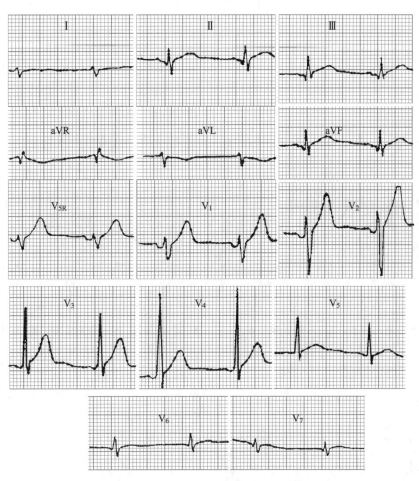

图 107 患者住院时描记的心电图

【心电图诊断】 急性下壁、后壁及心房心肌梗死。

【心电图分析】 根据心电图（图107）记录进行分析，P波在Ⅱ、Ⅲ、aVF导联中增宽，有切迹，或呈M型，时间 > 0.11 秒，P-R间期 < 0.12 秒。P-R段压低 0.08mV。V₁、V₂、V₃导联中 P-R 段呈水平型压低 ≥ 0.13mV。P波与 P-R 段之间所成的角度变锐，几乎呈直角。Ⅱ、Ⅲ、aVF 及 V₇ 导联中均有明显的 Q 波并伴有 S-T 段抬高与 T 波增宽、低平等改变，T 波 V₁、V₂ 导联高耸。以上改变符合急性下壁、后壁及心房心肌梗死。

心房心肌梗死可以出现以下三种变化：

（1）心房除极异常：表现为 P 波形态的改变，如 P 波增宽，有切迹、粗钝或呈"M"型或"W"型，甚至 P 波变尖等。

（2）心房复极异常：表现为 P-Ta 段的改变：①P-Ta 段偏移的方向：心室心肌梗死时出现 S-T 段向量变化，心房心肌梗死时 P-Ta 向量亦会受影响，在额面上发生向上或向下的偏移，表现为 P-R 段在Ⅱ、Ⅲ、aVF 导联的升高或压低；②P-Ta（P-R）段偏移的程度和形式：P-Ta 段的移位，一般均轻微，通常在 0.5mm 左右，很少超过 1.0mm。P－Ta 段偏向 P 波向量的同一方向比偏向于 P 波相反方向更有意义。亦即当 P 波直立时，P－R 段的升高，不管多么轻微，常是有意义的。与此相反，P 波直立时，P－R 段的轻度压低可能是生理性的，尤其在心动过速时，此种情况，P－R 段压低必须超过 1.0mm 并同时有 P－Ta 段形态改变，才有诊断价值；③P 波与 P－R 段之间所成的角度：当心房损伤时，P－R 段往往呈水平下移因而使 P 波与 P－R 段连接角变锐，这与生理性 P－R 段下降与 P 波构成的交角不同。

（3）房性心律失常：心房心肌梗死时，影响窦房结的功能与心房的应激性，易造成心房节律失常，如有心房颤动、心房扑动、房性早搏、房性心动过速等窦性心律失常。国内学者曾认为胸导联 P－Ta 段压低应大于 1.5mm，肢体导联应大于 1.2mm，较上述标准为高。而心电图 P－R 段在胸导联压低为 1.3mm，在肢导压联压低为 0.8mm。因此，在诊断时除 P－R 段压低的绝对数值外，尚应结合其他条件作出正确判断。心房心肌梗死的合并症，临床上准确即时诊断心房心肌梗死很重要，因为它可以并发潜在的严重的合并症，如附壁血栓、栓塞、心房破裂、房性心律失常等。这个患者心房心肌梗死后多次心电图提示 P－R 间期缩短，而心室率不快，随着心房心肌梗死的图形好转，P－R 间期亦恢复正常。这可能是心房心肌梗死时，由于激动传导上的功能障碍是缺血缺氧所引起，在分析心电图时应注意动态变化。

108. 交替性文氏周期

【临床提要】 患者，男性，26 岁。因车祸致创伤性失血性休克，颈、胸椎骨折，肝破裂，胸骨塌陷性骨折，成人呼吸窘迫综合征 2 小时急诊住院。

【临床诊断】 创伤性失血性休克，颈、胸椎骨折，肝破裂，胸骨塌陷性骨折。

【心电图诊断】 间歇性三束支传导阻滞伴交替性文氏周期。

【心电图分析】 第一份心电图（图 108－1 和梯形图）提示前两个心搏为窦性心律，心电轴右偏 116°。P－R 间期 0.21～0.26 秒。QRS 波群在 Ⅰ、aVF、V$_5$、V$_6$ 导联呈 rS 形，Ⅱ、Ⅲ、aVF 导联（均未附图）呈 qR 形，R$_Ⅱ$ 1.3mV，R$_Ⅲ$ 2.2mV，V$_1$ 导联呈 R 形，1.4mV。窦性心律，心电轴左偏 80°。P－R 间期 0.24～0.34 秒。QRS 波群在 aVL、aVR 导联 qR 形，Ⅱ、Ⅲ、aVF 导联呈 rS 形，V$_1$ 导联呈 rsR′形，S$_Ⅲ$ 1.6mV ＞ S$_Ⅱ$ 1.3mV，R$_{aVL}$（0.9mV）＞ R$_1$（0.6mV）。各导联 QRS 波群时间为 0.12 秒。第三心搏心电轴假右偏 255°，实为左偏 105°，P－P 间期匀齐，0.47 秒（心房律127～128次/分）。心电图可见 P$_{1-5}$，P$_{6-12}$ 两组周期改变，每组均有 2:1 传导阻滞，P$_{1,3,6,8,10}$ 为下传 P 波；P$_{2,4,5,7,9,11,12,14}$ 为未下传 P 波。下传 P 波有 P－R 间期逐次延长现象，P－R 间期为 0.19、0.41、0.16、0.32、0.52、0.22，每组以连续两个 P 波未下传而终止周期。P$_{13}$ 下传有延长，可能存在 P$_{12}$ 的隐匿性传导。P$_{10}$－R 延长至 0.52 秒（大于 P－P 间期）为"跳跃现象"。R－R 间期见梯形图。

【临床提要】 患者，女性，33 岁。因阵发性心悸、气短 5 年，突发 1 小时住院。

【临床诊断】 房性阵发性心动过速。

【心电图诊断】 房性阵发性心动过速伴交替性文氏周期。

【心电图分析】 第二份心电图（图 108－2 和梯形图）提示以Ⅱ导联记录，P－P 间期为 0.30 秒，2:1 房室传导：P$_{1,3,5,7,9,11,13,15,17}$ 下传，P$_{2,4,6,8,10,12,14,16,18,19}$ 未下传。下传之 P－R 间期逐渐延长为 0.17、0.18、0.19、0.20、0.21、0.22、0.24、0.29。以连续两次未下传之 P$_{18,19}$ 终止周期。R－R 间期见梯形图。QRS 波群时间 0.06 秒。P$_{20,23}$ 为下一周期。

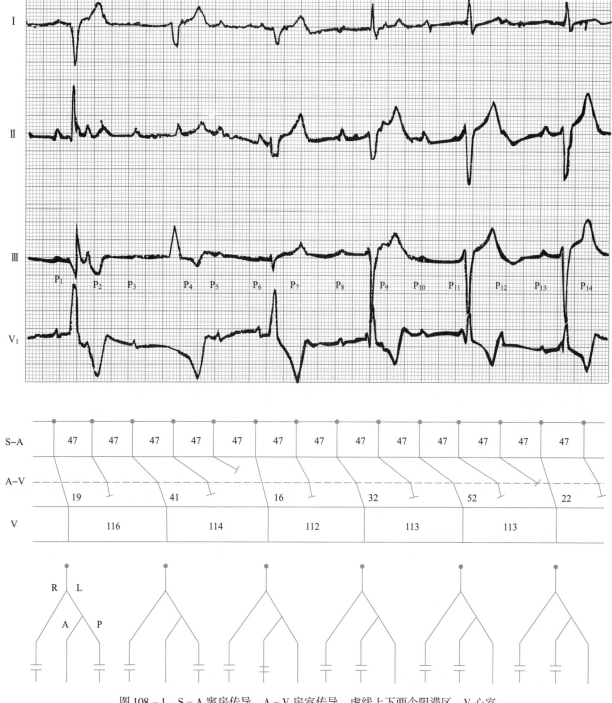

图 108 - 1　S - A 窦房传导　A - V 房室传导　虚线上下两个阻滞区　V 心室

R 右束支　L 左束支　A 左前分支　P 左后分支

　　通过这两份心电图分析认为，交替性文氏周期系指房室间 2∶1 传导伴下传激动呈文氏周期，直至产生两或三次 P 波后不能下传，可有或无 R－R 间期进行性缩短现象，对此现象 Leon 等解释为房室交界区有两处传导阻滞区，并表现为两种心电图类型。Kosowsky 等人并将分为 A、B 两型。A 型：上部阻滞区为 2∶1 传导，下部阻滞区为文氏型传导，文氏周期终止于三个未下传的心房激动波；B 型：上部阻滞区文

氏型传导，下部阻滞区 2∶1 传导，文氏周期终止于两个未下传的心房激动波，A 型病例发生交替性文氏周期时心房率明显高于 B 型。阻滞区可在房室交界区、希氏束、束支、或左束支的分支中。临床对阻滞区虽未经希氏束电图证实，但有以下依据考虑发生在左前或左后分支中可能性大：①交替性文氏周期伴间歇性三束支传导阻滞；②个别死亡病例的解剖提示希氏束 - 浦顷野系统明显的病理改变；③希氏束电图证实某

些病例的文氏周期阻滞区在 H 波下方；④动物束支实验性损伤可引起交替性文氏周期；⑤与 Halpern 在狗造成的右束支和左前分支阻滞后再损伤左后分支所观察到的交替性文氏周期颇相似。

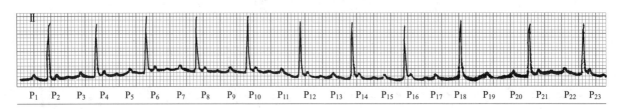

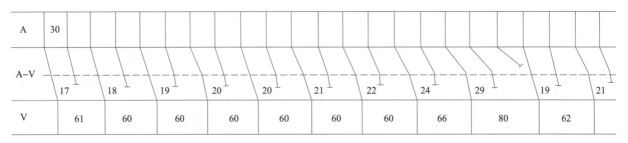

图 108 - 2　A 心房　A - V 房室传导　虚线上下两个阻滞区　V 心室

交替性文氏周期临床中不多见，阻滞区均在希氏束以上的报道文章较多，阻滞区在希氏束以下的文章较为少见。

第一份心电图为完全性右束支传导阻滞伴左前分支传导阻滞无疑。右束支伴左后分支阻滞有以下几点支持确定：①心电轴右偏 116°且呈 S_1Q_{III}；②胸片心脏呈横位型，无右心室肥厚征象；③I、aVF、V_5、V_6 导联呈 rS 形，II、III、aVF 导联呈 qR 形，无侧壁心肌梗死。传导阻滞原因系外伤对心脏本身的损害或/和休克所致的传导系统损害所致。Kosowsky 等人认为交替性文氏周期的发生与洋地黄中毒及电解质紊乱无密切关系。

第二份心电图为常见的束支以上的功能性快心率依赖性交替性文氏周期。近来希氏束电图的研究均证实正常和病态的房室结对心房快速频率的反应都是文氏型二度房室传导阻滞。当阵发性房性心动过速停止后交替性文氏周期也随之消失。并因文氏周期长而呈现"不典型"。

109. 急性心肌梗死并 QRS 波群伪像心动过速

【临床提要】　患者，男性，35 岁。因井下采煤中突感心悸、胸闷 6 小时住院。

【临床诊断】　急性前壁心肌梗死；室性心动过速。

【心电图诊断】　急性前壁心肌梗死并梗死内阻滞

【心电图分析】　根据当地医院提供心电图 I 导联提示分析，P 波正负双向，心率 167 次/分，1:1 下传心室，P - R 间期 0.12 秒，以房性心动过速住院。第二次心电图（图 109 - 1）I、aVR、aVL、V_1、V_5 导联提示相似的房性心动过速；但 II、III、aVF、V_3、V_4 导联 QRS 波群明显增宽，挫折，时间 0.20 秒；再以此 QRS 波群复测 I、aVR、aVL、V_1、V_5 导联，原误认的 P 波实为明显增宽的、挫折、直至分裂的 QRS 波群的前一部分。II 导联见规则出现的窦性 P 波，心率 88 次/分，与 QRS 波群无关。V_3、V_4 导联 S - T 段弓背向上抬高。有室性心动过速，前壁心肌梗死，当即予利多卡因 100mg 静脉注射，转复为窦性心律（图 109 - 2）。V_3、V_4 导联波群明显钝挫的 QS 型，QRS 波群时间 0.11 秒，其后 S - T 段抬高，提示前壁心肌梗死内阻滞，心肌酶改变符合临床诊断。

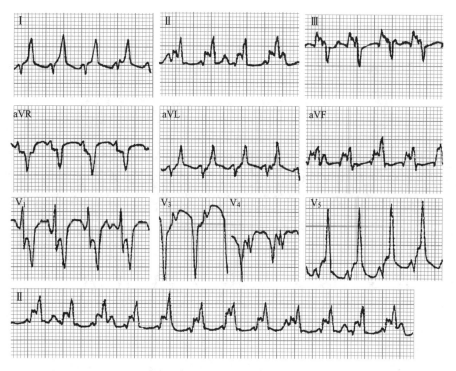

图 109 - 1　患者住院时描记的心电图

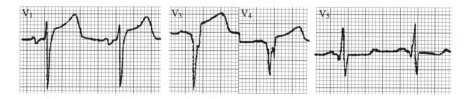

图 109 - 2　患者静脉注射利多卡因终止心动过速后描记的心电图

【临床提要】　患者，女性，55 岁。因胸闷后烧灼感 10 天，加重 4 小时住院。

【临床诊断】　急性下壁、右室心肌梗死；三度房室传导阻滞；心源性休克。

【心电图诊断】　急性下壁、右室心肌梗死；三度房室传导阻滞。

【心电图分析】　心电图提示窦性 P 波规律出现，心率 47 次/分，QRS 波群规律出现，心率 39 次/分，时间 0.09 秒，P 波与 QRS 波群无关（图 109 - 3）。Ⅱ、Ⅲ、aVF、V_1、V_{3R}、V_{4R}、V_{5R} 导联的 S - T 段明显抬高。临床按急性心肌梗死并心原性休克、三度房室传导阻滞给以常规应急处理。并准备行急诊冠状动脉介入治疗。在用阿托品后患者心悸症状加重，心率 150 次/分。心电图出现宽 QRS 波群的心动过速（图 109 - 4）。QRS 波群的时间 0.16 秒，Ⅱ、Ⅲ、aVF 导联波形呈 qR 型，Ⅰ、aVL 导联波形呈 rS 型。曾误诊为室性心动过速，给利多卡因静脉注射，未见缓解。10 分钟后，心室率变为不规则，心电图出现规律窦性（或房性）P 波，心率 150 次/分，与前宽 QRS 波群心动过速频率一样；房室呈 4 : 3 ~ 3 : 1 房室传导阻滞；QRS 波群形态与宽 QRS 波群心动过速基本一样，但随房室传导比例的改变，R - R 间期延长，Q - T 间期延长，使 QRS 波群与抬高的 S - T 段得以分辨（图 109 - 5）。如 QRS 波群在 Ⅱ、Ⅲ、aVF 导联波形仍呈 qR 型，类似本位曲折 0.06 秒，QRS 波群时间 0.12 秒（急性损伤阻滞），但能与其抬高的 ST - T 改变分辨。证实节律规整的宽 QRS 波群心动过速为窦性（或房性）心动过速 1 : 1 下传心室，即 QRS 波群与 ST - T 的融合形成宽 QRS 波群的伪像。冠状动脉造影显示右冠状动脉近端完全闭塞，置入 3mm × 18mm 支架后，TIMI 血流 3 级，症状消失，心电图抬高的 S - T 段明显回降，QRS 波群时间缩为 0.09 秒（图 109 - 6）。

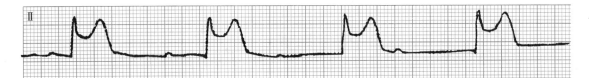

图 109 - 3　患者住院后描记的 II 导联心电图

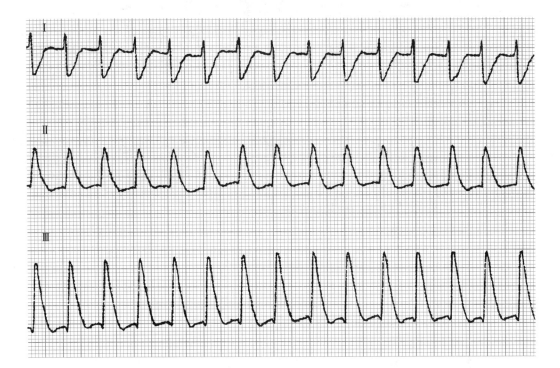

图 109 - 4　第二位患者用阿托品后心悸症状加重描记的心电图

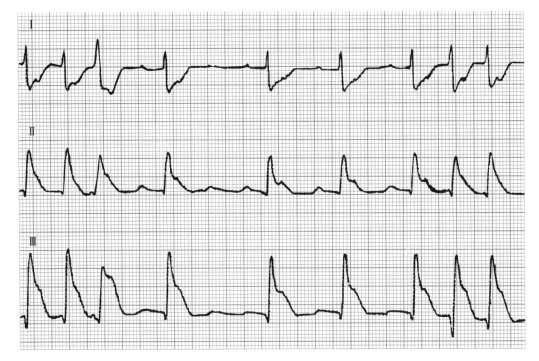

图 109 - 5　第二位患者用阿托品后心悸症状加重 10 分钟后描记的心电图

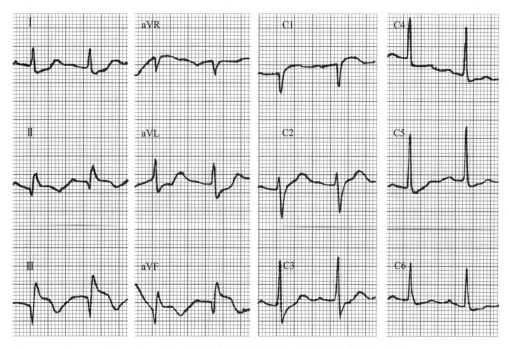

图 109 - 6　第二位患者在冠状动脉介入治疗后描记的心电图

综合分析这两份均为急性心肌梗死的心电图，因为急性心肌梗死期间可以发生束支传导阻滞的典型心电图表现，在宽 QRS 波群心动过速的鉴别诊断中已引起临床重视。但梗死内阻滞引起室性心动过速的 QRS 波群明显增宽、挫折、直至分裂成双波在临床尚少见。在急性心肌梗死早期，急性损伤阻滞的 QRS 波群与 ST - T 融合又极易将室上性心动过速误认为室性心动过速。

室性心动过速的 QRS 波群明显增宽、分裂成双波在临床较为罕见，极易将前波误认为 P 波，加之第一份心电图因呕吐只记录 I 导联，亦是造成误诊的原因。当室性心动过速终止恢复窦性心律时，V_3、V_4 导联呈明显钝挫的 QS 型，时间达 0.11 秒，提示梗死内阻滞；室性心动过速时 V_3、V_4 导联波形与之相似，挫折和时间增宽更明显。提示患者室性心动过速 QRS 波群明显增宽分裂，与梗死内阻滞有关。急性心肌梗死或其他原因致室内阻滞均可引起室性 QRS 波群时间明显增宽，甚至可使某些导联 QRS 波群分裂成双波（如 I、aVR、aVL、V_1、V_5 等）。但一般不会在 12 导联均呈双波（如 V_3、V_4 导联等），如能将心动过速 12 导联心电图综合分析，多可辨认增宽、分裂的 QRS 波群。

第二个患者用阿托品后曾将室上性心动过速误认为室性心动过速，一方面是因为 QRS 波群与损伤性 ST - T 融合到如此难以分辨的程度临床上不多见（对其特点认识不足）；另一方面，没有想到室上性心动过速在用阿托品前已有三度房室传导阻滞影响。这就提示临床应对这两方面加强认识：

（1）急性心肌梗死的 QRS 波群与 ST - T 融合致伪宽 QRS 波群的特点：①一过性出现在急性心肌梗死的早期，即有明显急性损伤时；②有明确的导联特征，即梗死外膜面导联终末似呈宽钝的 R 波（见图 109 - 4 的 II、III 导联）；背离导联终末似呈宽钝的 S 波（见图 109 - 4 的 I 导联）；在 S - T 段改变不明显的导联要认真分析，有可能辩认 QRS 波群与 ST - T；③多见于心动过速（因心动过速 Q - T 间期进一步缩短，同时加重缺血，使 S - T 段进一步抬高），在出现房室传导阻滞或心率减慢后，随 Q - T 间期延长，将可能辩认抬高的 S - T 段。

（2）急性下、后壁心肌梗死伴三度房室传导阻滞的机制多与房室结缺血有关（因房室结动脉 80% 起源于右冠状动脉），同时也与显著的迷走神经张力增高有关（冠状窦区域内有迷走神经感受器）。第二个患者用阿托品后心房率 150 次/分时，却能使三度房室传导阻滞一过性变为 1：1 下传（见图 109 - 4），提示三度房室传导阻滞是以迷走神经影响为主，但很快变为 4：3 ~ 3：1 传导阻滞

（可能与心率加快、加重房室结缺血有关）。提醒临床在急性下壁心肌梗死伴房室传导阻滞应用阿托品提高心室率时，应注意监测心率变化，调整用量，防止因阿托品改善房室传导出现心室率过快、加重缺血的不利影响。

结合这两例急性心肌梗死伪像心动过速的诊断过程，要认真仔细分析心电图寻找 P 波，明确房室关系是鉴别诊断的关键；仔细对急性心肌梗死心电图改变的导联特征和 12 导联 QRS 波群的综合分析，可以帮助识别伪像的诊断。

110. 运动试验致 S－T 段心电交替

【临床提要】 患者，男性，48 岁。因间断性心悸 2 年住院。

【临床诊断】 冠状动脉粥样硬化性心脏病？

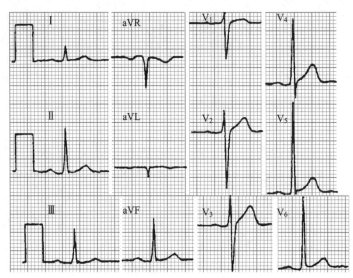

图 110－1 运动前仰卧位心电图 12 导联描记，S－T 段正常

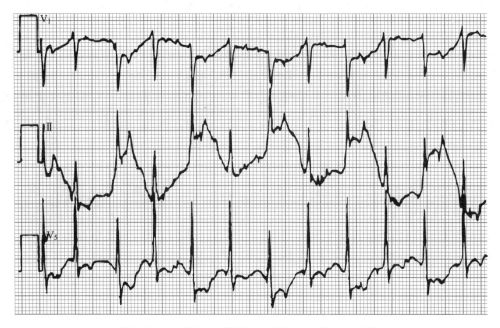

图 110－2 运动 10 分钟时，出现 S－T 段心电交替

【心电图诊断】 预激综合征伴双束支传导阻滞及旁路三相阻滞。

【心电图分析】 心电图的 S－T 段心电交替较为罕见。住院时心电图 I、aVF、V_5、V_6 导联的 T 波低平。动态心电图心率大于 100 次/分时，S－T 段呈斜升型下移 1.0mV。并作症状限制性平板运动试验，同时作一日法静息－运动^{99m}锝－甲氧基异丁基异腈－单光子发射型计算机断层（^{99m}Tc－MIBIS-PECT）心肌灌注显像。运动试验采用 Bruce 方案，于运动终止前 1 分钟静脉注射^{99m}Tc－MIBI，1 小时后行 SPECT 心肌灌注显像。运动前心电图（图 110－1）提示心率 77 次/分，各导联 S－T 段正常。运动 7 分钟时心率 115 次/分，P 波心电交替改变；9 分钟时 S－T 段始呈心电交替；运动 10 分钟时心率 136 次/分，监测 II 导联 S－T 段抬高呈心电交替，最高达 7.0mV，伴 T 波心电交替，V_5 导联 S－T 段水平下移 5.0mV，心电图（图 110－2）显示为 S－T 段呈心电交替、不同程度的缺血改变，持续约两分半

钟，至恢复期 1 分钟，S－T 段心电交替基本恢复至静息时状态。一日法运动^{99m}Tc－MIBIS PECT 心肌灌注显像，提示左心室下后壁心肌缺血（静息^{99m}Tc－MIBIS PECT 心肌灌注显像示左心室外形正常）。据文献报道，5 例患者行冠状动脉成形术时，S－T 段心电交替均有变异型心绞痛发作。运动试验致 S－T 段心电交替尚未见报告。Uno K 对犬的开胸观察表明，S－T 段抬高心电交替与心排血量交替有关。心电图提示下壁导联呈 S－T 段抬高心电交替和 SPECT 提示下壁心肌缺血的结果一致，胸前导联 S－T 段下移心电交替尚缺乏定位性。患者持续运动 10 分钟，相当 11 METs 的运动量（1MET＝静息坐位时的代谢量，即 3.5ml·min^{-1}/分/kg 的氧耗量），峰值心率 142 次/分，在呈现缺血型 S－T 段心电交替的数分钟内，未产生心绞痛，表明运动试验可导致无症状缺血型 S－T 段的心电交替，其机制可能与钙离子转移的交替有关，亦可能系自主神经活动变化导致冠状动脉痉挛或直接作用于心肌所致。

111. 单纯性 T 波心电交替

【临床提要】 患者，女性，31 岁。系经产妇双胎足月妊娠，一胎分娩正常，另一胎横位，一手娩出阴道。因基层单位处理不力，延误治疗 1 天住院。

【临床诊断】 难产大出血，出血性休克。

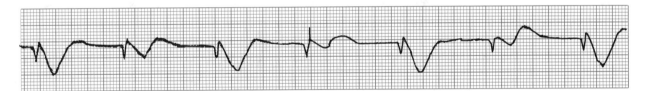

图 111　T 波与 Q－T 间期心电交替

【心电图诊断】 单纯性 T 波心电交替。

【心电图分析】 心电图提示交界区性心律，T 波呈巨大倒 T 波，与双向 T 波交替出现，Q－T 间期亦以 0.48 秒与 0.60 秒交替出现（图 111）。单纯性 T 波心电交替可见于多种临床情况，如先天性 Q－T 间期延长综合征、高血压性心脏病、低钾血症、肾功能衰竭伴低钙血症、冠状动脉粥样硬化性心脏病、心肌炎及输库存血等情况。T 波心电交替的机制尚未完全清楚，可能与以下两点有关：①因缺血部的一部分心肌细胞引起复极交替改变；②缺血部

每个细胞尽管进行复极，然而其动作电位时相 2 和时相 3 发生电位交替变化。有人刺激或阻断一侧星状神经节，致使心脏交感神经介质的释放突然失衡而诱发了 Q－T 间期心电交替，故认为其发生机制与交感神经活动增强有关。

患者发生 T 波心电交替是在大出血休克的情况下输入大量库存血，分析认为心肌缺血与输入库存血有关。其发生 T 波心电交替同时伴有 Q－T 间期心电交替，提示心肌电活动极不稳定，最终导致严重室性心律失常，乃至心跳停止。

112. 巨大高耸 T 波

【临床提要】 患者，男性，17 岁。因劳累后心慌、气促伴咳痰、心前区胀痛半年住院。

【临床诊断】 风湿性心脏瓣膜病，二尖瓣狭窄伴关闭不全，心功能 Ⅲ 级，风湿性心肌炎；肺炎。

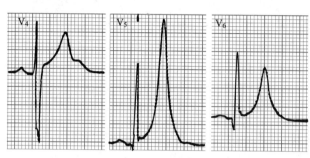

图 112 说明见正文

【心电图诊断】 窦性心律，左房扩大，心电轴右偏 105°。

【心电图分析】 患者诉胸痛，听诊呈二联律，心电图显示频发室性早搏呈二联律，各导联 T 波振幅均在正常范围，T 波 $V_4 \sim V_6$ 导联分别为 0.8、1.3、0.9mV。经抗心律失常治疗室性早搏消失，第三天上午复查心电图为窦性心动过缓，心率 46 次/分，Q-T 间期 0.46 秒，R 波 V_5 导联为 3.65mV，S-T 段 $V_4 \sim V_6$ 导联斜形向上抬高 0.20 ~ 0.10mV，T 波 $V_4 \sim V_6$ 导联不同程度增高，振幅分别为 1.15、3.50、1.40mV，T 波 $V_5 \sim V_6$ 导联高尖，肢体导联对称、基底变窄，U 波 V_4 导联为 0.35mV，U 波 V_5

导联低平（图 112）。当时血钾为 4.6mmol/L、钙 1.9mmol/L，心电图检查无动态变化。经静脉滴注碳酸氢钠 50mL，1 小时后复查心电图显示 T 联 $V_4 \sim V_6$ 导联无明显变化。第四天下午三点钟心电图显示 T 波 $V_5 \sim V_6$ 导联分别为 2.10、1.60mV，仍呈"帐篷样 T 波"，当时血钾为 3.1mmol/L、钙为 2.4mmol/L，第五天 T 波 V_5 导联仍波动于 2.2mV 左右，且多伴随 U 波或 T-U 波电压交替，患者诉胸部胀痛。第七天 T 波 $V_5 \sim V_6$ 导联恢复为 1.4、1.0mV，患者一般情况好转。第四天曾做各种体位的心电图，T 波 $V_5 \sim V_6$ 导联受侧卧位及坐位影响较大（表 112）。

表 112 不同体位时 $V_{4\sim6}$ 导联的振幅变化（mV）

体位	V_4		V_5		V_6	
	QRS 波群	T 波	QRS 波群	T 波	QRS 波群	T 波
平卧位	1.5	0.8	3.8	2.3	3.1	1.5
右侧卧位	3.5	2.0	2.4	1.1	1.5	0.8
左侧卧位	1.4	0.6	3.5	2.1	3.0	1.3
坐位	1.7	0.8	2.5	1.4		

T 波 > 10mm 或 T 波 > 同导联 QRS 波群的电压称为高耸 T 波。振幅大于 30mm 的巨大高耸 T 波尤为罕见。出现高耸 T 波可能与心力衰竭引起的左室舒张期负荷过重及前壁心内膜下心肌缺血有关。但必须与以下几种情况鉴别：

（1）高钾血症：Ⅱ、Ⅲ、aVF、$V_4 \sim V_6$ 导联 T

波均有增高，T 波 $V_5 \sim V_6$ 导联呈"帐篷样 T 波"，首先考虑高钾血症。但以下几点不支持：①血钾一直在正常范围内，甚至低血钾时 T 波 $V_5 \sim V_6$ 导联仍高耸；②静脉滴注碳酸氢钠后 T 波也无明显降低；③高耸 T 波同时伴随 R 波增高；④U 波 V_4 导联高大。

（2）急性前壁心肌梗死的早期是超急性期，可因风湿性冠状动脉炎等栓塞冠状动脉而致心肌梗死，表现为 S-T 段斜形向上抬高、巨大高耸 T 波，且心电图无动态演变过程。

（3）急性心包炎也不支持：①体检未闻及心包摩擦音；②无 S-S 段凹面向上抬高；③QRS 波群电压增高。

T 波受体位改变影响较大，尤以右侧卧位及坐位明显，可能与体位改变引起心脏位置变化有关。巨大高耸 T 波较为少见。其鉴别主要根据临床情况。心电图 T 波的形态和伴随其他波形的改变，特别是心电图前、后对比，动态观察等都有助于鉴别诊断。

113. 不典型心电阶梯现象

【临床提要】 患儿，男性，出生 80 天。因面色苍白、拒奶、呕奶、发热 1 天住院。

【临床诊断】 急性重症心肌炎，心功能 Ⅲ 级。

【心电图诊断】 交界区性心动过速并完全性房室分离；室性逸搏 - 室性早搏二联律伴不典型心电阶梯现象；短阵性室性心动过速。

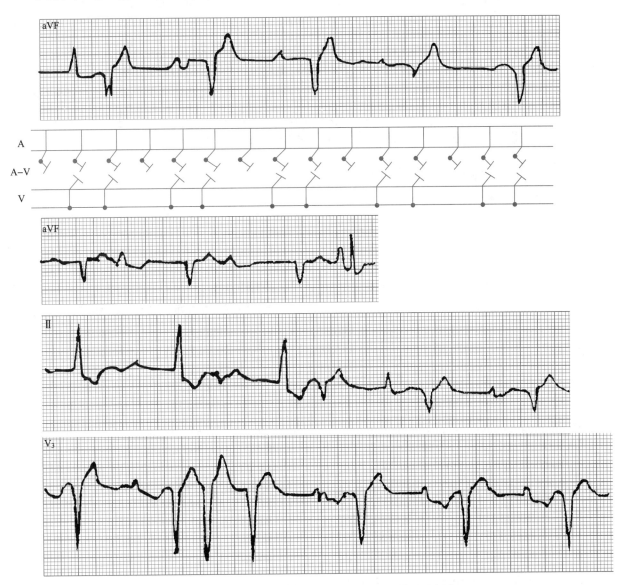

图 113　患儿住院时心电图部分导联描记和梯形示意图

【心电图分析】 住院心电图（图113）提示交界区性心动过速并完全性房室分离，室性逸搏－室性早搏二联律伴不典型心电阶梯现象。住院第二天，心电图显示上述阶梯现象消失。交界区性心动过速是患儿的基本心律，较低小的 P 波在 Ⅱ、aVF 导联倒置，aVR 导联直立，P 波与 QRS 波群无固定关系，提示逆行 P 波均未下传，交界区激动频率甚快（心率188次/分），在交界区组织因生理性干扰而与室性搏动发生干扰性房室分离，但 P'$_{1,4,7,10,13}$ 波发生于前一心搏之 T 波结束后的0.14秒，却未能下传心室，而 P' 波后0.24秒才出现心室波，提示房室交界区不应期有病理性延长，而使 P' 波下传发生阻滞（见梯形图）。因为房室传导阻滞及干扰共同作用造成完全性房室分离，QRS 波群形态异常，时限0.11秒，有两种形态，呈长短周期交替，长短间期之间无倍数关系，当二联律关系暂时终止时（图114中 V$_3$ 导联）提示，其间歇与长短周期之和的三分之一无倍数关系。可除外单源性室性心动过速伴3∶2文氏型传出阻滞。故两者分别为室性早搏及加速性室性逸搏并形成二联律。有趣的是两种心室波相互呈交替性变化，并各自间隔呈现渐小或渐大现象，波幅差 >1.0mm，QRS 波群时限不变，形态改变与呼吸及其他心外因素无关。aVL 导联呈室性早搏阶梯现象，aVF 导联呈室性逸搏阶梯现象，而 Ⅱ 导联之早搏性 QRS 波群呈渐小、渐大，同时呈现主波方向偏转，与室性逸搏形成不典型阶梯现象。V$_3$ 导联 R$_{3,4,5}$ 波为连续出现的室性早搏。

心电阶梯现象系心脏电交替的一种表现形式，指心电图某波幅呈渐小渐大且反复周期性出现的现象。心电图有以下特点：①基本心律为非窦性；②在同一时间内两种心室波形态间隔性各自呈现渐小渐大改变（见图113aVF、aVL 导联）显示，阶梯周期为3.26～8.76秒，较一般的阶梯周期长，并一度呈现不典型心电阶梯现象；③为一过性，与体位、呼吸等因素无关，24小时内自行消失；④与心外因素无关，这与文献上诊断心电阶梯现象的条件略有不同，国内亦无类似的报道，实属罕见类型。这种心电现象的出现，目前还缺乏公认的解释，分析认为可能因心肌急性损害使某些部位心肌膜电位出现周期性高低变化，而使除极速度及方向发生相应的变化有关。

114. 右移心心电图

【临床提要】 患者，男性，52岁。因咳嗽、胸闷、气促、双下肢水肿20天住院。

【临床诊断】 慢性支气管炎、肺气肿、右侧肺大疱切除术后。

【心电图诊断】 窦性心律；肺性 P 波；肢体导联低电压；ST－T 改变；右位心。

【心电图分析】 患者住院手术后常规安放电极后的情况，Ⅰ 导联 P 波直立，QRS 波群主波向下，Ⅱ 和 aVF 导联 QRS 波群主波向下，Ⅲ 导联为 Rs 型，V$_1$～V$_6$ 导联 R 波逐渐降低；左右交换安放电极、胸前导联电极安放于右胸对应于左胸 V$_1$～V$_6$ 导联位置后，Ⅰ 导联 QRS 波群主波向上，Ⅱ 导联主波向上，Ⅲ 和 aVF 导联 QRS 波群主波均向下，V$_1$～V$_6$ 导联 QRS 波群 R 波逐渐升高。这一份为12导联记录的心电图（图114-1），Ⅰ 导联 P 波直立，QRS 波群主波向下；Ⅱ、Ⅲ、aVF 导联 P 波直立，Ⅱ 和 aVF 导联 QRS 波群形态一致，主波向下，Ⅲ 导联为 Rs 型，Ⅱ、Ⅲ 导联 QRS 波群图形似为互换；aVR 和 aVL 导联 QRS 波群图形似为互换；胸前导联 V$_1$～V$_6$ 的 R 波逐渐降低，此种心电图表现提示右位心，于是左右手交换安放电极、胸前导联电极安放于右胸对应于左胸 V$_1$～V$_6$ 导联的位置，心电图（图114-2）提示为 Ⅰ 导联 QRS 波群主波向上，Ⅲ 和 aVF 导联 QRS 波群主波方向一致，均向下，Ⅱ 导联主波向上；aVR 导联 P 波倒置，QRS 波群主波向下；V$_1$～V$_6$ 导联的 QRS 波群由 rS 型过渡为 RS 型和 qRs 型。结合上述两份心电图特点分析符合诊断。

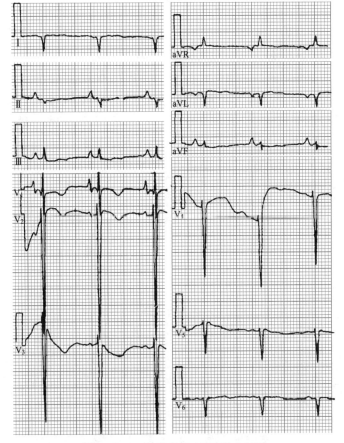

图 114 - 1　患者常规 12 导联心电图

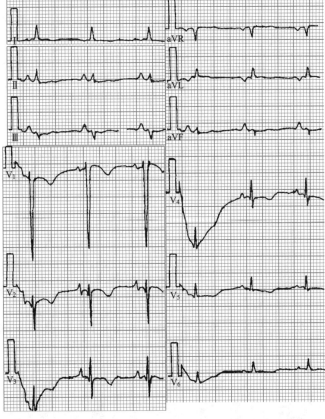

图 114 - 2　左右手交换安放电极、胸导电极安放于右胸

对应于左胸 $V_1 \sim V_6$ 导的位置之心电图

右位心有三种类型：①真正的右位心又称镜像右位心，其心房、心室和大血管的位置宛如正常心脏（正为左位心）的镜中像；②右旋心，心尖指向右侧而各心腔间的关系未形成镜像倒转，亦称假性右位心。心电图提示Ⅰ导联P波直立而T波倒置，右胸导联R波较高，左胸导联R波较小，其前有Q波，Ⅱ、Ⅲ导联有Q波；③心脏右移/右移心由于肺、胸膜或膈的病变（如肺不张、胸膜增厚、肺大泡、肺部肿块、胸腔积液、气胸等）而使心脏移位于右胸，在心电图Ⅰ导联P波和QRS–T波群中可无异常变化。综合分析上述这一临床特点，患者心电图的右位心表现考虑系肺部和胸膜病变将心脏向右胸牵拉所致，这是后天性的，而非先天性转位异常所致，属于右位心的特殊类型，即右移心，又称盖亚尔综合征，此种综合征临床心电图变化特征很少见。

后 记

　　我们编写《临床心电图难点分析》，目的是为了进行学术交流，吸取前辈诸位专家教授们的实践经验、不断提高思维能力和技术水平。在汇集整理案例过程中参考了国内外大量医学文献资料，分别刊载于《中华内科杂志》《中华心血管病杂志》《中国循环杂志》《中国心脏起搏与电生理杂志》《心电与循环》等期刊中，案例均以第一作者为准，诸如方炳森、韩鄂辉、刘仁光、李坷静、翟锁玲、沈文定、刘东、王述兰、杨瑞莲、杨菊贤、张弢、唐蓉蓉、钱秉源、吴莉莉、王军、李业莲、毛振华、吴亚平、席丽丽、吴晓卯、李兴杰、谷春红、潘伟民、魏建洪、刘树检、冯海新、涂源淑、张根水、李静、邓绍文、傅信祥、许大国、张杰、何方田、张友元、周聊生、陈健、王宏治、兰晓华、黄伟民、杨翠萍、耿学军、刘肆仁、楚建民、唐咏、熊凯宁、彭健、蒋勇、颜登幼、官声源、田珺、方永生、吴炳祥、曾昭瑞、陈琪、王美爱、顾法霖、胡绳俊、张永庆、蔡思雨、洪镇三、刘之信、潘大明、张世彪、林洁、黄秀俊、贾邢倩、王德馨、范淑芳、陈炳熄、冯桂华等教授。因书中案例均为数十年前的资料，许多教授已无法取得联系，故书中部分图谱和文字后未署名。在此，对诸位教授所付出的辛勤汗水的结晶，表示诚挚的谢意。

编　者
2018 年 1 月